VIAȚA CA DAR

Eseuri de Constantin Bogdan

Constantin Bogdan

VIAȚA CA DAR

Eseuri

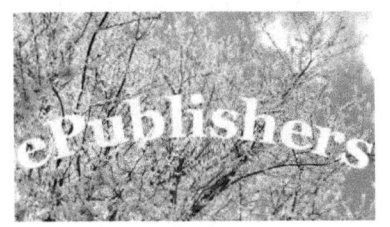

*Prezenta lucrare se publică
în format electronic și tipărit.*

Ilustrația copertei: Femeie cu
umbrelă: Doamna Monnet cu fiul
*(1875) de Claude Monnet
(1840–1926)
Coperta:Leo Orman*

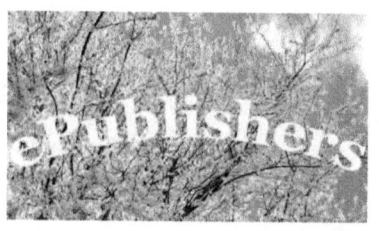

ISBN-13: 978-1519171719 (CreateSpace)
ISBN-10: 1519171714

*Ediția digitală a acestei cărți se poate accesa aici:
http://ibooksquare.ro/Books/ISBN?p=978-606-716-314-8*

*Pentru mai multe informații privind această carte, sunați la
++4021 312 8212 sau scrieți la* info@ePublishers. info.

www. ePublishers. ro
www. ePublishers. us

CINE ESTE AUTORUL
ACESTEI CĂRȚI?

• Constantin Bogdan s-a născut în București la 6 aprilie 1934.

• Studii liceale: Liceul Gheorghe Lazăr, absolvit 1953

• Studii universitare: Facultatea de Medicină generală a Institutului Medico-Farmaceutic București (UMF „Carol Davila"), absolvit 1959

• Medic primar, specializat în Medicină Internă și Geriatrie-Gerontologie • Doctor în medicină • Cadru didactic asociat — Universitatea București, Facultatea de Sociologie și Asistență Socială • Autor a 12 volume de specialitate: medicină, sociologie, antropologie, etică și bioetică, educație • Membru în colegiul de redacție și colegiul științific al mai multor periodice medicale, de educație, culturale

Activități literare și artistice

• Debut din perioada studiilor liceale: poezii publicate în reviste ale elevilor; frecventează cenacluri literare • câștigă premii, diplome, distincții la olimpiade de limba română, faza pe țară, la mai multe concursuri literare pentru elevi; premiu național arte plastice, la concurs deschis elevilor • În perioada studenției continuă să scrie versuri și să frecventeze mai multe cenacluri literare și de arte plastice

• După absolvirea facultății: activitate în cadrul Cenaclului Literar al Medicilor Scriitori „Vasile Voiculescu" • Membru în Cenaclul de Arte Plastice al Medicilor Pictori „Ion Țuculescu" și președinte ales (1970-1980); lucrări premiate cu prilejul diverselor expoziții • Scrie scenarii de filme realizate de Cercul de Cine-amatori al Medicilor „Gheorghe Marinescu" • Publică cronici literare, de artă plastică, eseuri, proză scurtă în reviste literare și de cultură: Contemporanul, Literatorul, Luceafărul, Revista „V", Clipa cea repede, Fântâna din KOS, pagini literare ale revistelor: Pagini Medicale Bârlădene, Muncitorul Sanitar, Viața Medicală, Maramureșul Medical, cotidiene centrale; prezent în almanahuri literare

• Activitatea publicistică include și literatură umoristică, satiră și umor, publicând texte umoristice în revista „Urzica", almanahuri, inclusiv caricaturi, premiate în mai multe rânduri. Este vicepreședinte al Cenaclului de Satiră și Umor „Hipocrate se amuză"

• Intensă activitate în cadrul unor emisiuni culturale, literare, artistice, la radio (Radiodifuziunea Română) și televiziuni

•Distins cu Premiul „Voce culturală radiofonică" în 1999 (Radiodifuziunea Română) și cu „Pana de Aur" în 2012 (Viața Medicală)

• În 1990, după încercări repetate sub fostul regim, are inițiativa fondării „Societății Medicilor Scriitori și Publiciști din România" (SMSPR), fiind ales vicepreședinte cu mai multe mandate, până în septembrie 2014, când este ales de Adunarea Generală, președinte.

SMSPR are 150 de membri, din care o parte sunt membrii ai Uniunii Scriitorilor, ai Uniunii Artiștilor Plastici, ai Uniunii Ziariștilor.

Societatea este afiliată la Uniunea Mondială a Scriitorilor Medici (UMEM), organism fondat în 1956 la inițiativa scriitorilor medici francezi, care reunește societăți naționale de profil din Europa, dar și din alte continente — America de Sud, Africa.

• În 2003 se organizează al 47-lea Congres UMEM la București, prin eforturile și coordonarea sa, realizare unanim apreciată de toți participanții (au fost reprezentate 15 societăți naționale), subsemnatul fiind distins pentru organizarea acestui eveniment reușit cu Premiul „Georges Dumitresco" (medic scriitor și pictor de origine română, stabilit în Elveția, nota autorului).

• Între 2006–2010 Constantin Bogdan a fost ales vice-președinte UMEM, iar din 2010 membru în Consiliul de conducere.

CUVÂNTUL AUTORULUI

Natura este creația lui Dumnezeu, iar
cultura a omului.

Sombart

La imboldul repetat al mai multor colegi m-am decis să strâng texte de-ale mele – unele publicate de-a lungul vremii în diferite reviste, cotidiene, ca și prezentate sub formă de conferințe sau comunicări științifice la diferite manifestări culturale sau științifice; parte din ele au trezit interesul cititorilor care mi-au transmis aprecierile, scriindu-mi sau telefonându-mi, altele au fost preluate din publicația care le-a încredințat inițial tiparului, și, obținând acordurile necesare, republicate în alte periodice de informare, de cultură, de știință. Cele mai vechi texte au apărut în anii '70, ceea ce mi-a impus revizuiri și actualizări, ca și eliminarea celor care nu mai prezentau interes pentru cititorul actual; majoritatea temelor erau perene însă, circumscriindu-se perimetrului care constituie conținutul acetei culegeri, medicină – cultură – arte.

Dacă majoritatea corespund categoriei de eseu, altele sunt comunicări științifice, texte biografice, lirice, și relativizând puțin delimitările, pot fi privite ca un eseu științific, eseu liric etc.

Deși am eliminat din textele medicale termenii științifici, tehnici, fără circulație în afara mediului profesional respectiv, am ales să păstrez totuși unii termeni într-o încercare de a-i face înțeleși și cunoscuți în beneficiul celor interesați de problemele medicale ale sănătății.

Multe din datele prezentate în unele texte provin din cercetarea literaturii de specialitate – cărți, articole de presă, lucrări de istorie, dar am ales să nu citez și sursele bibliografice, într-o bibliografie separată, deoarece nu este o lucrare științifică, de doctorat, dizertație etc. În plus, ar fi augmentat numărul de pagini; pentru unele poate fi valabilă mențiunea: „bibliografia la autor", subsemnatul stând la dispoziția celor interesați să aprofundeze un anumit subiect.

Deși nu am putut să subliniez în mod expres, o parte din eseuri, din studiile științifice conțin și opinii proprii, teze originale, unele fiind deja recunoscute între timp, și citate în alte lucrări, în bibliografii, ca priorități. Am intenționat, acolo unde a fost cazul, să includ și judecăți de valoare.

Inegalitatea în dimensiune a textelor este în legătură cu problema abordată, cu densitatea datelor temei respective.

Am îndrăznit apoi să depășesc un anumit tabu, acela de a aborda cu realism o problemă de viață – sfârșitul vieții!; în condițiile în care subiecte legate de această componentă a existenței este, practic, sistematic ocolită, deși moartea este destinul implacabil al tuturor, care nu ocolește pe nimeni.

Textele cu această tematică le-am plasat în încheierea cuprinsului volumului, așa cum de altfel moartea pune capăt vieții, fiind totuși o etapă, ultima, a existenței. Continuăm să existăm totuși și după moarte sub alte forme non-biologice, spirituale, culturale, în amintiri, în memorie, prin urmele lăsate, religiile consolându-ne și cu o a doua viață, de „dincolo", un fel de dăinuire în eternitate...

Nu pentru că medicina este o temă centrală a volumului în conexiune și interrelații cu alte domenii – cultură, literatură, arte, ci și pentru faptul că este profesia autorului, medicul, perspectivele sale de înțelegere și abordare, și poate și un anume subiectivism, revin frecvent, ceea ce sper, nu este fastidios, ci, dimpotrivă, pune cititorul în dialog cu medicul, un dialog, de altfel, obligatoriu pe parcursul existenței fiecăruia.

În sfârşit, spre a nu uita totuşi că limba franceză este a doua limbă de circulaţie internaţională, am reprodus termeni si sintagme în această limbă şi pentru că uneori, traducând pierdem puţin. Despre franceză Tudor Arghezi spusese: „franceza nu este o limbă, este o muzică."

Autorul

PREFAȚĂ

Profesorul Constantin Bogdan, cunoscut gerontolog și geriatru și autor a numeroase lucrări de specialitate, dar și de eseuri culturale și filozofice, ne oferă prin această carte un florilegiu intelectual care se constituie într-o cronică a unui umanist veritabil a cărui privire inventariază, cu afecțiune dublată de spirit critic, reperele culturale ale medicinii, oferindu-ne un inedit melanj între eseuri pline de farmec și analize subtile ale celor mai importante tendințe intelectuale ale momentului. Eseistica lui Constantin Bogdan se dezvoltă organic printr-o continuă desfășurare de la cotidian la spiritual, printr-un permanent du-te-vino cultural ce se vrea ca o reflecție antropologică esențială. Îndrăzneala unor abordări ale unor situații limită existențiale, îndrăzneala conceptuală ce însoțește aceste scrieri fac din doctorul Bogdan un avizat și profund interpret al condiției umane.

Autorul ne plimbă atât în spațiul intelectual, cât și în timpul real, în diverse locuri semnificate cu diverse evenimente din prezentul imediat sau din trecut, dar ne oferă și călătorii inițiatice cu țintă culturală precisă, sau întâlniri memorabile cu diverse personalități. Varietatea tematică și rafinată a eseurilor sale se instrumentează adesea în studii științifice, prin exprimarea cumpănită a unor opinii remarcabile, a unor originale concepte iatrofilozofice. Dar și timpul și spațiul biografic își găsesc aici expresia, după cum scrie autorul, urmărind periplul în lume a unor mari personalități culturale (Voltaire, Cehov, Van Gogh, Eminescu, Brâncuși ș. a.).

Grație acestui medic poți veni în contact cu o lume deosebită, probabil unul dintre ultimele semne că mediciniștii cu spirit enciclopedic au fost cândva o realitate demnă de toată admirația intelectuală.

Ce mi se pare remarcabil la acest truditor într-ale gerontologiei, este că Domnia sa este exact acel gen de intelectual pentru care viața este un dar, iar atitudinea față de aceasta se exprimă într-un spirit enciclopedic al curiozității științifice, dar și a iubirii față de aproape. De aici și deschiderea rafinată a acestui opus eseistic... și nu numai, și în același timp o carte solidă, argumentată, de filozofie medicală și de meditație asupra limitelor ființei umane, în fond, o muncă de recuperare a distincției intelectuale a unui medic împlinit, cum este doctorul Bogdan.

Octavian Buda

CUPRINS

MEDICINĂ ȘI LITERATURĂ – LITERATURĂ ȘI MEDICINĂ

*Medicina mi-a fost soție, iar literatura
amantă. Când mă plictiseam lângă una,
înnoptam lângă cealaltă.*

Anton Cehov

Există numeroase puncte de interferență între aceste două domenii ale umanisticii, a căror cunoaștere poate prezenta interes.

Mulți scriitori nu manifestă interes și înclinații pentru medicină, dar și-au însușit numeroase cunoștințe din domeniul medicinii și au abordat în tematica lor multe subiecte medicale.

Pe de altă parte, un mare număr de medici și-au edificat o veritabilă „a doua profesie" din literatură, reușind în cariera literară de multe ori la nivelul creațiilor de vârf.

Iată câteva exemple care vin să ilustreze cele 2 ipostaze: a scriitorului „medicofil" și a medicului-scriitor.

Fără a fi medic, Dante Alighieri se înscrisese ca membru în corporația medicilor și farmaciștilor din Florența, alăturându-se breslei medicale care reunea multe din spiritele „cultivate ale epocii". În operele sale, și cu deosebire în Divina Comedie, sunt numeroase referințele medicale sau cele privind medici celebri precum Hipocrat, Galen, Averroes.

Deși a avut față de practica medicală a timpului, și în special față de medici, o atitudine critică, polemică, Molière ne-a oferit în piesele sale o istorie vie a medicinii din Franța secolului al XVII – lea; satira antimedicală moliereană criticând denatu-

17

rările scolastice și dogmatice ale practicii medicale oficiale, susținea progresul medicinii, umanismul său hipocratic.

Studierea operei lui Shakespeare sub aspectul cunoștințelor sale medicale și utilizării în piesele sale a acestora, a constituit o surpriză. Astfel, s-a apreciat, ca urmare a studiilor amintite, că de la marele Will ne-a rămas cea mai bogată sursă de informație medicală din istoria literaturii, despre aceasta afirmându-se: „Dintre toate citatele de ordin medical întâlnite în opera sa, nu e unul care să nu trezească admirație prin justețea sa, prin detaliul minuțios, și mai ales, prin incontestabila exactitate științifică... Iar această observație ascuțită, această intuiție genială este întovărășită de incontestabile cunoștințe asupra artei medicale a epocii sale.”

Dramaturgul H. Ibsen, poate și pentru faptul de a fi fost timp de 6 ani farmacist, și-a creat personajele principale din piesele sale Hedda Gabler, Nora, Rața sălbatică, Strigoii, utilizând cunoștințe medicale, ceea ce a determinat pe unii exegeți ai operei sale să dea o interpretare psihiatrică comportării personajelor din amintitele piese.

Capodopera lui Cervantes, Don Quijote, analizată prin prisma problemelor de ordin psihiatric pe care le pune și mai ales a cunoștințelor autorului în acest domeniu, a făcut să se vorbească de „Cervantes psihiatrul”.

În mod similar s-a vorbit de „Descartes, medic”, de „Doamna de Sévigné, medic fără diplomă”.

Tot așa, la noi, mulți cititori, după lecturarea cărții Ilenei Vulpescu, „Arta conversației” s-au întrebat dacă autoarea nu este cumva medic.

Diderot își mărturisea „medicofilia”, admirația pentru medicină și slujitorii ei, afirmând: „Nu există cărți pe care să le citesc cu atâta plăcere cum sunt cărțile de medicină; nu există oameni a căror conversație să fie mai interesantă pentru mine ca aceea a medicilor.”

18

Multe din lucrările literare ale lui Flaubert sunt impregnate de o „atmosferă medicală" pe care el o cunoștea, fiindcă o trăise nemijlocit, ca fiu de medic.

James Joyce instrumentează în limbajul scrierilor sale cu o terminologie medicală, ca efect, probabil, al tentațiilor sale repetate de a studia medicina.

Un scriitor care manifestă o adevărată predilecție pentru mediul medical, preocupat de tragismul stării de boală este Thomas Mann; el avea multe cunoștințe medicale și veritabile calități de diagnostician.

La fel, impresionând prin temeinicia cunoștințelor sale medicale, Roger Martin du Gard folosește mult în opera sa, înainte de toate, în „Les Thibaults" scene, aspecte, descrieri inspirate de actul medical, de relația interumană medic – pacient.

Prezența medicinii sub diversele ei aspecte în creația literară a unor scriitori ne dă posibilitatea să exemplificăm cu nume ilustre ca: Goethe, Zola, Dostoievski, Virginia Woolf, Eugene O'Neill, Tolstoi, Flaubert, Ibsen, Daudet, Miller, Hemingway, Knittel. Multe studii din ultimul timp dedicate creației „domnitorului-medic" Dimitrie Cantemir au relevat o multitudine de aspecte medicale, reflectând o abundență de cunoștințe medicale în cultura multilaterală a eruditului domnitor. În toate lucrările sale (Istoria ieroglifică, Istoria Imperiului otoman, Viața lui Constantin Cantemir, Descriptio Moldaviae) apar sub o formă sau alta dovezi ale preocupărilor sale medicale.

*

Dintre medicii scriitori sau scriitorii medici, fie că au profesat concomitent medicina, fie că au renunțat la aceasta pe măsură ce s-au afirmat în literatură, menționăm:

Eruditul M. N. Lomonosov a ilustrat cu strălucire toate domeniile abordate: era medic, savant multilateral – chimist, metalurgist, mineralog – și remarcabil poet, stârnind admirația lui Pușkin și determinându-l pe criticul rus Bielinski să afirme: „Literatura noastră începe cu Lomonosov; el i-a fost părinte și îndrumător, a fost Petru cel Mare al ei."

În secolul 18, dincolo de Canalul Mânecii, au trăit și au creat irlandezul Oliver Goldsmith, rămas în literatura universală mai ales prin romanul „Preotul din Wakefield", și scoțianul George Tobias Smollett, care a ilustrat prin scrierile sale, alături de alții, iluminismul englez.

Jean Paul Marat, cunoscut mai ales pentru activitatea sa politică, era medic și a avut o activitate publicistică susținută: poezii, pamflete, eseuri.

Pierre Cabanis, și el medic, și-a ilustrat polivalența ca poet, eseist, biograf, filosof, enciclopedist.

Eugène Sue, chirurg și romancier, cunoscut mai ales prin „best-seller"-ul apărut în 1842 – „Misterele Parisului", dar și prin alte numeroase scrieri, a manifestat o prolificitate deosebită în ale scrisului, cu toate că au rezistat timpului numai o parte a scrierilor sale, în epocă, de altfel, bine primite.

Dramaturgul german Georg Büchner, ale cărui piese de teatru se află în repertoriul permanent al teatrelor germane (Leonce și Lena, Moartea lui Danton, Woyzeck), mult jucat și la noi, a fost și el medic.

Ca și austriecii Arthur Schnitzler și Karl Schönherr, și germanul Friedrich Wolf, a fost medic și dramaturg.

Lenau, născut cum se știe, pe teritoriul țării noastre, și poetul revoluționar bulgar Hristo Botev, la fel, legat de țara noastră, între altele și prin studiile efectuate la noi, au făcut studii de medicină.

Francezul André Breton, a cărui operă a fost influențată de studiile sale medicale (viața psihică, visele, arta copiilor), a fost și el medic, ca și alți cunoscuți scriitori francezi: Luc Dùrtin, fost președinte al Asociației medicilor-scriitori din Franța, a practicat medicina 40 de ani, concomitent cu o activitate literară susținută; romancierul apreciat, André Soubiran, marele critic de artă Elie Faure, medic anatomo-patolog Henri Mondor, profesor de chirurgie, membru al Academiei de Medicină, al Academiei franceze, eseist, biograf al lui Mallarmé şi al lui Paul Valery, prieten al acestora, ca şi al lui André Gide.

O menţiune specială se cuvine unui alt mare scriitor francez, şi el medic şi membru al Academiei franceze, Georges Duhamel, pe care e bine să-l lăsăm să ni se confeseze în legătură cu cele două pasiuni ale sale, arta medicală şi arta scrisului: „Este adevărat că am dat tot ce era mai bun din puterile mele pentru a scrie cele vreo 80 de cărţi. Sunt considerat de contemporani şi de concetăţenii mei ca un scriitor. Dar medicina este formaţia mea din tinereţe... Ea mi-a deschis ochii asupra lumii. Medicinii îi datorez ce e mai bun din ceea ce ştiu..."

Americanul Frank-Gill Slaughter, chirurg, dar şi romancier de succes, foarte mult citit, a publicat numeroase romane, iar germanul de origine italiană Hans Carossa, era şi el medic, dar şi poet şi prozator.

În sfârşit, încheiem această succintă enumerare, atât de departe de a fi completă, cu menţionarea prozatorului german de factură expresionistă, Alfred Döblin, a umanistului şi multivalentului italian Carlo Levi, medic, pictor, poet, eseist şi romancier; a medicului-scriitor englez George Warwick Deeping, autorul, între altele, a romanului „Sorell şi fiul", în sfârşit, a scriitorului rus Mihail Bulgakov.

Dintre medicii români – scriitori şi literaţi, ne vom opri la o serie de poeţi, prozatori, dramaturgi, eseişti, publicişti, critici de artă, subliniind din nou că lista este departe de a fi epuizată.

Marele nostru savant de faimă mondială, Victor Babeş, care era un bun cunoscător şi admirator al lui Goethe şi Schiller, a scris el însuşi şi a publicat în tinereţe poezii lirice. Şi fiindcă este vorba de profesori – doctori, să-i mai amintim aici pe Mihail Obedenaru, publicist (eseuri literare, filosofice, pamflete, colaborator la „Ghimpele").

Apoi, o pleiadă de poeţi de la noi, mai puţin cunoscuţi: O. Carp (pseudonimul profesorului doctor Gh. Proca), Vintilă

Ciocâlteu (și el profesor doctor), George Magheru, la mai cunoscuții Emil Dorian, Sașa Pană, Vasile Voiculescu – „doctorul fără arginți", care și-a exercitat, concomitent cu scrisul, profesia de medic, pe I. Cantacuzino, personalitate științifică și culturală de primă dimensiune, umanist și enciclopedist, co-director la Viața Românească, pe profesorii doctori, anatomiști și literați de ținută, Francisc Rainer, colaborator statornic la Viața Românească, Adevărul literar și artistic, Victor Papilian, Gr. T. Popa, care a înființat împreună cu Sadoveanu și Topârceanu revista „Însemnări Ieșene", profesorul doctor Valeriu Bologa, care, împreună cu Sextil Pușcariu și Lucian Blaga conducea revista „Cultura" de la Cluj, colaborator permanent și la „Tribuna", profesorul doctor academician, șeful Școlii românești de ortopedie, Alexandru Rădulescu, prozator prolific, care a publicat mai ales sub pseudonimul Sera Furpa, și, în sfârșit, încheind această listă de profesori doctori – academicianul Ștefan S. Nicolau, savant de renume mondial, care a publicat în perioada cât a lucrat la Paris, literatură polițistă sub pseudonimul Etienne Allerét.

În secolul 19 au publicat volume de poezii doctorul Grigore Haralamb Grandea, profesor la Școala de Medicină înființată de Carol Davila, și Ștefan Cruceanu, autorul versurilor și muzicii, devenite aproape folclor, cântecului „Moș Crăciun cu plete dalbe".

Prin scrieri emoționante s-au făcut cunoscuți în ale scrisului doctorul George Ulieru, cu jurnalul său atât de cunoscut „Din carnetul unui medic de plasă".

C. Popescu-Azuga, medic cu preocupări sociale, a avut și o merituoasă activitate literară, constând în traduceri din operele lui Heine și Byron, și ca autor de literatură pentru copii.

O întreagă pleiadă de poeți, prozatori, dramaturgi, eseiști, publiciști – ilustrează în continuare această dublă vocație medico-literară – Adrian Verea, Virgil Sorian, Francisc Păcurariu, Ion Cantacuzino, Gheorghe Brătescu, Petre Vancea, Pius Brînzeu, Ștefan Berceanu, Nicolae Neagu, Ion Hurjui, C. D. Zeletin,

Radu Iftimovici, Dan Claudiu Tănăsescu, Liviu Pendefunda, Nicolae Damian, Dinu Băcanu, Emil Brumaru, Pan Izverna, Banu Rădulescu, Augustin Buzura, Ion Vianu.

Dar în aceeași măsură medicii scriitori au ilustrat și alte genuri literare – roman, dramaturgie, eseistică, critică și istorie literară, citarea, evident, incompletă, încercând să surprindă pe cei mai cunoscuți: Ștefan Basarabeanu (pseudonimul doctorului Victor Crăsescu), I. I. Mironescu (profesor doctor la Iași), Victor Papilian (profesor doctor la Cluj), Ion Biberi, Ioan Vitner, Marcel Breazu, Virgiliu Monda, Aurel Baranga, Horia Stancu, Victor Săhleanu, Ionel Hristea, Dan Tărchilă, Alecu Popovici, Augustin Buzura, Octavian Simu și mulți alții.

Prozatorul Al. Ivasiuc, victimă tragică a cutremurului din 1977, a făcut studii de medicină timp de 3 ani, întrerupte politic, urmare a implicării sale în mișcările studențești pentru libertate și democrație; absolvise anterior și Facultatea de Filosofie. În timpul studiilor medicale mi-a fost coleg de an.

MEDICINA ARTELOR

Arta este o rană transformată în lumină.
Braque

Se cunoaşte mai puţin că relaţia dintre medicină şi arte, dincolo de atât de cunoscuta vocaţie artistică a multor medici creatori de artă, organizaţi în grupări literare, de arte plastice, orchestre proprii, unii dintre ei membri ai grupărilor artistice profesioniste, medicina îşi dă întâlnire şi pe un alt teren – medicina artiştilor, medicina artelor, sintagmă deja consacrată, care delimitează o specializare a unor confraţi în tratamentul unor afecţiuni specifice ale artiştilor – muzicieni, plasticieni, scriitori.

Nu este (încă) o specializare cu diplomă post-universitară, existând doar iniţiative private a unor medici consacraţi asistenţei artiştilor, medici având vocaţia de iubitori ai artelor, ai artiştilor, şi chiar de practicanţi ai unor arte; există un început de organizare: Asociaţia Europeană de Medicină a Artelor, cu sediul în Mountauban, care, în 1995, a iniţiat o formare de 150 de ore pentru medicii doritori să se dedice asistenţei medicale a artiştilor. Această asociaţie editează o revistă trimestrială, Médecine des Arts.

O altă asociaţie având aceeaşi misiune este Bio-Amadeus, cu sediul la Lyon. Ambele asociaţii organizează periodic, între altele, stagii deschise artiştilor şi corpului medical, la care participă şi alţi specialişti ai profesiunilor paramedicale. În sfârşit, există la Lyon o Clinică pentru muzicieni, în acelaşi oraş organizându-se primul Congres al Medicinii Artelor.

„Încă, în prezent, discretă, confidenţială, medicina artiş-
tilor se instalează puţin câte puţin în lumea muzicii şi, într-o mai
mică măsură, în cea a artelor plastice, rămâne să fie informat
de existenţa sa corpul medical", observă Arlette Chabrol în „Le
Bulletin de l'Ordre de Médecine".

Aşa cum există o medicină sportivă (a sportului), cu un
statut de disciplină medicală şi de specializare, tot aşa ar trebui
să existe şi o medicină a artelor, fiindcă, susţin promotorii aces-
tei necesare specializări, cei ce cunosc în profunzime artiştii
profesionişti ştiu bine că ei „funcţionează" exact ca sportivii de
înalt nivel. De exemplu, muzicienii au perioade de supraantre-
nament în repetiţiile care preced pregătirea unui concert;
acestea pot dura ore şi zile întregi, până la epuizare; tensiunile
emoţionale dinaintea apariţiei în public, stresul reprezentaţiilor,
deplasările multiple, orare perturbate, dezorganizarea vieţii
afective. Ca şi sportivii, ei îşi solicită intens corpul şi psihismul.

În locul clacajelor şi al rupturilor musculare ale sportivi-
lor, muzicienii pot face tendinite, lordoze, artroze, distonii
funcţionale, sindroame de surmenaj. Patologia mâinii la instru-
mentişti (pianişti, violonişti), patologia vocii, a laringelui la
soliştii vocali.

Nucleul de practicanţi ai Asociaţiei şi-au lărgit câmpul de
investigaţii şi au integrat şi alte arte, cele practicate de artiştii
plastici – pictori şi sculptori.

Ei lucrează cu produse toxice – acizi, detergenţi, polimeri,
fără a citi etichetele, singurul lucru care-i preocupă fiind efectul
obţinut pe plan artistic.

Datorită acestor contacte cu toxice profesionale, unii dez-
voltă diferite boli de piele – toxidermii, alergodermii, dermite
de contact, şi, în alte cazuri, chiar afecţiuni pulmonare grave. În
timpul studiilor de formare, nimeni nu le atrage atenţia asupra
acestor riscuri. Sculptorii care manipulează diferite greutăţi –
blocuri de piatră, marmură, ciocan şi daltă – dezvoltă suferinţe
osteoarticulare, inhalează pulberi la şlefuirea şi polisarea sculp-
turilor.

Studii epidemiologice au demonstrat că 70% din membrii unei orchestre au avut în cursul carierei lor o afecțiune profesională care i-a obligat să întrerupă pentru un timp munca lor. Diversitatea instrumentelor, vocea, suprasolicitările obligă abordarea diferitelor afecțiuni în echipă, după caz – generalist, reumatolog, neurolog, dermatolog, oftalmolog, chirurg, otorinolaringolog, la care se adaugă psiholog, kinetoterapeut, foniatru; ignorate, netratate, unele din aceste afecțiuni pot afecta cariera artiștilor. De aceea, specialiștii grupați în Asociație se mobilizează pentru prevenire, și acest lucru începând cu copiii, din familie și din școală. Mai întâi, alegerea instrumentului să se facă în funcție de caracteristicile fizice și mentale ale copilului, apoi, educația și instruirea părinților privind supravegherea posturii și gestualității corecte, evitarea presiunii parentale care poate duce la suprasolicitarea copilului, sursă de anxietate și frustrare, ceea ce îi face mai puțin apți pentru a-și valorifica potențialul de a performa în muzică.

Aceeași atenție trebuie acordată tinerilor și adulților, atât în plan preventiv, cât și de intervenție, când o afecțiune profesională sau alta n-au putut fi evitate.

MEDICINA ȘI ARTELE –
DOMENII ALE UMANULUI

*Oameni, fiți umani, este prima noastră
datorie.*

J. J. Rousseau

Mitologiile greacă și romană spun că sacrificarea legendară a lui Asclepios – zeu al medicinii și apărător al vieții a fost răzbunată de Apollon, zeul artelor, – consacrând în acest fel o străveche legătură între aceste două îndeletniciri umane, atât de direct dedicate omului.

Istoria ulterioară a legitimat prin nenumărate exemple această legătură, și o simplă enumerare a unor nume intrate în memoria universalității pe sub portalurile medicinii și artei este edificatoare: Rabelais, Schiller, Cehov, Keats, Maugham, Duhamel, Borodin, Bulgakov, Voiculescu, Țuculescu, Buzura, Zeletin, este edificatoare.

Mai aproape de zilele noastre, filozofia culturii, critica de artă au căutat să explice această legătură.

S-a vorbit despre caracterul îndeletnicirii de medic, de tămăduitor al suferințelor fizice și morale – îndeletnicire implicată în cel mai înalt grad în procesul vieții individului; și cum arta nu este altceva decât o alternativă a vieții, o alternativă poetică, estetizantă – aspirația dublă spre cunoaștere și înfrumusețare a sufletului omenesc prin medicină și artă apare ca firească.

Invocarea legăturilor străvechi dintre medicină și artă revendică tradiții care își au originea în mitologiile greacă și romană: Esculap (Asclepios), zeul medicinii, farmaciei și apărător al vieții, era fiul lui Apollon, zeul luminii, poeziei și al artelor, sacrificarea legendară a primului fiind răzbunată de cel de al doilea. „Transmutată pe planul realului, scrie criticul de artă Georgeta Peleanu, legenda poate simboliza faptul că medicina și arta și-au aflat dintotdeauna în etica lor umanitară, suportul unei solidarități evidente. De altfel, apartenența la umanism a acestor două domenii ale activității și creativității umane este punctul de pornire cel mai important, cel mai des invocat, de câte ori se analizează dialectica raportului dintre medicină și artă". „...Umanismul, continuă în același eseu Georgeta Peleanu, acest nobil ideal al societății omenești și-a pus de multe secole amprenta binefăcătoare pe cele mai variate feluri de manifestare a geniului uman; medicina și arta s-au întrecut în a-i releva înaltele calități morale".

Într-o carte ce rămâne la noi (încă) o lucrare de referință, deși au trecut mai bine de cinci decenii de la apariție, – „Medici-scriitori... scriitori-medici", autorii, universitarii Marin Voiculescu și Mircea Angelescu, analizează pe larg legăturile dintre medicină și literatură, intercondiționările și fertilizarea reciprocă, propunându-și „...să probeze că legăturile dintre medicină și literatură sunt mai vechi, mai complexe și mai puternice decât se crede. Între altele, va rezulta faptul că vocația de medic și cea de literat se întâlnesc deseori la aceeași persoană și că această îmbinare de însușiri, departe de a fi contradictorie realizează o coexistență cu urmări fericite: creația literară beneficiază de pe urma studiului și practicii medicinii, iar talentul completează în mod fericit calitățile medicului, conferindu-i totodată minunate posibilități de exprimare verbală sau în scris". Și mai departe: „Ca o trăsătură comună se va observa, de asemenea, că darul scriitoricesc coincide cu un profund umanism ce caracterizează pe adevăratul medic". În prefața aceleiași cărți, Tudor Vianu scria: „atât de intime și de adânci sunt rădăcinile științei și artei medicale în ambele direcții ale globului intelectual, încât suntem îndreptățiți a recunoaște în medicină atât o ramură a științelor și tehnicilor naturaliste, cât și a disciplinelor teoretice și practice ale umanismului".

Caracterizarea medicinii ca „artă", frecventă în trecut, susținută de unii și astăzi, înaintea celei de „știință" sau „profesie", are desigur un sens figurat, dar ea se justifică, credem, cel puțin din două puncte de vedere: pe de o parte, efortul de a o individualiza în cadrul celorlalte științe și profesii, o medicină practicată strict științific sau strict profesional, fiind greu acceptată de pacient, pe de alta, ca activitate care se adresează atât de direct omului, niciodată numai fizicului rupt de psihic, ci în una din variantele „somei prin psihic" sau „numai psihicului", se apropie în mare măsură de artă. Poate că ar trebui să înțelegem prin arta medicinii: știința medicală și meseria de a îngriji bolnavul, practicate cu artă, acest mod de a privi practica medicinii fiind cu atât mai semnificativ cu cât el nu vine din interiorul acesteia, ci din afară.

Pentru că nu medicii și-au delimitat „profesia ca artă", ci beneficiarii lor, în semn de prețuire a acestei profesii prin excelență nobilă și potențată de dăruire. „La început, medicina a fost o «artă», și într-un fel, ea rămâne totuși o artă pentru că obiectul ei este și obiectul major al artei: omul, cu multele lui frământări și suferințe, cu puținele lui bucurii și cu marile lui ciudățenii", opinia într-un frumos eseu publicat în revista Contemporanul, în urmă cu câțiva ani, medicul-literat Exacustodian Păușescu.

Dar investigarea interferențelor dintre medicină și cultură s-a făcut și din interiorul psihologiei culturii, filosofiei și sociologiei culturii, istoriei medicinii și, dincolo de teoria umanismului, au fost oferite și alte explicații pentru afinitățile dintre cele două domenii.

S-a vorbit despre caracterul îndeletnicirii de medic, de tămăduitor al suferințelor fizice și morale, îndeletnicire implicată în cel mai înalt grad în procesul vieții individului. Un medic adevărat este necesar să pătrundă nu numai tainele organelor pacientului său, ci și tainele sufletului acestuia. Pentru aceasta el are nevoie de o cultură superioară și aceasta implică și frecventarea artelor, ipostază care, de multe ori îl face și creator de valori culturale, pentru că, scrie aceeași Georgeta Peleanu, „arta nu este altceva decât o alternativă a vieții, alternativa poetică, iar aspirația dublă spre cunoaștere și înfrumusețare a sufletului omenesc prin medicină și artă este firească".

Prin urmare, cultura umanistică devine pentru medic o necesitate formativă, ea îi oferă posibilitatea să pună în practică cunoștințele sale științifice, adică medicina ca știință este tradusă în viață, în practica de îngrijire a bolnavilor prin intermediul culturii: a unei culturi largi, care circumscrie domenii ca filosofia, psihologia, sociologia, antropologia, estetica.

Marele clinician englez Osler scria: „În nicio profesiune nu contează atât de mult cultura ca în medicină", iar reputatul cardiolog mexican de notorietate mondială Ignacio Chavez este și mai categoric când se referă la același lucru: „Nu există o mai mare infirmitate spirituală decât lipsa de cultură umanistică la un medic. Medicul lipsit de cultură umanistică, poate fi în profesiunea sa un tehnician de înaltă clasă, un reprezentant eminent al disciplinei sale, dar, în afară de aceasta, el nu este decât un sălbatic, un barbar care are dificultăți de a înțelege natura și ansamblul valorilor morale ale acestei lumi".

S-a spus cu multă dreptate că știința ne face mai puternici, dar nu și mai buni. Ori, un medic lipsit de bunătate, este, se înțelege de la sine, un non-sens. Cultura umanistică devine complementară științei medicale, în mod obligatoriu în aplicația ei nemijlocit la om, în cadrul relației interumane medic-bolnav.

Din nou, mai bine decât am afirma-o noi, o face Tudor Vianu: „Din toate observațiile adunate m-am putut convinge că dacă bolnavii acordă prețuirea lor medicilor învățați și abili, stima și încrederea lor se îndreaptă mai ales către medicii cu finețe psihologică și sensibilitate umană".

Pentru alții, afinitatea pentru artă, pentru cultură în genere, a medicului, ține de latura sa de om de știință. S-a invocat spiritul de observație propriu omului de știință exercitat și exersat față de om, în legătură cu contactul zilnic medic-pacient, pacientul fiind, cum se știe, o ființă umană aflată în condiții existențiale deosebite, ca urmare a schimbărilor psihologice pe care le induce întotdeauna boala; acestea sunt variabile cu tipul de sistem nervos al individului, cu personalitatea sa și cu o serie de alți factori individuali, ceea ce impune medicului calități deosebite, între care cunoștințe largi, cultură generală, spirit de observație, necesare apropierii de sufletul bolnavului, de frământările și angoasele sale nemărturisite, dar care condiționează în mare măsură evoluția bolii sale, nu numai în plan psihic, ci și somatic. „Succesul medicului depinde nu numai de știință, ci și de iscusința lui de a pricepe caracterele, care fac ca orice ființă să fie un individ aparte", spusese Alexis Carrel.

Asupra acestei explicații, legat de latura de om de știință a medicului, au insistat îndeosebi Tudor Vianu, și în studii mai largi, Victor Săhleanu; iată opinia primului, așa cum reiese din următoarele fragmente pe care le reproducem: „...medicul este un observator, ca orice naturalist, atunci când stabilește un diagnostic el este un experimentator, ca orice specialist al științelor exacte și naturale, când instituie un tratament și urmărește rezultatele acestuia; este un moralist și un psiholog, fiindcă având de-a face cu oameni bolnavi cărora trebuie să le aducă nu numai remedii fizice, dar și alinare sufletească, cunoștințele psihologice și disciplina morală îi sunt medicului tot atât de necesare ca și informația cea mai întinsă în știința biologiei și în celelalte științe ale naturii"; și mai departe: „Medicul nu este numai naturalistul care observă reacțiile unui organism, practicianul care aplică unele remedii; el este confesorul destăinuirilor celor mai adânci, a toate înțelegătorul și sfătuitorul bolnavului". Referindu-se la marele număr al medicilor-scriitori și al scriitorilor-medici, Tudor Vianu continuă: „Contactul cu atâtea cazuri umane, cunoștința atât de profundă dobândită în legătură cu diferitele medii sociale, a dus pe mulți medici la nevoia de a-și comunica observațiile lor în formele expresiei literare. Frecventarea artelor și a literaturii, atât de necesară formării orizontului umanistic al medicilor i-a înzestrat pe unii din aceştia cu daruri ale expresiei, chiar în scrieri derivate direct din profunzimea lor".

Victor Săhleanu a stăruit în mai multe eseuri asupra relaţiilor ştiinţei cu arta, şi în particular la nivelul medic (ca om de ştiinţă îndeosebi) – creator de valori artistice; într-una dintre aceste lucrări afirma: „Astăzi, cultivarea artelor este recomandată ca o profilaxie şi o terapeutică a dezumanizării scientiste" şi, într-alt loc, de astă dată referindu-se la sine: „Cariera de medic mi se părea nu numai compatibilă cu cea de scriitor şi filosof, ci o cale care trebuie urmată pentru a ajunge acolo".

De altfel, în sprijinul celor de mai sus, privind raportul dintre ştiinţe şi arte poate fi invocată toată literatura de filosofie a culturii, care susţine înrudirea strânsă a ştiinţelor cu artele, ca expresii ale cunoaşterii şi creativităţii umane. Henry Wald, la noi, între alţii, a surprins trăsăturile comune ale ştiinţelor şi artelor, numai ca expresie, diferite, şi în niciun caz antitetice. Într-unul din eseurile sale, într-un stil quasi-aforistic arată că „ştiinţa nu poate progresa fără fantezie, iar arta nu se poate dezvolta fără cunoaştere. Într-o ipoteză ştiinţifică există şi ficţiune şi vizionarism şi îndrăzneală creatoare, pe de altă parte o operă de artă trebuie să reflecte adevărul", şi mai departe:

„Din ce în ce mai mult, cele două culturi – cultura artistică şi cultura ştiinţifică – se îndreaptă spre o fuziune organică – artistul se ocupă din ce în ce mai mult de realităţi obiective, iar omul de ştiinţă are la baza teoriilor sale – realitatea emoţională. Ştiinţa stagnează dacă nu mai este însufleţită de emoţii, sentimente, pasiuni, iar arta este necesar să fie raţională; prin intelect, raţiune se ajunge la cultură, prin cultură se dezvoltă intelectul".

Pentru profesorul doctor Petre Vancea, eseist şi om de cultură, ştiinţa, filosofia, arta sunt căi de cunoaştere fireşti, cu mijloace diferite. Heisenberg, care s-a referit de multe ori la relaţiile dintre ştiinţa şi cultura umanistă, vorbea despre „semnificaţia frumosului în ştiinţele exacte ale naturii. Nu, omul de știință nu se poate lipsi de cultură pentru simplul motiv că știința însăși nu-i un scop în sine", conchide Petre Vancea.

Prin urmare, întrucât medicina este o știință aplicabilă ("cu artă") nemijlocit omului, ea impune slujitorilor ei, celor care o aplică, însușirea și formarea unei temeinice culturi umanistice; de aici îndreptarea firească înspre cultură și creație culturală a medicului, pentru că, așa cum afirmase Chavez: "Cea mai urâtă formă de mutilare spirituală a unui medic, este lipsa de cultură umanistică". Valabilitatea acestui punct de vedere care vede aplecarea spre cultură a medicului legat de latura "om de știință" a profesiei sale este în parte argumentată de numeroasele exemple de medici-oameni de știință, cadre didactice universitare care s-au ilustrat în cultură cu strălucire și exemplele pot fi cu ușurință extrase din acest text; argumentate în parte pentru că tot atât de numeroase sunt și exemplele medicilor practicieni, medicilor de familie, a celor ce au practicat cu dăruire apostolatul medical și care nu pot fi considerați ca oameni de știință în primul rând, printre cei mai proeminenți fiind: F. Rabelais, Anton Cehov, Axel Munthe, Albert Schweitzer, Norman Bethune, George Ulieru, Vasile Voiculescu, Nicholas Catanoy (Nicolae Cătănoiu).

S-a edificat de către alții, în explicarea aceleiași realități teoria "ocupațiilor-refugiu", motivată în cazul medicului de o anumită latură a profesiei sale, care-l constrânge să vină în contact cu multe aspecte mai puțin atrăgătoare ale vieții – durerea, suferințele, exitusul. El își apropie "ocupații-refugiu", hobby-uri în accepția altora, în scop compensator, echilibrativ, și aceste ocupații sunt mai totdeauna din domeniul artistic, cultural. Acei "peintres de dimanche", potrivit frumoasei expresii franceze, sunt în multe cazuri medici. În parte, posibilă și verosimilă această explicație, ea poate fi discutată dacă se are în vedere că medicul nu se confruntă numai cu aspecte neplăcute, triste, ci destul de des această frumoasă profesie, când este practicată cu dăruire și vocație, oferă prilejuri de satisfacție, mulțumire, bucurie, dacă ne gândim la salvarea de vieți, la înfrângerea unei boli, a unui handicap, la punerea unui diagnostic, sau în cazuri mai rare, la o descoperire științifică, evident în cazul medicilor care lucrează în domeniul cercetării științifice medicale.

S-a mai făcut observația, în explicarea acelorași legături, că medicii au adesea printre pacienții lor artiști, literați, oameni de cultură cu o viață spirituală mai complexă, de care sunt obligați să se apropie, să-i înțeleagă, spre a fi eficienți în actul medical. Ei devin confidenții intimităților lor, martori ai proceselor de creație, ai oscilațiilor și frământărilor pe care le implică adesea creația. Nu rareori actul medical cimentează prietenii trainice ale medicului cu artistul-pacient, care rămân și după ieșirea acestuia din starea de boală. Aceste prietenii cu influențe deosebite, reciproce și în multe cazuri medicul este câștigat, pe această cale, pentru cultură, devine propagator, animator al culturii, colecționar de artă, mecena. Istoria culturii și istoria medicinii înregistrează asemenea prietenii celebre: toți marii artiști ai Renașterii erau prieteni cu medicii, chirurgii și anatomiștii vestiți ai timpului, în anturajul impresioniștilor un loc important îl ocupau medicii; între aceștia – doctorul Bellu (de origine română) și doctorul Fileau; doctorii Gachet și Rey nu erau numai medicii curanți ai lui Van Gogh, ci și prieteni devotați, protectori; pe celebrul chirurg Billroth îl lega o prietenie strânsă de compozitorul Brahms; prietenii statornice s-au legat între Brâncuși și Gerota, între Carol Davila și Nicolae Grigorescu, între Theodor Pallady și Ernest Juvara, ca să citām doar câteva exemple dintre cele mai cunoscute.

În ultimul timp mai ales, o altă cale de apropiere a medicului de cultură și de artă a reprezentat-o eforturile unor medici de a pătrunde tainele creației, de a cerceta mecanismul intim al genezei unei opere de artă, aspectele fiziologice, psihologice și chiar psihopatologice; ca urmare, a apărut o serie de studii de psihoestetică, pato- și psihografii, exegeze insolite ale unor opere privite din perspective psiho-medicale, psihiatrice, ipoteze științifice care urmăresc să contribuie la explicarea caracterului original, particular al unor creații de artă. Astfel de cercetări au fost dedicate, între alții, lui El Greco, Goya, Van Gogh, pictorilor impresioniști, lui Beethoven și Schuman, lui Flaubert, Proust, la noi lui Eminescu, „perioadei albe" din creația lui Grigorescu, lui Luchian etc.

În fine, au fost oferite și explicații mai simpliste privind afinitățile pentru cultură ale medicului, care s-ar datora situației materiale mai bune, ce i-ar permite acestuia accesul la cultură și arte, frecventarea spectacolelor și concertelor, procurarea de tablouri, discuri, cărți, alcătuirea de colecții.

Am trecut, așadar, în revistă principalele, să le zicem, „teorii", după o formulă frecventată în medicină, care încearcă să explice interferențele, afinitățile dintre medicină și cultură, deschiderea slujitorilor lui Esculap către fenomenul de cultură. Numărul acestora este relativ mare, și luate individual, deși apar logice, nu pot să se constituie într-o explicație satisfăcătoare și poate tocmai de aceea adevărul rezidă, credem, în acceptarea tuturor acestor opinii pentru partea de adevăr pe care o conțin, această sumă constituindu-se mai bine în explicație a fenomenului analizat.

VIRTUȚILE LITERARE ALE LIMBAJULUI MEDICAL

Nu locuim într-o țară, locuim într-o limbă. Asta și nimic altceva înseamnă patria.

Născut din nevoia socială de comunicare, limbajul uman a evoluat de-a lungul timpurilor într-un ritm care a ținut pasul cu toate celelalte ritmuri evolutive legate de istoria civilizației; atât limba vorbită, cât și limba scrisă, vorbirea de toate zilele, cât și cea literară s-au supus continuu unor schimbări înnoitoare.

Funcția originară de instrument de comunicare pentru nevoi elementare, domestice, a căpătat cu timpul valențe complexe legate de multiplele aspecte ale vieții sociale a colectivităților umane; omul, dorind să exprime totul sau aproape totul prin cuvinte, de la noțiunile cele mai simple la abstracțiile filosofiei sau legitățile științelor. Îmbogățirea s-a făcut pe căi multiple, cuvinte noi definind achiziții nou apărute, împrumuturi din alte limbi străine de circulație internațională, sau urmare a contactelor cu populațiile țărilor vecine, împrumuturi din limbajele specifice unor domenii apărute în decursul evoluției; la început neologisme, ulterior multe dintre ele asimilate în fondul lexical al limbii care le-a adoptat.

Nu mai puțin preocupat a fost omul, încă din vechime, de a folosi limbajul vorbit și apoi cel scris, pentru a exprima stări sufletești, trăiri interioare, pentru a-și exprima senzații și impresii, pentru „a crea" cu ajutorul cuvintelor, înnobilând limba cu virtuți poetice, făurind o „artă a cuvintelor", stilul literar cu variantele sale impuse de diferite curente; neputând găsi cuvinte pentru toate, el a inventat vorbirea figurată, care a evoluat în strânsă legătură cu cea directă, prima dezvoltându-se, cum se știe, cu deosebire în literatură; astfel, unele cuvinte, pe lângă înțelesul direct, primar, suport al vorbirii curente, directe, au căpătat și o funcție de sugestie, suport al vorbirii figurative, semantic devenind dublă – înțelesul direct și cel figurat.

Limba noastră a excelat dintotdeauna în împletirea expresivă, plastică a stilului propriu și cel figurat, bogăția de metafore și simboluri conferindu-i o deosebită frumusețe și în același timp o mare forță de expresie și convingere.

Evoluția civilizației, achizițiile tehnice, culturale, apariția unor domenii noi în știință, tehnică și cultură, diversificarea, în general, a vieții, au dus la crearea unor cuvinte noi care, absorbite progresiv, au îmbogățit limba, mai mult decât atât, au apărut „limbaje distincte", circumscrise unor domenii de specialitate – limbajele tehnice, filosofice, medicale, economice, politice etc., limbaje care s-au îmbogățit pe măsura dezvoltării domeniului respectiv; aceste specialități și-au inventariat chiar bagajul lexic în dicționare de specialitate.

Limba vorbită și cea literară au beneficiat de pe urma acestui fenomen, preluând și integrând cuvintele care răspundeau unor cerințe de îmbogățire a expresiei, de îmbunătățire a comunicării.

Omul a fost ispitit, încă din vechime, să folosească în vorbirea figurată cuvinte a căror semnificație primară era legată de părțile corpului său (medicalizând, care aparțin anatomiei), pentru că acesta îi era mai cunoscut și mai aproape; astfel, a introdus în vorbirea curentă: „capul mesei", „piciorul scaunului", „soare cu dinți",„plină ochi" etc., o inspirație mai elaborată conducându-l la imagini care, deși mult folosite în vorbirea curentă își păstrează forța de sugestie și substanță poetică: „inima

pădurii", „creierul munților", „pulsul străzii", „arterele circula-
ției rutiere", „căderile de zăpadă au paralizat circulația" etc.

Purismul lingvistic încercase să respingă modalitatea
îmbogățirii limbii pe calea folosirii neologismelor și a termenilor
tehnici, cuvinte considerate reci, având o singură funcție, inca-
pabile de a se integra limbii vorbite, și cu atât mai puțin celei
literare. Dar, cum se știe, limba literară a integrat astfel de
cuvinte ori de câte ori se izbutea, prin aceasta crearea unei
imagini noi, mai plastice, mai sugestive, mai definitorii.

În ultimul timp, limba literară a apelat la împrumutul
unor cuvinte aparținând limbajelor tehnice – apărute și dezvol-
tate în interiorul unor specialități – în raport cu puterea lor de
expresie, demonstrând că în epoca noastră de schimburi rapide,
de evoluție și diversificare a comunicării, de circulație a valori-
lor, resursele vocabularului tehnic – și el creație a omului – este
necesar să fie pe deplin valorificate, cuvintele proprii unor
specialități nefiind destinate să rămână doar formule încifrate,
cu o circulație redusă.

Astfel, frecventa folosire în sens figurat a unor cuvinte ca:
diagnostic, rețetă, microb, virus etc., face să se estompeze chiar
originea lor medicală.

Dar cum ne-am propus să abordăm, prin intermediul
câtorva observații și exemple, fenomenul transferului în cadrul
limbii literare a unor cuvinte, sintagme aparținând limbajului
medical, să vedem în cele ce urmează câteva aspecte culese la
întâmplare din lecturile de presă și literatură.

Elemente din vocabularul medical a adoptat într-o măsu-
ră importantă stilul jurnalistic – reportajul, ancheta, pamfletul,
foiletonul, fiind genuri care pretind un stil viu, o frazare origi-
nală, șocantă. Și pentru că a venit vorba de reportaj, datorăm
lui Geo Bogza una din imaginile insolite exprimată prin inter-
mediul unui termen preluat din medicină; el a avut inspirația în
una din descrierile sale, asemănării copacilor desfrunziți, cenu-
șii cu o radiografie; acest termen s-a dovedit un trop preferat,
folosit cu predilecție pentru sugerarea unei investigații în pro-

funzime, a unei analize de detaliu, astfel citim: „radiografierea unor moravuri", „radiografie morală", în scrisul gazetăresc sau „radiografia unei opere literare, a unui destin sau vocații artistice", într-o cronică literară. Nu este imposibil ca peste un timp, stilistica literară să adopte termenii de „tomografie" și „ecografie", care definesc tehnici de investigație mai recente, care facilitează diagnosticul mai precis și mai precoce al unor boli.

„Metabolism artistic" sau „metabolism social" sunt alte expresii care revin cu o anume frecvență în presă și care pot constitui exemple pe linia celor de mai sus. Potențialul sugestiv pare să aibă termenii legați de cea mai redutabilă boală a zilelor noastre – cancerul.

Iată câteva exemple culese la întâmplare din presă: „intrat în viața de toate zilele cu tarele aduse de acasă, proaspătul matur, provoacă o metastază a propriilor defecte..."; și altundeva: „...nu s-a sesizat nimeni că în organismul sănătos (colectivitate n. n.) a pătruns o celulă canceroasă (individ asocial n. n.) și mai departe: „...iată cum a putut celula canceroasă să facă metastaze" (coruperea altor membri ai colectivității n. n.).

Chirurgia și lexicul ei devin de asemenea, surse de împrumut; un autor invocă „bisturiul social", un altul „exereza chirurgicală", pentru lecuirea unor tare morale; în fine, stilistica literară adoptă cu promptitudine termeni relativ noi ai actualității chirurgicale – „grefă", „transplant" și „fenomenul de respingere".

Într-o revistă literară citim următoarea definiție a politeței: „Politețea este o stare de spirit, o «alergie» pe care organismul o are în fața bădărăniei".

Cităm dintr-un articol de ziar, care, parcă ar fi fost destinat să argumenteze observațiile de față; o suită de imagini, începând cu titlul, („Musculatura virtuții") este construită cu ajutorul unor vocabule din lexicul medical: „Printre dărâmături au rămas și celule vii...". „Constatăm uneori în organismul social regenerări bruște a unor viruși ce păreau uciși". „Un om s-a născut în trecut într-un mediu infectat de patima îmbogățirii...".

„Un asemenea raționament indică o gravă anemie morală"; și mai departe: „Minciuna trebuie dusă pe masa de operație a adevărului, înșelăciunea pe cea a cinstei (imagine foarte inspirată) și disecate întocmai cum se disecă un cadavru pentru a se arăta cauza morții"; „arta de a extermina părțile putrede ale organismului social"... „de obicei, aceia în care răul se află în stare embrionară...". „Îi salvează bunul simț profund care le paralizează mâna"; și din nou, într-un articol recent de critică literară, pentru a-și exprima ideile, autorul apelează la termeni medicali a căror densitate pe parcursul articolului este apreciabilă, cum se poate vedea din exemplele: „...salubră în fond, sanitară chiar", „...de a radiografia pe veleitari...", „dureroasă ca orice intervenție chirurgicală, critica incomodă nu ezită să deschidă tumori la analiză..." și mai departe: „cu o rigoare vizând exemplaritatea diagnosticului critic, acești «anatomiști» ai textelor reprezentative...", „...o atare întreprindere se cere echivalată cu un act de salvare clinică a unui organism amenințat de virușii stagnării..."; „căci nu există carte care să nu poată fi reevaluată, la o sondare subcutanată, cu precădere obiectivă, a textului" etc.

Tot un articol din presă ne pune în fața unui trop reușit: „hemoragie de timp". Presa sportivă apelează și ea la vocabularul medical; iată pentru exemplificare o imagine, poate nu întrutotul reușită – „atmosfera hipertensivă în care s-a jucat".

Dar să lăsăm planul gazetăresc (în care a excelat „gazetarul" Eminescu, ale cărui articole abundă în termeni medicali, trădând o cultură deosebită în acest sens, temă amplă care face obiectul unui eseu distinct, și să exemplificăm din literatură cu ajutorul câtorva texte avute la îndemână. Poate că mai înainte ar trebui să reamintim admirabilul aforism al lui Lucian Blaga, care ne-a oferit o definiție sui generis a poetului, apelând la noțiuni al căror sens direct este legat de medicină: „Poetul. Un donator de sânge la spitalul cuvintelor".

Poeți reputați creează imagini surprinzătoare folosind cuvinte din vocabularul medical, uneori termeni de pură tehnicitate și circulație restrânsă, ca în exemplele următoare:

„Această țară vagă o prevedeam si totuși/ Atâta ectoplasmă/ În giulgiurile de ceață, /Noi doi încă de mână /Cuvinte lepădate" etc.

Dintr-un alt poem desprindem: „...și tatuam/ pieptul sfârșit al amintirii noastre/ plecarea dincolo de țipăt sec/ spre metastaze de ruine castre/ la țărm ascuns sub milenar înec" etc.; o figură de stil care ni se pare inspirată întâlnim în următorul fragment dintr-o altă poezie: „Ești dincolo de frunzele zbătându-se/ În tahicardia lor verde..." etc, în care metafora tahicardie sugerează viața, pulsația vegetală, zbaterea dinamică a frunzelor, poate animate de vânt, poate ale unui plop tremurător... și alte metafore reușite, de data aceasta într-un fragment de proză poetică: „Văzând, simțind cum curge atâta sânge, cum encefalul acestei biete planete este invadat de o nesfârșită hemoragie, mulți oameni pier de furie sau de o nesfârșită deznădejde..."

Cu următorul fragment dintr-o poezie intitulată: „Apele, apele" încheiem seria exemplelor; autorul obține efecte poetice sugestive recurgând la o țesătură lexicală în care figurile de stil se bazează pe comparații ale unor elemente ale corpului omenesc; „Apele țării, cântau poeții, sunt vene și artere/ Ca într-un corp omenesc, armonioasă avere și energie sublimă...".

Am încercat în prezentul eseu să ilustrăm o realitate filologică de dinamică a limbii, în acest caz, îmbogățirea stilului literar, potențarea expresivității prin împrumuturi asimilate din limbajul medical, cu ajutorul câtorva serii de cuvinte, sintagme, lexeme, din care am extras exemplele prezentate.

SOCIETATEA MEDICILOR SCRIITORI ȘI PUBLICIȘTI DIN ROMÂNIA – CRONICA UNEI POVEȘTI DE IUBIRE

Omul este înzestrat cu facultatea
cunoașterii și pofta căutării.

Petre Țuțea

Mai prozaic și mai în spiritul unui limbaj contemporan – „Cronica unui proiect reușit"; fiindcă proiectul constituirii unei bresle a medicilor-scriitori apăruse încă din anii '80 și chiar mai înainte, ca intenție și dorință a câtorva dintre cei ce se vor regăsi mai târziu la conducerea Asociației, dorință materializată, din motive lesne de înțeles, abia după 1990; astfel, actul de naștere al SMSPR, care va aniversa în curând un sfert de veac de existență, datează din 6 octombrie 1990, când a avut loc Prima Adunare Generală de Constituire, în amfiteatrul Spitalului Colțea, moment memorabil validat juridic peste câteva săptămâni, la 23 noiembrie, de către Tribunalul Municipiului București.

Evenimentul este salutat de mai multe reviste culturale, literare; de cotidiene, de periodice medicale, de mass-media audio-vizuală.

De ce și „o poveste de iubire", așa cum apare în subtitlu? Pentru că nu a fost o asociere formală ca atâtea altele, pe criterii profesionale, științifice etc., ci, cu mult mai mult, o asociere de suflet, împlinirea unei aspirații vechi a reprezentanților celei mai nobile dintre profesii, dăruiți și cu darul scrisului, literatura, au spus-o mulți, fiind cea de-a doua vocație a medicului; o frumoasă, deci, „poveste de iubire între medic și literatură"!

Cel ce și-a propus să scrie o cronică sentimentală nu a putut evita o perspectivă istorică, tentația bilanțieră a unei activități pe care o privire retrospectivă o găsește, cu satisfacție, surprinzător de bogată, de densă, de diversă, autorul acestor gânduri a și trăit-o nemijlocit de la începuturi, acum, când s-a aplecat asupra istoriei de peste două decenii de existență oficială ca grup organizat și recunoscut, pentru că medicii noștri au făcut literatură din cele mai vechi timpuri, își rememorează cu emoție momentele de luptă, de eforturi, de satisfacție trăite alături de colegii angajați și dedicați acestei misiuni nobile.

O perspectivă diacronică cu o tratare doar enumerativă a celor mai importante momente ale acestei istorii va oferi o oglindă surprinzătoare a unei activități susținute, de o mare varietate, de notorietate națională și internațională, care se impune a fi cunoscută: conferințe naționale, simpozioane tematice sau dedicate unor personalități ale breslei medico-scriitoricești, aniversări și comemorări, restituiri, batere de medalii, plăci comemorative, editare supliment literar, dicționar al medici- lor-scriitori (două ediții, în pregătire a treia), rotonde literare, manifestări de sincretism artistic, literatură-arte plas- tice-muzică, lansări de carte, vernisaje, interviuri, emisiuni de radio și televiziune, manifestări comune, în colaborare cu: „Asociația Medicilor și Farmaciștilor Ofițeri în Rezervă", „Soci- etatea de Istoria Medicinii", „Uniunea Scriitorilor", „Muzeul Literaturii Române", „Comisia Națională pentru UNESCO a României", „Casa de Cultură și Biblioteca Municipală Ploiești", participări cu lucrări și contribuții organizatorice la Congresele UMEM, organizarea Congresului al 47-lea UMEM, de la Bucu- rești. Activitatea internațională a Societății a fost una susținută. SMSPR a fost prezentă continuu din 2000 până în 2013 la Congresele UMEM (Uniunea Mondială a Scriitorilor Medici): Polonia (2 congrese), Grecia , Elveția (3 congrese), Germania (2 congrese), Italia, Ungaria, Bulgaria, Franța (2 congrese), Portugalia (2 congrese).

Dr. Constantin Bogdan a fost între 2006–2010 vicepreședinte UMEM, și între 2010–2014 membru în Consiliul de Conducere.

O selecție cu momentele-reper cele mai semnificative ale unei activități de aproape două decenii merită a fi adusă la cunoștință, în sinteză, confraților noștri creatori și iubitori de literatură, ca și publicului mai larg.

Prima Conferință Națională a SMSPR – 19-20 octombrie 1991 – „Casa Medicului" Ojasca – Buzău, și pelerinaj la Pârscov, Casa Memorială „V. Voiculescu", unde SMSPR donează o placă memorială și un portret în ulei al poetului.

Cu același prilej, SMSPR bate prima medalie dedicată patronului său spiritual, V. Voiculescu, căruia îi consacră și două plăci de marmură cu un medalion, în holul de onoare al Facultății de Medicină și la dispensarul medical unde poetul a funcționat ca medic, de pe bulevardul Eroilor Sanitari, nr. 35.

În perioada următoare, apar primele Suplimente literare ale „Vieții Medicale", „Clipa cea repede".

Ministrul sănătății, Mircea Maiorescu, ca o recunoaștere a SMSPR, a activității și prestigiului acestei grupări, oferă primul Sediu oficial al Societății în sediul Ministerului; până la această dată, un sediu provizoriu a existat în cadrul Spitalului Berceni.

Dincolo de activitatea individuală de creație literară și publicistică, Societatea și-a alcătuit un program de evocare a personalităților care au creat în medicină și literatură, în cadrul unor Simpozioane-medalion, în mod excepțional și a unor personalități în viață, ca și Simpozioane tematice pe care le vom menționa în ordinea desfășurării; de notat că personalităților dispărute li s-a consacrat o medalie și, pentru cei aparținând Facultății de Medicină din București, o placă comemorativă de marmură cu medalion-portret, montată în holul de onoare al facultății.

Primul Simpozion a fost consacrat patronului spiritual al SMSPR, Vasile Voiculescu (1991). A urmat Simpozionul „George

Magheru – medic, poet și dramaturg" (1993), apoi, în același an, Simpozionul „Ion Biberi, medic și scriitor" (1993); unul dintre simpozioanele consacrate personalităților în viață a fost cel dedicat lui „Victor Săhleanu, scriitorul" (1994); „Victor Papilian, artistul" (1995), Simpozionul „Medici Scriitori Martiri" (1995); o altă personalitate în viață, omagiată printr-un simpozion a fost „Nicolae Neagu, medic scriitor" (1996); „Simpozionul Medici Scriitori Corneliu Ionescu și Caius Mihăilă" (1997), Simpozionul „Gr. T. Popa eseist, prozator și publicist" (1997), Simpozionul „Vasile Ciocâlteu, artistul" (2001), Simpozionul „Eduard Pamfil" (2005), Simpozionul „Ion Cantacuzino" (2007); cu prilejul acestor simpozioane au avut loc și Conferințe Naționale sau anuale ale SMSPR, expoziții de carte ale celui evocat sau aniversat. Unele din manifestări au fost onorate de prezența unor scriitori de prestigiu, printre care Ștefan Augustin Doinaș și Laurențiu Ulici, iar în unele cazuri, membri ai familiei.

Alte manifestări au fost organizate în colaborare cu AMFOR (Asociația Medicilor și Farmaciștilor Ofițeri în Rezervă), SRIMF (Societatea Română de Istoria Medicinei și Farmaciei), Simpozionul „Medici Militari Scriitori în trecut" (2000), Medalion Comemorativ „Ion Nica" (2000), „Medici-muzicieni, civili și militari" (2002); în colaborare cu Universitatea Populară „Dimitrie Gusti" și Biblioteca județeană „Nicolae Iorga": „Istorie și Adevăr – Memorialistică de război".

Organizarea de ROTONDE literare a fost un alt punct important al programului SMSPR, urmărindu-se a se da prilejul membrilor societății, și în special celor tineri, de a-și prezenta, în lecturi proprii, creațiile.

Prima Rotondă de poezie (15 iunie 1994), urmată în acclași an de cea de-a II-a Rotondă de proză (28 septembrie 1994), Rotonda dramaturgiei (1996), Rotonda tinerilor poeți (1997), Rotonda umorului (1998), Rotonda studenților în medicină și tinerilor medici (1999).

Active în mai multe județe, filialele SMSPR, la care se adaugă și o filială „Diaspora", au avut o activitate meritorie, susținută, remarcându-se filiala din Cluj, având organizat și un cenaclu, multe realizări editoriale, filiala din Iași având, de asemenea, un cenaclu, cele din Craiova, Constanța, Ploiești și altele.

Activitatea editorială a SMSPR, cu sprijinul săptămânalului „Viața medicală" și a editurii „Viața Medicală Românească": Suplimentul literar al Vieții medicale „Clipa cea repede..." apărut în mai multe ediții – 1993, 1996, 1999, 2003, 2008; iregularitatea aparițiilor, se poate deduce lesne, a ținut de dificultățile financiare.

În 2001, apare primul Dicționar al medicilor-scriitori sub redacția lui Mihail Mihailide, cea de-a doua ediție, cu un compendiu în limba franceză, este lansată cu prilejul celui de-al 47-lea Congres UMEM, care a avut loc la București, în 2003, urmat de încă trei ediții.

Deși a fost editată în Germania, la Editura Dionysos, Antologia bilingvă de lirică românească „STREIFLICHT" este un reper notabil, fiindcă alături de scriitori români consacrați, include și trei membri ai SMSPR – C. D. Zeletin, Ch. W. Schenk, Laurențiu Bogdan.

Din anul 2009, SMSPR editează sub coordonarea secretarului literar Alexandru Trifan un periodic al Societății, Fântâna din Kos, în prezent, trimestrul IV, 2014, aflându-se sub tipar al 7-lea număr.

Viața Medicală, grație redactorului șef Mihai Mihailide, a oglindit și popularizat toate manifestările SMSPR, cronici literare ale cărților publicate de membrii societății, o rubrică permanentă de știri despre activitățile medicilor scriitori intitulată inițial „Fântâna din Kos", apoi „Între Apollo și Esculap", semnată la început de C. D. Zeletin, și apoi de subsemnatul; și o alta: „Info-UMEM", semnată tot de subsemnatul.

Am selectat, cred că nu doar subiectiv, ceea ce am considerat a fi relevant din activitatea SMSPR.

PSIHIATRI ROMÂNI, CREATORI DE LITERATURĂ BELETRISTICĂ

Medicul nu este decât un mângâietor al sufletului.

Petronius

Studiind și aprofundând, începând cu peste patru decenii în urmă, preocupările literare și realizările creative ale medicilor, am fost surprins să întâlnesc printre cele aproape cinzeci de specializări medicale o frecvență mare a psihiatrilor, atât în literatura străină, cât și în cea românească. Deși evaluarea numerică, în esență cantitativă, nu este decât în parte axiologică, poate servi însă ca instrument în orice demers de analiză. Prezenta încercare de studiu se referă la psihiatria românească.

Astfel, numărul psihiatrilor antologați a inclus 35 de autori (fiind posibile și omisiuni), raportat la un total de 445 de medici scriitori și publiciști (toate specialitățile) și la numărul de specializări din țara noastră; dacă se ia în calcul dimensiunea psihiatriei privită prin numărul de specialiști, comparativ cu celelalte specialități, între care unele ca medicina generală, medicina internă, pediatria, chirurgia, medicina stomatologică, rezultă că printre autorii de literatură-medici, psihiatrii sunt cei mai mulți, cu alte cuvinte, dacă avem în vedere și relația profesie (în sensul specializării) – creație literară, care nu poate fi ignorată, se poate conchide că vocația creației literare și publicistice pare mai bine conectată cu studiul și practica psihiatriei. Alături de harul și talentul literar care sunt dincolo de profesie, atribute individuale, se poate spune chiar native, critica și istoria literară ia în considerare și influențele, unele determinante, motivante sau favorizante ale formației, ale mediului socio-profesional, ale universului în care un autor sau altul trăiește, se dezvoltă, muncește.

În creația multor autori au fost identificați „markeri" ai formației și practicii unei profesii, care, dincolo de modelarea personalității, de pildă, au oferit sursă de inspirație, substanță mesajelor transmise cititorului.

Or, în cazul psihiatriei, această aserțiune se susține cu multe argumente. Nu este psihiatria o medicină cu totul specială, chiar mai mult decât o medicină? Nu oferă studiul și practica acestei frumoase discipline contactul cel mai nemijlocit, dincolo de soma, cu psyche, cu ceea ce are ființa umană mai nobil și mai specific omenesc, care o detașează în cadrul regnului din care face parte? Cine poate pătrunde mai profund în labirintul sufletului omenesc, cine se poate face martorul cel mai apropiat al intimităților și trăirilor unei ființe umane aflate în impas, într-o situație de criză, de derută afectivă sau existențială, de fapt, într-o infinitate de stări tulburi care se cer limpezite întru readucerea ființei printre „ceilalți" pe care i-a părăsit fără voia ei, pentru un timp mai scurt sau mai lung. Este, fără dubii, privilegiul psihiatrului, în mod real un privilegiu quasi-demiurgic pentru că trebuie să construiască și să reconstruiască edificiul cel mai gingaș din alcătuirea ființei umane. Și pentru aceasta, psihiatrul trebuie să dispună de știință, de artă, psihiatria fiind cea mai „vocațională" dintre disciplinele medicale, și adesea să empatizeze cu cel care i se încredințează spre tămăduirea sufletului, obiectiv, între toate obiectivele practicii medicinii mult mai greu de atins, în sfârșit, să intre în rezonanță cu game infinite de vibrație ale trăirilor ființei umane.

Fără a scădea cu nimic meritele, importanța, necesitatea disciplinelor somatice, și numai din necesitatea de a delimita specificitatea psihiatriei asupra căreia s-a reflectat și s-a scris mult de-a lungul timpului, e necesar de observat că disciplinele somatice se centrează pe organ, pe aparate și sisteme, pe funcțiile viscerale somatice, vegetative, pe lupta cu agenții patogeni,

biologici, chimici, fizici, de esență materială, în timp ce psihi-
atria impune intrarea în dialog cu sufletul, cu spiritul, cu
dimensiunile sintetice, integrative – caracter, personalitate,
tipologie – ale individului, cu funcțiile psihice, mult mai dificil
de investigat, dificil de delimitat prin standarde, markeri, con-
stante umorale, în sfârșit, cercetând agenți patogeni cu o
specificitate proprie, mai puțin de natură materială, și mai ales
de natură psihologică, socială, culturală, relațională, „sine
materia", uneori necunoscuți.

Și fiindcă relația psihiatrie-creație literară poate oferi
substanța pentru un eseu sau un studiu de mari dimensiuni,
considerațiile de mai sus pot fi suficiente pentru o introducere
la subiectul prezent –„ psihiatrii români – creatori de literatură
beletristică".

O problemă în discuție care se pune în general când e
vorba de varii formații sau profesii, altele decât cele consacrate
ca „profesii" de scriitor este de a considera scriitorii care vin din
alte profesii, „amatori", teză susținută mai ales de „profe-
sioniștii" scrisului care, am avut ocazia să constat, nu văd
întotdeauna cu ochi buni „imixtiunea amatorilor" în meseria
rezervată, în opinia lor, doar celor fără o altă formație și profesie
sau formați prin studii la litere, eventual filosofie sau sociologie
după opinia unora. În mod evident, această teză poate fi ușor
respinsă. A fi scriitor sau creator în alte domenii ale culturii și
artelor nu presupune în mod obligatoriu a nu fi făcut și altfel de
studii, de a nu veni în creație și din alte domenii; este vorba în
primul rând de vocație, de har, de talent care nu se dobândește
prin învățare; eventual se modelează. Regimul comunist încer-
case și la noi să creeze o „școală de poeți", „Mihai Eminescu",
care s-a dovedit până la urmă un eșec. Dacă am accepta teza
segregantă amatori – profesioniști, ar trebui să-i scoatem din
patrimoniul culturii și civilizației universale pe Rabelais, pe
Cehov, pe Schiller (puțini știu că a fost medic militar), pe Arthur
Connan Doyle, pe A. J. Cronin, André Breton sau, mai aproape
de noi, pe Mihai Bulgakov, Jose Carlos Somoza (psihiatru

49

cubanez stabilit în Spania), Jean Christoph Rufin și alții; pe Vasile Voiculescu, Ion Biberi, Augustin Buzura, C. D. Zeletin, Ion Vianu și mulți alții din literatura noastră.

Majoritatea medicilor scriitori au practicat și medicina, semnificative din acest punct de vedere sunt mărturisirile lui Cehov, care spunea că medicina i-a fost soție, iar literatura amantă; când se plictisea de una, înnopta la cealaltă.

Lucrurile stau la fel și în alte sectoare ale creației culturale; deși nu fac obiectul analizei de față, doar un exemplu, dintre multe altele, poate fi adus în discuție: Henri Matisse nu a avut studii de arte plastice, ceea ce nu l-a împiedicat să devină un mare pictor.

Din cei 35 de psihiatri, numai 2 au renunțat la practica medicinii, consacrându-se scrisului; ceilalți au practicat psihiatria până la pensionare, mulți fiind și universitari; această realitate infirmă o altă teză: cei ce practică în paralel și alte activități s-ar situa la periferia profesiei. Din datele studiului pe care l-am întreprins, aproape jumătate – 15 – au avut și au grade universitare în învățământ, de la asistent universitar la profesor, alți 3-4 le-ar fi meritat cu prisosință, dar nu au putut avea acces din motive de „dosar", în timpul fostului regim.

Psihiatrii-universitari-scriitori cei mai cunoscuți, care au ajuns în vârful ierarhiei universitare: Eduard Pamfil (poet, eseist, filosof), Alexandru Olaru (critic de artă, eseist), Constantin Romanescu (eseist).

Mai mult de jumătate dintre psihiatrii-scriitori au doctorate în medicină, dar și în filosofie, litere, antropologie, șapte au două, trei sau mai multe licențe în afara diplomei de medic (litere, estetică, istoria artelor, sociologie și politologie, conservator, limbi străine, istorie, antropologie). Pot fi citați: Ion Biberi, Ion Șerban Cantacuzino, Constantin Daniel, Alexandru Olaru, Virgil Enatescu.

Circa 80% au lucrări de cercetare științifică publicate, volume de publicistică medicală consacrate; unii sunt membri ai unor societăți academice de la noi sau din străinătate, dețin premii științifice.

O altă întrebare la care datele analizate ajută să oferim un răspuns este următoarea: se poate vorbi de anumite genuri literare preferate și cultivate de psihiatrii-scriitori sau publiciști? Studiind creația psihiatrilor scriitori am luat în considerație genul dominant, paleta creației unui autor incluzând de regulă mai multe genuri; aceștia erau majoritatea. Pentru aproximativ un sfert a fost greu de stabilit preferința pentru un anumit gen, deoarece era vorba de o multivalență a exprimărilor. Iată, potrivit acestor criterii, situația rezultată: prozatori (roman, povestiri, proză scurtă) 10; eseiști 10; publiciști (numai publiciști, deoarece mulți dintre ceilalți scriitori au cultivat și publicistica alături de aparițiile editoriale); poeți 7; memorialiști 5; dramaturgie, traduceri, istorie 4; critică și istorie literară și de artă 2; muzică 2; multivalenți (proză, poezie, eseu, memorialistică 8; peste jumătate dintre cei ce au cultivat mai ales un anumit gen, au practicat și publicistica, jurnalismul.

La cei 35 de psihiatri am atașat 4 neuropsihiatri și 3 psihologi (psihologie clinică) care s-au afirmat și în literatură și publicistică.

Un alt criteriu, esențial axiologic, adoptat ca punct de analiză, a fost notorietatea; am luat în considerație referințele criticii și istoriei literare, privind opera respectivă, apartenența la asociații și societăți de profil, premii semnificative. Nume ca cele ale lui Ion Biberi, Constantin Daniel, Ion Șerban Cantacuzino, Augustin Buzura, Paul Cortez, Eduard Pamfil, Ion Vianu, cu operele respective sunt grăitoare din acest punct de vedere, făcând parte din istoria literaturii românești. O scurtă trecere în revistă a biografiei și a creației, sunt sugestive pentru ilustrarea temei propuse și nu numai, fiind pentru cei mai mulți și un prilej de cunoaștere, și chiar de mândrie profesională pentru contribuții ale psihiatriei și slujitorilor acesteia, la patrimoniul național al literaturii, al culturii în sens mai larg, ținând cont și de celelalte contribuții – filosofie, artă, antropologie ș. a.

Ion Biberi (1904-1990), licențiat în medicină, litere și filosofie. Polivalență creativă: prozator, eseist, filosof, romancier, critic literar, critic de artă; admirat de Victor Săhleanu care i-a fost apropiat, biograf și exeget, căruia i-a încredințat „jurnalul", și care făcea parte din aceeași familie a unui „uomo universale", și care mi-a vorbit adesea de modelul său ajuns la vârsta senectuții. Colaborator la reviste literare și de cultură de prestigiu. Volume apărute: Proces (1935), Thanatos (1936), Oameni în ceață (1937), Etudes sur la littérature Roumaine (Franța, 1937), Breughel ciudatul (1940), Individualitate și destin (I-II, 1945), Lumea de mâine (1945), Profiluri literare franceze (1945), Tudor Vianu (1966), Hanibal (1967), Pieter Breughel cel bătrân (1967), Poezia ca mod de existență (1968), Argonauții viitorului (1971), Artă suprarealistă (1973), Eros (1974), Eseuri literare, filosofice și artistice (1983), Destinul Aisei (1983), Luminile capricornului (1983), Ultimele eseuri (1985), Lev N. Tolstoi (1985); multe lucrări rămase în manuscris; colaborator de prestigiu la emisiunile culturale radio.

Premii: Fundațiilor Regale (1935), Societății Scriitorilor Români (1938), Premiul Special al Uniunii Scriitorilor (1979). Prezent în toate lucrările de istorie a literaturii române și în dicționare, inclusiv în „Dicționarul Medicilor Scriitori Români". Omagiat de Societatea Medicilor Scriitori și Publiciști din România care i-a dedicat un medalion omagial și evocator, i-a consacrat o medalie și o placă de marmură în holul de onoare al Facultății de Medicină, alături de alți medici scriitori (V. Voiculescu, Papilian, G. Magheru și alții).

Formația medicală de psihiatru transpare în multe din lucrările sale, ca, de altfel. și în operele altor psihiatri scriitori.

Augustin Buzura (n. 1938), absolvent al Facultății de Medicină Cluj, 1964, atașat psihiatriei prin interes și studiu, fără să fi practicat-o, interes care s-a manifestat începând cu lucrarea de licență „Shakespeare în Psihiatrie" și a continuat prin abordări psihologice și psihiatrice în multe din operele sale. Consacră în literatura românească realismul psihologic în cheie morală (cum au făcut-o, printre alții, Dostoievski, Musil, Th. Mann, Camil Petrescu, Mircea Eliade). Colaborări la reviste literare; membru al Academiei Române; Fondator (după 1990) și primul președinte al Fundației Culturale Române. Opera: Capul Bunei Speranțe (1963), De ce zboară vulturul(1966), Absenții(1970), Fețele tăcerii (1974), Orgolii (1977), Vocile nopții (1980), Refugii (1984), Drumul cenușiu (1988), Recviem pentru nebuni și bestii (1999). Prozator prolific și analist pătrunzător, apropiat și curentului romanului francez „nouvel vague" (Michel Butor, Alain Robe-Grillet, Claude Simon).

Ion Șerban Cantacuzino (1908-1975), absolvent al Facultății de Medicină, licențiat în litere și filosofie, și de asemenea, în Pedagogie.

Se dedică, practicând și psihiatria, criticii de artă – critica și istoria artei cinematografice (Istoria filmului românesc). Autor de scenarii de teatru și film, animator al culturii, director al Teatrului Maria Filotti; asistent universitar psihiatrie, cadru didactic la Institutul de Teatru, disciplina regie de teatru. Studii de critică literară; traduceri din dramaturgia unor autori celebri: Eduardo de Filippo, Jean Anouilh, G. B. Shaw.

La începutul anilor '70 l-am convins să prezinte și să comenteze în fața unei săli arhipline un foarte vechi film despre Freud, pe care-l obținusem cu greu de la Arhiva Națională de Filme, cu multe aprobări, ținând cont de subiect și de perioada în care ne aflam. Cu acel prilej aveam să-l cunosc dincolo de activitate și scrieri pe acest intelectual și om de cultură rafinat; din aceeași familie a renascentiștilor, descendent al cantacuzinilor și al Mariei Filotti, marea actriță, mama sa.

Constantin Daniel (1914-1987), psihiatru și doctor în medicină, cadru universitar, licențiat al Facultății de Litere și Filosofie, persecutat politic, orientalist și egiptolog reputat. Poliglot, cunoscător a 8 limbi. Opera: Gândirea egipteană antică în texte (1975), Maxime, sentințe și aforisme în Egiptul antic; Orientalia, Mirabilia (1976), Civilizația feniciană (1979), Civilizaţia sumeriană (1983), Misterele lui Zalmoxis (1986); Publicistică în periodice de cultură, filosofie, istorie.

Eduard Pamfil (1912-1994), psihiatru, profesor universitar, doctor în medicină, membru al Academiei, poet, eseist, muzician; persecutat politic. Reputat interpret al chitarei clasice, iniţiator al Festivalului şi Concursului de chitară clasică, care are loc anual la Sinaia, şi care-i poartă numele; muzicolog. Opera: Persoana şi devenire (eseu de antropologie); Arioso Dolente – poezii (1979), Adagio, versuri (1996). Publicistică bogată în revistele de cultură.

Şi pe Eduard Pamfil am avut privilegiul şi onoarea să-l cunosc personal, să am discuţii pe teme culturale, să-l ascult concertând pe scena Ateneului Român.

Andrei Bacalu (n. 15 august 1940), absolvent al Facultăţii de Medicină din Cluj; jurnalist de radio şi televiziune, reporter (volume de reportaje), cineast (filme documentare de scurt metraj), publicist (Lumea, Contemporanul, Săptămâna, presă de după 1990); comentează în 1963 prima aselenizare. Din 1995 lucrează ca psihiatru în Israel şi vizitează periodic ţara de origine.

Cornel Belciugăţeanu (1922-1973), medic psihiatru, doctor în medicină, poet, 2 volume de versuri – „Fugind în neant" (1946), „Versuri din patru decenii". Am avut privilegiul de a-l cunoaşte în anii '64-'70, de a-i aprecia cultura şi sensibilitatea.

Paul Cortez (1922-1988), psihiatru, doctor în medicină, cadru universitar, organizator de sănătate în domeniul psihiatriei, iatroistoric, memorialist, prozator, moralist, publicist prolific, epigramist, jurnalist de radio şi televiziune, meloman avizat. Debut editorial târziu: Înainte de a uita – Engrame aleatorii; Înainte de a uita – Capriciile Mnemosynei (1987), Echivalenţe, Echidistanţe.

În urmă cu mai mulţi ani, în Revista Română de Sănătate Mintală, i-am dedicat câteva pagini scrise, nu cu detaşarea unui exeget literar, ci cu implicarea afectivă a unui prieten, pentru că am fost buni prieteni, ne-am întâlnit adesea, am avut lungi discuții, era un interlocutor fermecător, cultiva o ironie fină, elevată. Cele scrise atunci mi-au adus mari satisfacții – articolul a avut multe ecouri, inclusiv în Franța.

Cu Paul Cortez închei acest tip de prezentare gen dicționar, pe ceilalți colegi psihiatri scriitori urmând să-i prezint pe scurt, deoarece, fără a-mi îngădui clasamente valorice, nu au atins notorietatea celor prezentați mai înainte, unii dintre ei în activitate, având toate datele de a urca pe scara axiologică a creației literare, șansa de a fi incluși în istorii ale literaturii și în dicționare de specialitate.

Într-o ordine alfabetică: • Laurențiu Bogdan (n. 1964 la București), reprezentant a generației tinere, psihiatru stabilit în Franța, poet („Smulgând pietre de hotar", București, 2003), jurnalist, eseist, prozator (proză scurtă publicată în Franța). • Gavril Cornuțiu (n. 1940), psihiatru, doctor în medicină, eseist și poet. Spirală (eseuri, 1990), Vreascuri peste focul scurtelor popasuri (poezii,1995), Scrisori către domnul Fanfară (proză scurtă, 1977), Lupta clipelor (versuri, 1998), Roi de nori (poezii, 1999), În sala pașilor pierduți (poezii, 2000), Pioneze (proză scurtă, 2000). • Nicolae Damian (1939-1997), psihiatru, cadru universitar, doctor în medicină. Articole în revistele literare și de cultură; Diminețile bătrâne (povestiri, 1969), Fete și băieți (povestiri, 1971), Pribegi noi visam (roman, 1973), Vara (roman, 1976), Macul galben (roman, 1980). • Virgil Enătescu (n. 1948), psihiatru, antropolog, cibernetician, informatician, doctorat în psihiatrie, doctorat în antropologie, eseist, publicist, memorialist. Colaborări la reviste de cultură, literare, de educație. Apariții editoriale: Eduard Pamfil sau jocul de-a geniul (memorialistică, 1997), Debut întârziat (proză, 1999). • Manuela Horopciuc (n. 1968), reprezentantă a psihiatrilor români din generația tânără; psihiatru (în prezent în Franța), jurnalistă, poetă; colaborări în presa literară; Celălalt pas (versuri, 2002). • Lenghel Irimie (n. 1943), psihiatru, poet, colaborări la revistele literare; Inocențele visării (1998), Timpul floral (1999), Poeme pastelate (2001), Mirajul veșniciei (eseu, 2002). •

Nicolae Letia, psihiatru, epigramist. – Alina Mungiu-Pipidi (n. 1964), doctorat în psihologie socială şi politologie. Publicistă, prozatoare, eseistă, autoare de piese de teatru; Evangheliştii (1993), Ultima cruciadă (roman, 2001). ● Neagu Mihai Basarab (n. 1946), doctor în medicină, universitar, iatroistoric, prozator şi eseist, dramaturg, în prezent stabilit în străinătate. Dintre volumele publicate: Butoiul lui Diogene şi mica publicitate (teatru, 1969), Frânghia de rufe a familiei (1971), Teatru (1974), La gura leului (1985, Premiul Asociaţiei Scriitorilor Bucureşti); traduceri: Teatru de Tristan Bernard. ● Alexandru Olaru (1923-2003), psihiatru, profesor universitar, doctor în medicină, licenţiat şi al Facultăţii de Litere şi Filosofie, persecutat politic; eseist, estetician, critic literar şi de artă, colaborator la reviste literare şi de artă, volume de eseuri, traduceri (A. J. Cronin). ● Petru Luminiţa (n. 1943), psihiatră stabilită în Franţa, prozatoare şi poetă. Mai multe volume de proză şi de poezie (debut editorial 1972). ● Galina Răduleanu, psihiatră, memorialist. Repetiţie la moarte (2002). ● Constantin Romanescu (n. 1927), psihiatru, doctor în medicină, profesor universitar, iatroistoric, eseist, volume de eseuri, colaborări la reviste literare şi de cultură. ● Virgiliu Sorin (1926-2004), neurolog şi psihiatru; volume de portrete psihologice, interviuri cu personalităţi ale culturii, antologii critice, traduceri. ● Petre Tomescu (1890-1977), psihiatru, doctor în medicină, profesor universitar, organizator de sănătate, publicist. ● Nicolae Toncescu (n. 1916), psihiatru, absolvent şi al Facultăţii de Filosofie. Prozator, mai multe volume de povestiri şi romane, unele inspirate din practica sa de medic. ● Alexandru Trifan (n. 1932), psihiatru cu preocupări în psihanaliză, jurnalist, poet şi prozator; Psihologia pentru medici, Personologie marginală şi psihotraumatică. ● Simona Trifu, psihiatră aparţinând tinerei generaţii, publicistă, autoare de volume cu perspective etice şi sociologice. ● Ion Vianu (n. 1934), psihiatru exilat din motive politice în Elveţia, licenţiat în filologie. Lucrări publicate în ţară şi în străinătate (Paris, Milano, Geneva). Volume de psihanaliză literară, amintiri, dialoguri, memorialistică. ● Constantin Vlad (1892-1971), psihiatru și psihanalist, doctor în medicină; studii patografice și psihanalitice.

Alături de psihiatri menționăm și alți specialiști atașați și integrați domeniului psihiatriei: ● Anca Felicia Jalobeanu (n. 1944), psiholog, muzicolog, eseist. Studii de estetică, eseuri de artă; cronici muzicale. ● Adrian George Săhleanu (n. 1951), psihanalist, traducător. ● Irene Talaban, psiholog, psihoterapeut, psihanalist, prețioasă colaboratoare a subsemnatului (psihologie geriatrică), în prezent stabilită în Franța (din 1990). Colaboratoare la revistele literare, proză scurtă publicată în volume.

În speranța că această suită de prezentări nu a fost fastidioasă, intenția autorului acestui eseu fiind de a semnala preocupări și realizări literare ale medicului, cu „focusare" pe psihiatru, și nu de a face analize literare ale literaturii scrise de psihiatri-scriitori; în sfârșit, intenția de a aduce o contribuție de sinteză la tema propusă, și de asemenea, de a schița ipoteze cu privire la motivația scrisului literar printre psihiatri, reușitele multora dintre psihiatrii consacrați, și prin scrieri literare îmbogățind literatura și augmentând prestigiul acestei profesii dintre cele mai încărcate de umanism, periferizată uneori, pe nedrept, în cadrul mai larg al celorlalte discipline medicale, unele având drept obiect organe și segmente ale întregului care este organismul uman.

Încercarea de față nu trebuie considerată ca un demers exhaustiv, de aceea unele omisiuni au fost inerente și nu intenționate, și autorul își propune să aprofundeze tema acestui studiu, inclusiv cu „mise à jour" periodice, pe măsura identificării de noi informații. Datele acestui studiu-eseu se opresc la anul 2000 (inclusiv).

UN MEDIC-POET, PUȚIN CUNOSCUT – ȘTEFAN CRUCEANU

*O educație aleasă pune în valoare
calitățile omului, dar nu poate să le
creeze.*

Voltaire

Istoriografia medico-literară va trebui să facă o adăugire la capitolul medici-poeți, consemnând un medic-poet pe cât de puțin cunoscut, pe atât de talentat și sensibil, și de fapt, prezent decenii întregi în oralitatea poetică și muzicală, asimilată de mulți, folclorului, a sărbătorilor de iarnă; pentru că autorul textului poetic transpus pe muzică „Moș Crăciun cu plete dalbe", care a legănat copilăria multora dintre noi, a fost Ștefan Cruceanu, medic și poet, despre care se cunosc puține lucruri, și încercarea noastră începută încă acum un sfert de veac urmărește să le adune și să le fixeze și în perimetrul istoriei medicinii și în cel al istoriei medicilor scriitori, alături de celelalte personalități și opere medico-literare.

Succesul acestei bucăți muzical-literare (prelucrarea muzicală aparținând compozitorului D. G. Kiriac), practic, identificată cu folclorul în perioada în care a circulat laolaltă cu alte datini și colinde, se aseamănă cu destinul altor creații muzicale, cântate de-a lungul vremii de generații întregi, și nu numai din țara noastră, dar al căror autori erau necunoscuți, melodia fiind atribuită altuia; este vorba de „melodia nemuritoare", inspiratul vals „Valurile Dunării" al lui Iosif Ivanovici, cum se știe, ofițer, șef de fanfară militară la Galați, vals atribuit chiar și de muzicologi lui Johann Strauss.

O altă bucată muzicală la fel de celebră, „Sanie cu zurgălăi", care a făcut înconjurul lumii, mult timp fără să i se menționeze autorul, considerat anonim, deși în realitate era românul Rihaord Stein, acum recunoscut în toată lumea, fiindcă inspirata sa creație se cântă încă în multe țări.

Dar dacă bucata amintită a avut șansa, evident, prin calitățile ei ținând de inspirația autorului de a deveni – (muzica ușoară dispune pentru ceea ce vreau să spun de un termen consacrat, „șlagăr", literatura tipărită de altul, „best-seller") o mică bijuterie muzical-poetică care a cucerit prin simplitatea și tonul ei cald; autorul ei, fără a scrie mult, ne-a lăsat și alte creații pătrunse de același cald lirism, simplitate, sinceritate. În critica literară românească sunt numai trei mențiuni privindu-l pe medicul poet Ștefan Cruceanu.

Prima mențiune o găsim în cartea lui Gh. Cardaș: „Poezia românească de la origine și până în zilele noastre" (1673-1937), antologie și studiu, volumul II (apărută în două ediții), ultima în 1937, la Institutul de Arte Grafice „Tiparul Universitar București". Autorul prezintă și comentează succint, mai mult inventariind, date importante biografice și literare, 106 poeți, pe parcursul a 604 pagini.

Este interesant că autorul include în antologia și studiul său, printre cei 106 poeți, 3 poeți-medici, o tratare statistică sugerând o reprezentare a medicilor în poezia consacrată, de 3%, ceea ce, fără a corespunde poate întrutotul realității (a-proape nicio istorie literară neatingând exhaustivul) este semnificativă și ne evocă un studiu francez al lui J. Brehant, care ne informează privind hobby-urile culturale ale medicilor, cu referire la creație – literatură, muzică, arte plastice.

Ceilalți 2 poeți medici sunt binecunoscuți, inclusiv sub aspectul formației de bază, de medici: O. Carp (pseudonimul lui George Proca) și marele poet Vasile Voiculescu.

George Călinescu, în ediția I a „Istoriei" îl citează, cu mențiunea „lipsă de personalitate" (pag. 525), și mai departe, în alt loc (pag. 909), colaboratori la „Noua Revistă Română".

Îl mai găsim menţionat în Almanahul literar 1982 de către criticul Mihai Ungheanu care, după cum mi-a mărturisit într-o discuţie avută pe această temă, a folosit drept sursă lucrarea lui Gh. Cardaş.

Revenind la Ştefan Cruceanu, din sursele amintite, pentru că cercetarea altor surse a fost infructuoasă, culegem puţine date:

S-a născut în 1872, a fost medic la Paris; nu se cunoaşte anul morţii. A colaborat la revistele „Lumea nouă literară" şi „Convorbiri literare". În 1898 îi apare la Iaşi, Ed. H. Goldner, un volum de versuri intitulat „Lacrime". Antologia „Parnasul român" (Braşov, 1892), menţiune, de asemenea, a lui Gh. Cardaş, i-a reprodus şi popularizat poeziile: „Visul codrului" şi „Cântăreţ", iar în alte culegeri de versuri i-au răspândit „frumoasa şi tradiţionala bucată Moş Crăciun", pusă pe muzică. Textul este unul simplu, adresat cu căldură copiilor, izvorât din dragoste pentru cei mici, pretabil transpunerii muzicale.

Ştefan Cruceanu este şi autor de proză: „Noua Revistă Română" îi publică nuvela „Zamfir" în vol. 2, nr. 14, din 15 iulie 1900.

Autorul antologiei îl apreciază pe Ştefan Cruceanu ca „talentat poet", „cunoscut prin câteva poezii originale". Nu face alte comentarii, antologia având caracterul amintit la început – mai degrabă de dicţionar.

Dar autorul ne dă posibilitatea să-i confirmăm aprecierile, reproducând alături de poezia „Moş Crăciun" un clasic şi frumos sonet:

Visul codrului

Visează codru-n noaptea argintată
Sub chipul gânditor şi rece;
Un plâns duios de harfă parcă trece
În freamătul de frunze câteodată

De Făt-Frumos pe brațe legănate
Și dornic rătăcind printre potece,
Sub bolți de ramuri verzi nu mai petrece
A codrilor copilă minunată.

De mult o plâng stejarii și suspină
Și triști bătrânii sorb o amintire
Într-o romanță dulce și divină,

„De mai trăiești tu, albă fericire,"
„O, vină și durerea mi-o alină,"
„Să mai trăim o clipă de iubire!..."

UN MORALIST: PAUL CORTEZ

*Frumusețea vieții mele a fost aceea că
am fost medic.*

Paul Cortez

Paul Cortez, psihiatrul și literatul „cu nume de conchistador iberic", cum îl numea cineva, coborât în cetatea lui Bucur din înălțimile, proprii și figurate, ale Iașilor, am avut privilegiul de a-l cunoaște personal și onoarea de a-i fi prieten. Întâlnirile noastre se circumscriau planurilor comune: medicina și cultura. Privind medicina, despre care el spusese foarte frumos: „frumusețea vieții mele a fost aceea că am fost medic", alăturându-se prin această reflexie altor doi celebri medici-scriitori care exprimaseră, în alte cuvinte și independent, într-un fel, același lucru, Maugham și Duhamel, îndeosebi psihiatria era aceea care, dincolo de faptul că pentru el era un destin profesional și nu numai, eu fiind în cea mai îngăduitoare accepțiune, doar un amator avizat, căruia psihiatria îi oferea și îi oferă temeiuri de reflexie și de înțelegere a lumii, ne incita la aprinse discuții, ipostaza mea fiind a celui care interoghează și interogând învață.

De cele mai multe ori întrebările mele primeau un răspuns aparent tăios: „nu-mi place să psihiatrizez viața". Până la urmă primeam răspunsul dorit care era totdeauna competent, echilibrat, nuanțat.

În celălalt plan, al culturii, literatura și muzica, domenii în care erudiția sa și-a adăugat, târziu, virtuțile creației, erau domeniile care ne făceau să ne întâlnim, să schimbăm idei, să ne împărtășim proiecte. Am participat la fiecare din lansările cărților sale, de fiecare dată onorându-mă cu ipostaza de vorbitor, alături de distinse personalități ale literelor românești. I-am reproșat nu o dată admirația cu care mă copleșea și pe care nu o meritam, el fiind, de fapt, cel ce impunea admirație.

Și fiindcă orice demers evocator se cuvine să înceapă cu un excurs biografic, demers ușor de pus în pagină, fiindcă inventariază, de regulă, repere diacronice, dar necesar nu numai pentru motive de simetrie, ci și pentru înțelegerea creației, cel de al doilea excurs, bibliografic, exegetic fiind mai dificil, fiindcă presupune nu o transcriere liniară obiectivă, ci o excogitație.

• Paul Cortez s-a născut la Iași, la 19 februarie 1922, anul acesta, 2015, ar fi avut 93 de ani, și dacă ar fi trăit, literatura noastră ar fi fost mai bogată, fiindcă a trecut în neființă în 1988, când împlinise 66 de ani, cărțile sale fiind scrise după împlinirea vârstei de 60 de ani, o carte la fiecare 2 ani (1983, 1985, 1987), ca un presentiment al timpului scurt pe care îl mai avea de trăit. Descindea dintr-o familie de moldoveni cu vechi tradiții intelectuale; urmează cursurile elementare la „Școala Primară de aplicație" de pe lângă Școala Normală „Vasile Lupu", așezământ înființat de Titu Maiorescu. Se remarcă de la început prin rezultatele la învățătură și prin timpurii aplicații pentru muzică, literatură și pictură. La 11 ani câștigă un premiu la un concurs literar și i se publică lucrarea în „Revista Școlarilor". Urmează concomitent cursuri de pian. Între anii 1933-1944 este elev al Liceului Militar „Gh. V. Macarovici", unde obține, de asemenea, rezultate excepționale: premiul I în toți anii de studiu, premiul de onoare pe întregul liceu și, din nou, premii la diferite concursuri de creație.

• Studiile universitare – Facultatea de Medicină Umană din București – le parcurge între anii 1940-1946. Are șansa formării sale ca medic sub bagheta unor mari maeștri ai școlii românești de medicină: Fr. Rainer, Gh. Zotta, I. T. Niculescu, I. Iacobovici, D. Danielopolu, N. Ionescu-Sisești, D. Bagdasar, C. I. Parhon, Emil Crăciun.

• Promoția sa valoroasă adaugă o altă serie de colegi, maeștrilor medicinii românești: Nicolae Cajal, Dan Setlacec,

Aurel Denischi, Iuliu Șuteu, Alexandru Trestioreanu și mulți alții.

• Paralel cu studiile medicale, urmează cursurile de litere și filosofie.

• Din 1948 devine medic secundar neuro-psihiatru, iar din 1949 și până la pensionare parcurge în cadrul spitalului Gh. Marinescu din București, toate treptele ierarhice, medic secundar, specialist și primar. Între 1956-60 funcționează în cadrul catedrei de psihiatrie ca asistent universitar. În 1958 are șansa de a deveni profesor la catedra de psihiatrie de la Timișoara, dar renunță să se înscrie în această cursă de obținere a postului de profesor, rămânând în București să-și sprijine familia, marcată, cum se va vedea, de un destin tragic. În 1960 organizează din însărcinarea Ministerului Sănătății, Sanatoriul de Nevroze de la Săvârșin și introduce pentru prima dată muzicoterapia în ansamblul terapeutic științific în psihiatrie, împreună cu regretatul Dr. Dan Arthur, metodă pe care continuă să o aplice și în Spitalul Gh. Marinescu, unde revine.

• Din 1969 este medic primar șef de secție succesiv, la secțiile V, IX și X, din cadrul Spitalului Clinic Gh. Marinescu.

• În anii 1970-71 lucrează la Spitalul de Psihiatrie din Marsberg-Westfalia de Nord, Germania.

• Vocației de clinician și de organizator îi adaugă vocația de cercetător: circa 350 de titluri de lucrări științifice, din care 70 consacrate istoriei medicinii, în special istoriei psihiatriei. În ipostaza de istoriograf o are colaboratoare pe fiica sa, regretata dr. Marilena-Luiza Sărmășeanu-Cortez, răpusă prematur de o boală necruțătoare la vârsta de 34 de ani, în plină afirmare.

• Succesele sale profesionale și afirmarea în viața publică au fost însoțite în planul familiei de un destin tragic, care explică poate de ce în plan profesional s-a oprit aproape de vârf, pe care nu l-a atins (ratarea șansei de a ajunge în vârful ierarhiei didactice), și de ce în plan editorial a debutat neobișnuit de târziu, când împlinise 60 de ani. Și poate că este tot atât de adevărat că tragismul familiei sale să-i fi dat imboldul creației, așa cum s-a întâmplat cu atâţia creatori, condiţia acestora fiind, de regulă, una a nefericirii şi suferinţei, şi mult mai rar, foarte rar, a serenităţii şi fericirii...

• El îşi dedică prima carte „Memoriei fiicei mele Marilena-Luiza", şi în acelaşi an, 1983, al apariţiei „Echivalenţe"-lor, îi scrie prietenului său Şt. Hotnog, rezumând în puţine cuvinte drama sa familială: «Când ţi-am telefonat eram copleşit de amintirile copilăriei. Nu am avut noroc în viaţă: am un băiat de 28 de ani paralizat total din naştere, iar fiica mea, o foarte talentată medic psihiatru, s-a stins din viaţă la 34 de ani. A lăsat o fetiţă de 10 ani, violonistă la Liceul de arte „G. Enescu". Este foarte drăguţă şi talentată».

• Deşi nu ne-a putut lăsa mai mult de trei cărţi: „Echivalenţe" (Editura Eminescu, 1983), „Echidistanţe" (Editura Eminescu, 1985), şi ultima, cu titlu-presentiment al sfârşitului, „Înainte de a uita" (Editura Eminescu, 1987), creaţia şi moştenirea sa sunt cu mult mai mari. Mai întâi datorită originalităţii scrierilor şi densităţii de idei şi reflexii, de mărturii, de jocuri inteligente de cuvinte, fiindcă el, grăbit, având atâtea de spus, a condensat în trei volume ceea ce ar fi putut face obiectul a cu mult mai multe. Apoi, să nu se uite că el şi-a publicat primele încercări literare când era încă elev, şi concomitent cu exercitarea profesiei sale şi solicitările din partea familiei cărora trebuia să le facă faţă, a fost un activ om de cultură, prezent în mass-media, în publicistică şi în presa vorbită şi audio-vizuală. Apariţia cărţilor al căror succes a întrecut aşteptările, i-a adus solicitări multiple de colaborări, succesul pe care, iată cum îl consemna la 2 iunie 1986: „Uimit de succesul în creştere al celor două volume sunt solicitat să colaborez la reviste şi sunt invitat în diferite cercuri literare. Nu-mi vine să cred. Încă nu am ieşit la pensie, dar am stabilit în caz de supravieţuire – data pensionării «sigure», 1 august 1987". În volumul ce va apărea la anul, evoc Iaşiul, oamenii, oamenii pe care i-am cunoscut şi iubit, începând cu Titus Hotnog şi al său „Vrăbioi alb", carte ce merită a fi tradusă în toate limbile lumii.

Paul Cortez rămâne realizatorul celor mai bune emisiuni de televiziune difuzate sub genericul „O viață pentru o idee", emisiuni documentar-artistice, adevărate creații în care a evocat și restituit istoriei mari figuri ale culturii și medicinei românești, ca Gh. Lazăr, Gh. Asachi, Petrache Poenaru, N. Krețulescu, Al. Obregia, C. I. Urechia, Mina Minovici, Al. Șutzu, N. Kalinderu etc. ; sau a evocat personalități pe care le-a cunoscut personal, cum au fost Gr. T. Popa și Ion Țuculescu. „Mi-ar trebui treizeci de volume ca să scriu despre oamenii mari pe care i-am cunoscut", afirmă într-un interviu.

A fost un epigramist de mare spontaneitate și strălucire, un mare iubitor și cunoscător al muzicii – descendent al unei familii în care muzica nu era numai o pasiune comună, ci și o profesie – basul Constantin Cortez, corul fraților Cortez (sextet), orele de muzică la via Cortez în Buciumul Iașilor, celebra Viorica Cortez și nepoțica sa, singura lumină a anilor săi din urmă: „Singura bucurie a vieții noastre rămâne Mariella, cu vioara ei care ne vrăjește". Înainte de a se înscrie la Medicină se gândise să urmeze Conservatorul. A abordat și genul dramaturgic: (Astă seară, Arlecchino, parodie după Commedia dell' Arte), a fost un rafinat cunoscător și iubitor al renascentiștilor, a acelor homo universalis, spirite rare, cu polivalență creativă.

Invitat de autor să iau cuvântul la lansările cărților sale, invitație care, spuneam mai la începutul acestor rânduri, m-a onorat, dar în același timp m-a stimulat pentru o lectură adâncă, aprofundată cu instrumentele unui critic literar (amator în cazul meu, dar exersat în lecturi variate, având și avantajul unei relații personale apropiate, îndrăznesc s-o numesc prietenie) spre a-i identifica mesajele, axiologia, „etiologia" (vreau să spun sursele de inspirație, relațiile cu formația sa culturală, cu profesia, cu destinul familiei).

• Opiniile mele privind creația lui Paul Cortez vor fi în mare măsură transcrieri ale prezentărilor pe care i le-am făcut la lansarea cărților sale, la 17 ani de la prima și la 13ani de la ultima (1987); fiindcă aceste observații și judecăți de valoare au fost realizate la „temperatura" acelor ani şi a acelor evenimente, pe care le-au reprezentat aceste surprinzătoare apariţii. Pentru o primă observaţie care se poate face în oricare demers de exegeză a operei corteziene (termenul îl iau de la autor care, în „Echidistanţe", realizează un inspirat – ca atâtea altele – joc de cuvinte vorbind de o „existenţă... corteziană, confirmată de un raţionament cartezian"...) este că aceasta surprinde în primul rând printr-o puternică originalitate. Critica literară înclinată spre clasificări, sistematizări, împărţiri pe genuri, maniere, curente etc. (înclinaţie firească, de altfel, obiectiv, şi în acelaşi timp instrument de lucru) are dificultăţi în a încadra scrierile sale într-un gen sau altul.

• S-a afirmat că opera sa este stranie, insolită, savuroasă, distractivă, catartică, neobişnuită, unică, non-clasicistă, satirică şi altele, această diversitate de interpretări fiind paradoxal, cea mai potrivită definiţie şi, concomitent, consacrându-i valorile, în primul rând umanistice, morale, de rafinată spiritualitate, şi nu în ultimul rând, literare şi filozofice.

• Pluriaxiologică prin urmare, opera sa conţine şi incită la meditaţii asupra universului omenesc, dar nu şi prin intermediul unei instrumentaţii filosofice grave (ar fi fost poate mai uşor), ci prin mijloace surprinzătoare prin neortodoxismul lor.

• Fiindcă medicul (l-am citat mai înainte în legătură cu afirmaţia privind privilegiul de a fi devenit medic), cunoscător al sufletului omenesc ca medic, ca psihiatru mai ales, şi, concomitent, ca om de cultură, ca erudit şi rafinat cărturar umanist, a manevrat cu o virtuozitate spirituală debordantă genuri şi procedee multiple, asociindu-le şi potenţându-le.

• A cultivat alături de genul gnomic, apoftcgmatic, humorul şi satira, paradoxul şi calamburul în formele lor elevate şi subtile, aforismul şi iatroaforismul, vorba de duh, ghiduşenia, snoava, maxima, sarcasmul, eseul scurt.

• A făcut-o totdeauna cu o apetenţă asociativă de repeziciunea unui computer, cum se spunea într-una din cronicile care i s-au consacrat.

• S-a afirmat că Paul Cortez se revendică de la moraliști, că este un Jules Renard. Eu i-am identificat însușiri de spirit (nu influențe) cu americanul Art Buchwald, cu polonezul Lec, și mai ales cu Rabelais, acesta, cum se știe, medic, practicant al profesiei ca și Cehov sau Voiculescu, fiindcă se știe, mulți medici scriitori, după câștigarea notorietății literare au renunțat la practicarea medicinii.

• M-am bucurat de acceptarea de către Cortez a clasificărilor și înrudirilor sugerate. De altfel, într-un interviu, fără a-l numi, Cortez îl citează pe Lec vorbind despre prostie și incultură... „o incultură enciclopedică".

La Cortez, umorul nu este genul ușor, necesar să destindă și atât. Este un demers moral eficace, superior unei scrieri sever moralizatoare, constrângerilor. „Ordinea valorilor pentru mine este esențialmente morală. Iar dacă există astăzi o discrepanță între progresul științific și cel etic, aceasta se datorează unei mari crize de motivație, lipsa distanței critice față de propria viață", spune Cortez, și adaugă, referindu-se la umor, genul cel mai cultivat în formele sale elevate și subtile de acest moralist modern: „Este foarte important să ne păstrăm humorul. Pierzându-l, s-a dus și demnitatea".

În plină strălucire creatoare, în timp ce cota lui (spre propria sa uimire) creștea vertiginos, inima îi trimitea semnale care îl avertizau asupra unui sfârșit care se apropia inevitabil, un sfârșit nedrept de prematur. În ultimul său interviu, luat de Alice Țuculescu cu câteva luni înainte de trecerea în neființă, el meditează asupra timpului care se scurge, dar, ne spune Cortez, „cu viteze diferite care depind de contextul în care îl judecăm: Omar Khayam, într-o pledoarie plină de inspirație și humor, spunea: poți să trăiești 100 de ani; și, hei, tot ajungi la sfârșitul vieții. După cum poți să supraviețuiești și 200 sau 300 de ani. Dar ce sunt trei secole? Pergolesi își încheiase opera la 26 de ani. Ceea ce e dureros, dar câți oameni trăiesc mult și nu au produs nimic? Lucrând ca un disperat la Stabat mater, Pergolesi a murit după ce a creat cât alții în 80 de ani. La fel Mozart, care a lăsat, la 37 de ani, o operă uriașă. Numai intensitatea și valoarea dau dimensiune vieții. Dimensiunea ei reală. Mai tragică decât ideea morții – pe care trebuie s-o privim firesc, fără angoasă – este dispariția celor pe care îi iubim...".

Este adeptul combaterii tanatofobiei prin creație. Iată fragmente de o luciditate emoționantă, din scrisorile adresate prietenului său Ștefan Hotnog, la 25 decembrie 1987: „În aceste numeroase internări la reanimare și prin clinici, am suferit fizic și moral, dar în schimb – vorba ardeleanului – am cujetat și am retrăit întâmplări vechi, mai ales de la Iași, cu nefericitul Mihail Sadoveanu, cu tine, Ștefane, legând abia acum crâmpeie de viață, ce păreau uitate. Aud vorbirea dulce a domnului Mihail Sadoveanu, «prietenul cel mare» al lui Tudorel Popa, viitorul actor, îl aud pe chimistul Radu Cernătescu cântând la pian din Beethoven, aud cum bate inima Iașiului... A mea, zdreanța. Ultima mea șansă: operația pe cord. În ianuarie, probabil. Înainte de aceasta, gândurile mele se îndreaptă spre Iași...".

La 17 februarie 1988, din Paris: „De aici, gândurile mele merg la Iașiul nostru drag. Dacă am norocul să supraviețuiesc, ce fericit aș fi să vin la Iași pentru un chef ca pe vremea lui Păstorel dând decrete, aprobat de Octav Tcaciuc: Pentru subtilul amator/ Care-și respectă al său gât,/ E bună apa de izvor/ Dar ca uzaj extern. Atât! Să vedem ce va hotărî știți voi cine!".

Și ultima scrisoare, datată 25 martie 1988: „Nevrând să risc departe de țară, am preferat să fac operația la Tg. -Mureș, la clinica prof. dr. Radu Deac, către sfârșitul lunii aprilie. Mi s-a interzis categoric orice efort, să mă retrag din activitate, să evit orice emoție... Având acasă în permanență stres-uri foarte grele, am reluat spitalul. Colegii mă înțeleg și preferă să le fiu șef, chiar dacă stau izolat în cabinetul meu. Pe scurt, mă parhonizez! Mintea, parcă mai funcționează. Aș dicta, dar n-am cui. Mărioara, soția mea, a ajuns numai pielea și oasele. Cât va mai rezista oare? De ea depindem toți. Eu nu sunt în stare să ridic măcar un Larousse, iar dânsa îl cară în spate pe Valentin, bărbat voinic de treizeci și trei de ani, dar paralizat. Să știți că nu-s demoralizat, doar pesimist. Or, pesimistul e un optimist bine informat. Nopțile mă trezesc pur și simplu „înjunghiat". Iau medicamente și fac în așa fel să n-o trezesc pe Mărioara, care doarme iepurește, pentru că de mai multe ori pe noapte trebuie să-l vadă pe Valentin din cealaltă cameră, să nu se dezvelească, să nu cadă din pat. Singura bucurie a vieții noastre rămâne Mariella, cu vioara ei care ne vrăjește".

Dar inima, la propriu și la figurat, a acestei extraordinare personalități, n-a mai rezistat incandescenței la care trăia, – încercărilor unei vieți marcate de un destin tragic. Urcându-se, într-un ultim efort, pe masa de operație, s-o fi temut de moarte?

Să-i dăm pentru ultima dată cuvântul (Echidistanțe, pag. 93):

„Viața apare ca un fulger descărcat între infinitul neființei și infinitul morții. Ce fantastică forță mai are și viața asta, nestrivită între cele două infinituri! Între minus infinit și plus infinit... Moartea este umbra care m-a însoțit toată viața. În fața marii porți care duce către neființă, politicoasă, ea îmi va spune: «După dumneavoastră, vă rog!». Firește, când voi trece pragul, umbra se va retrage și se va întoarce în lume unde va rătăci printre oameni, poate ca o vagă amintire despre mine, până când se va topi în strălucirea efemeră a atâtor lumini aparținând altor vieți...".

Ce încheiere mai potrivită aș putea adăuga acestor rânduri decât cuvintele Alicei Țuculescu, care i-a luat ultimul interviu, cuvinte la care ader: „Cei ce l-am cunoscut pe acest medic și cărturar de excepție (printre care mă număr, din fericire, și eu), vom rămâne cu amintirea generozității, a cutezanței cu care s-a cheltuit – prin profesie și literatură – pentru triumful ideilor de adevăr, de bine, de frumos, în numele unei încrâncenate și nobile încrederi în viață, în rostul creator al omului de oriunde și din totdeauna".

CONSTANTIN ESARCU –
MEDIC ȘI OM DE CULTURĂ.
MULTIVALENȚĂ CREATIVĂ

Oamenii nu se caracterizează numai
prin vorbele lor, ci și prin faptele lor.
Mark Twain

Anul acesta, 2015, se împlinesc 179 de ani de la nașterea lui Constantin Esarcu, spirit renascentist a cărui personalitate multidimensională integra omul de știință, literatul, animatorul cultural, colecționarul de artă, și nu în ultimul rând, diplomatul, fiindcă Esarcu a întrunit în persoana sa, exprimate la un nivel înalt, calitățile omului de știință – fiind doctor în medicină și absolvent al Facultății de Științe Naturale, profesor universitar, membru al Academiei, calitățile omului de cultură de largă deschidere și autoritate, calități potențate de aptitudini organizatorice, de un dinamism și o efervescență a ideilor și inițiativelor culturale, ieșite din comun. Căci activitatea sa în domeniul culturii s-a înscris ca una dintre cele mai prolifice, însuflețind și fertilizând mișcarea culturalistă din a doua jumătate a secolului XIX, mișcare ce s-a aflat la originea edificării culturii moderne a României, prin multele instituții și opere culturale pe care le datorăm acestei productive perioade, care ne-a aliniat cu legitimitate și prestanță la nivelurile exigențelor culturii europene.

Fondator principal de unanimă recunoaștere a „Ateneului Român", doctorul Esarcu a făcut să se afirme, cu deplină îndreptățire, că „Ateneul Român" a fost opera vieții sale, idealul nobil căruia i s-a dăruit şi care a încununat, de fapt, o strălucită activitate culturală; pentru că, deşi numele său a rămas legat mai ales de realizarea acestui dom al spiritualităţii, emblemă heraldică a Capitalei noastre, activitatea şi realizările sale pe tărâmul culturii includ acţiuni şi iniţiative multiple, toate finalizate ca urmare a perseverenţei sale, şi care se întind pe o perioadă de peste trei decenii.

Iată o prezentare, care, fireşte, nu poate fi exhaustivă, a prodigioasei sale activităţi culturale: • În 1861, ca un prolog al dedicării sale culturii, îl găsim printre colaboratorii „Revistei Române pentru Ştiinţă, Litere şi Artă". • În octombrie 1864 iniţiază constituirea „Societăţii de Ştiinţe Naturale", care era o replică bucureşteană a Societăţii de Medici şi Naturalişti ieşene. • La 28 ianuarie 1865, urmărind promovarea educaţiei culturale a populaţiei, împreună cu V. Alexandrescu Urechia şi Petre S. Aurelian inaugurează seria de „lecturi publice", acţiune ce avea să stea la baza constituirii „Societăţii Culturale Ateneul Român", grupare care îşi propunea să mobilizeze tineretul intelectual, convins că această grupare este o „ligă sacră" căreia îi revine nobila sarcină de a educa masele. • În 1866, conform statutelor societăţii se înfiinţează biroul Ateneului, Constantin Esarcu, împreună cu V. A. Urechia, fiind aleşi vicepreşedinţi, şi din acelaşi an apare organul de presă al societăţii, revista „Ateneul", în al cărui comitet de redacţie îl găsim de asemenea pe Esarcu, alături de B. P. Haşdeu şi poetul N. Nicoleanu. În primul număr (1 iunie 1866), „articolul-program" poartă semnătura aceluiaşi Esarcu, mesajul acestui articol fiind exprimat de ideea: „Cea mai imperioasă trebuinţă este a se lumina poporul". Un alt amănunt relevant este acela că printre vicepreşedinţi s-a aflat din anul 1924 un alt mare medic, profesorul Alexandru Obregia, fiind dintre cei mai vechi ateneişti: membru ales în 1897; a condus în calitate de vicepreşedinte sesiunile ştiinţifice ale Ateneului Român, în perioada 1928-1933. • Împreună cu Papiu Ilarian, Aug. Treboniu Laurian, P. S. Aurelian, V. A. Urechia şi G. Sion, înfiinţează societăţile anexe şi filialele Societăţii Culturale, între acestea – „Societatea pentru învățarea poporului român", care își editează organul său de presă, „Foaea Societății pentru învățarea poporului român". ●Delimitează în cadrul secțiunilor Ateneului nuclee puternice de arte plastice și de muzică, adunând în cadrul acestora pe cei mai cunoscuți artiști plastici și muzicieni ai timpului: pictorii Th. Aman, N. Grigorescu, G. D. Mirea, G. Tattarescu, sculptorii I. Georgescu și Vladimir Hegel, arhitectul I. Mincu, compozitorii Gh. Ștefănescu, Gavril Muzicescu, Eduard Wachmann. Ca urmare, în 1868 ia ființă „Societatea Filarmonică Română", iar în 1872 „Societatea amicilor belle-artelor" la îndemnul său, al lui Grigore Gh. Cantacuzino și al lui Al. Odobescu, societate care, în anul următor își vernisează prima expoziție. ● La constituirea noii biblioteci contribuie personal, între altele, prin donarea a 400 de volume cumpărate de la Roma în perioada în care a funcționat ca ministru plenipotențiar, dar realizarea bibliotecii nu-l putea satisface, fiindcă el dorea din toată ființa sa construirea unui edificiu propriu care să ofere loc de desfășurare a tuturor activităților culturale, edificiu pe care-l dorea un monument reprezentativ, grandios, pe măsura activităților cărora urma să le devină sediu de desfășurare, un adevărat palat sau „sanctuar al științelor și artelor", cum îi plăcea să-l numească. ● O susți-nută suită de acțiuni la care se angajează cu dăruire, cu toată ființa sa, avea să fie declanșată în vederea realizării construcției. În 1883, la 3 noiembrie, cu prilejul Adunării Generale a soci-etății se adoptă un apel și se instituie o loterie pentru mărirea fondurilor; în discursul de deschidere al Conferințelor publice pe anul 1884-1885 susține cu înflăcărare necesitatea imperioasă a construcției „unui magnific edificiu, cu magnifice proporțiuni arhitectonice, a unui splendid templu al artei și științei". La 22 mai 1886 se lansează din inițiativa sa cunoscutul apel public „Dați un leu pentru Ateneu", a cărei primă acțiune are loc în grădina Cișmigiu. Redactează „Programul pentru clădirea Ateneului Român", inițiază proiectul construcției și încheie contractele cu arhitecții (francezul Albert Galleron, realizator și al unui alt edificiu reprezentativ al «Micului Paris» – Banca Naţională şi comisia arhitecţilor români – Al. Orăscu, Ion Mincu, I. Socolescu, Gh. Cerchez, printre cei mai cunoscuţi în epocă, unii dintre ei autori şi ai proiectului Spitalului de Psihiatrie «Al. Obregia»).

Între timp, în 1884, ca o recunoaştere a meritelor sale excepţionale este primit ca membru component al Academiei Române. – Odată realizată construcţia Ateneului, Constantin Esarcu continuă să militeze pentru desăvârşirea acestui edificiu. Astfel, înzestrează palatul Ateneului cu diferite obiecte de artă, donând întreaga sa colecţie de tablouri şi sculpturi, unele de mare valoare artistică. Comandă copii ale unor statui şi baso-reliefuri celebre din muzeul Luvru cu care împodobeşte rotonda. În testamentul său lasă ca din banii săi să se achiziţioneze opere de artă veche şi modernă pentru sălile şi culoarele Ateneului.

Se cuvine, deci, ţinând cont de argumentele de mai sus şi de altele care nu au putut fi cuprinse în spaţiul acestui text, să rememorăm şi să omagiem de câte ori avem prilejul, o mare personalitate medicală a ţării şi o operă culturală, care a marcat întreaga viaţă culturală a capitalei şi a ţării, lăsând urme de neşters, un exemplu de creaţie multidimensională pentru generaţiile care i-au urmat.

O altă personalitate medicală, cu ample realizări în cultură, a fost Ioan Cantacuzino, despre care va fi vorba într-un alt eseu în acest volum.

CANTACUZINO – OMUL DE CULTURĂ

El a fost un zămislitor şi un cap de
şcoală. În bucuriile lui ştiinţifice,
intelectuale şi morale s-a format o
adevărată falangă de învăţaţi, a căror
muncă de precizie şi inteligentă, face
onoare omenirii şi spiritului
fondatorului.

Tudor Arghezi

Se poate spune că personalitatea culturală a lui Ioan
Cantacuzino este de aceeaşi dimensiune cu a savantului; de
altfel, dimensiunile personalităţii sale complexe sunt neobişnuit
de multe, variate, acoperind o sferă largă de domenii; savantul
şi omul de cultură era în acelaşi timp profesorul de înaltă vocaţie
şi şeful de şcoală, şi, atenţie, nu numai de şcoală medicală de
savanţi şi cercetători, ci şi de şcoală de biologie, şi de şcoală de
cultură, cum se va putea putea constata din cele ce urmează; era,
de asemenea, filosof umanist, om politic de talie şi recunoaştere
europeană, diplomat, militant social, fondator de instituţii, şi
nu în ultimul rând, creator de şcoală-medicină, biologie, cultură.

Savantul întrunea la rândul său multiple competenţe şi
specializări: bacteriolog, imunolog, epidemiolog, igienist, pato-
log experimentalist, biolog, zoolog, botanist, naturalist.

Pe de altă parte, omul de cultură era la fel de complex, de
multivalent, şi sintagma „om de cultură" se dovedeşte limitativă,
pentru că în realitate el depăşea cu mult perimetrul a ceea ce
înţelegem prin om de cultură, el era şi artist, având şi harul şi
vocaţia creaţiei; în multe din referirile la opera sa culturală se

vorbește de Ioan Cantacuzino – colecționar, ceea ce, deși este adevărat, el fiind un mare colecționar, rafinat, cu înalte gusturi estetice, aceasta era doar una din laturile geniului său cultural, iar a vorbi exclusiv sau în principal de latura de colecționar înseamnă a estompa celelalte multiple valențe ale sale. Avea o cultură umanistică universală, considerată unică prin întinderea sa de către contemporanii săi, începută cu o educație în familie, literară, muzicală, filosofică, limbi străine clasice și moderne, arte plastice. În afara pasiunii de colecționar era un muzician desăvârșit, nu numai un meloman cunoscător al operelor marilor genii ale muzicii clasice, dar chiar el însuși un sensibil și virtuoz pianist care ar fi putut să fie prezent pe marile podiumuri muzicale ale țării și ale lumii, dacă n-ar fi optat să cânte doar pentru sine, în momentele de liniște și de meditație, singur cu pianul, confidentul său în momentele de răgaz ale activității sale atât de bogate.

Deseori își folosea și vocea, tot în intimitate, cântând piese muzicale pentru voce, cu acompaniamentul pianului.

Dacă ar trebui să sintetizăm opera sa transmisă posterității, înscrisă definitiv în istoria și cultura, nu numai a țării sale, ci și a umanității, potrivit mărturiilor marilor personalități, compatrioți și străini care s-au aplecat asupra geniului său creator, am putea observa că ne aflăm în fața unei opere științifice, a unei opere culturale, a unei opere sociale și a uneia politice.

Potrivit celor ce ne-am propus vom prezenta, cum altfel decât succint, opera culturală, a cărei expunere aproape exhaustivă ar impune dimensiunile unei monografii.

Și, legat de aceasta, o opinie personală, îndreptățită de studii aprofundate pe care le-am consacrat operei sale culturale o perioadă de peste patru decenii: nu se subliniază încă îndeajuns ceea ce a însemnat pentru cultura românească această personalitate cu o atât de înaltă vocație a culturii, cu disponibilitate artistică pentru toate artele, un „uragan de idei și pasiuni" cum îl caracteriza elevul și colaboratorul său, George

Magheru: a fondat instituții de cultură, a susținut, inclusiv financiar, artiști care s-au afirmat în cultura și arta românească și chiar peste hotare; a descoperit și a lansat artiști cum a fost Dumitru Ghiață, l-a sprijinit pe Brâncuși, inclusiv financiar, în perioada sa de început, la Paris; a fost ambasador al culturii noastre peste hotare, prestigiul său cultural era iradiant, autoritatea sa impunea întregii lumi a culturii românești și chiar europene.

Rădăcinile familiale ale vocației pentru cultură ale savantului

Cultura în familia Cantacuzinilor a fost o tradiție. Unchiul său, fratele tatălui, Grigore (1800-1849) a militat pentru dezvoltarea culturii și mișcării teatrale în Principate, fiind director al Teatrului Național. A tradus personal pentru a fi puse în scenă piese de teatru din literatura universală de Shakespeare, Molière, Goethe, Shaw, popularizând în publicul românesc operele acestor titani ai dramaturgiei universale.

George Grigore Cantacuzino (Nababul) a fost pasionat de istorie și arhitectură, stimulând publicarea de lucrări în domeniu și implicându-se în construcția unor clădiri, azi, parte a patrimoniului național: Casa cu lei (Muzeul Enescu), Castelul Zamora, Castelul de la Florești – Prahova („Micul Trianon").

Charles Adolphe Cantacuzino era văr primar al savantului; poet de limbă franceză; pasionat de poezie și arte plastice. Poet simbolist, a publicat 44 de volume de poezie.

Generalul Nicolae Mavros, grec de origine, bunicul matern al lui Cantacuzino era colecționar de artă, colecțiile sale constituind primul nucleu al Muzeului de Antichități din București; era pasionat de arheologie. Fiicele sale erau dintre cele mai cultivate doamne ale epocii; Alexandrina studiase pianul cu Franz Liszt și Clara Schumann, și era pianistă de concert. Maria era, de asemenea, pianistă și anima acțiuni de caritate și binefacere. Constanța Cantacuzino, sora savantului, avea o frumoasă colecție de artă, era pasionată de muzică, avea un salon de muzică și l-a sprijinit, împreună cu Regina Elisabeta pe George Enescu.

Mama savantului, Maria Mavros Cantacuzino, i-a adus profesori din Franța și Germania pentru studii de greacă, franceză și latină.

Urmează studiile liceale la Paris, liceul „Louis le Grand", și este coleg, între alții, cu Romain Rolland.

Primele studii universitare la Sorbona, unde devine în 1885 licențiat în litere și filosofie; urmează apoi, în paralel, cursurile Facultății de Științe Naturale și ale Facultății de Medicină.

Instrucția începută în familie și-o desăvârșește prin absolvirea celor trei facultăți și consideră că instrucția clasică și umanistă este necesară celor ce vor studia științele și medicina.

Ioan Cantacuzino, inițiator și fondator de instituții culturale

Savantul și omul de cultură nu s-a limitat la încurajarea culturii, la mecenat și la alte modalități de sprijin a artelor și artiștilor, ci s-a implicat activ, folosindu-și prestigiul și autoritatea în formarea de instituții, organizarea de expoziții și sprijinirea muzeelor.

Înființează societatea „Arta românească", al cărui președinte devine, salvând obiecte de preț ale artei noastre și publicând lucrări cu principalele monumente de arhitectură ale țării, contribuție esențială la ocrotirea patrimoniului național, anticipând programele de mai târziu ale UNESCO.

Împreună cu C. Stere înființează revista „Viața Românească", al cărei co-director devine.

Devine președinte al „Consiliului de Administrație al Culturii Naționale", calitate în care editează opera clasicilor români Eminescu și Caragiale în ediții complete și adnotate.

Participă activ la înființarea „Institutului de Înalte Studii Franceze din România", împreună cu Henry Focillon, cunoscut critic de artă francez, prieten și admirator al românilor și exeget al artei plastice românești.

Organizează și sprijină „Expoziția Permanentă de la Muzeul Toma Stelian" din București.

Contribuie la cunoașterea reciprocă a artelor din Franța și România, și, în 1923 organizează la București expoziția „Portretul în gravura franceză", unde sunt expuse lucrări reprezentative create în secolul al XVI-lea, și ale artiștilor din secolul al XIX-lea.

O mare realizare a sa care a contribuit la cunoașterea valorilor picturii românești în Franța, a fost organizarea prin străduințele și cu autoritatea sa, a Expoziției de pictură românească, unde a selectat artiștii plastici reprezentativi ai țării, la sala „Jeu de Paume" din Paris, în 1925.

În anii '70, subsemnatul a comunicat și publicat în premieră o altă realizare de notorietate a savantului: înființarea sub conducerea sa a unei Universități Populare, destinată pedagogiei sociale a adultului, independentă de mai cunoscuta Universitate Populară a lui Nicolae Iorga.

Dar activitatea și rezultatele acesteia, ale marelui savant, se impun a fi prezentate și punctual, mai în detaliu, urmând domeniile importante către care s-a aplecat cu atâta competență, dragoste și pasiune: muzică, literatura, artele plastice.

Ioan Cantacuzino și muzica

Sufletul său de artist s-a dăruit în primul rând muzicii. Se poate spune că nu era doar un meloman, ca atâția alții, ci un muzician în adevăratul sens al cuvântului. Avea o cultură muzicală ieșită din comun, evident, cu preferințe conforme cu sensibilitatea sa, fiind în plus și interpret – pian și voce – dar pentru sine, nu pentru public.

Era un mare admirator al muzicii lui Wagner și oaspete al festivalurilor de la Bayreuth. Medicul-scriitor Petre Tăutu, în monografia dedicată lui Ioan Cantacuzino, arată că profesorul a fost un promotor al muzicii wagneriene, considerată atunci mai greu accesibilă, destinată celor inițiați, și nu numai în România, ci și în Franța, care, la începutul secolului XX recepta mai greu această muzică. Cu ani în urmă am propus regretatului Iosif Sava o emisiune pe această temă, dar muzicologul a dorit informații și din alte surse, presa timpului etc., care nu au putut fi găsite.

Aprecia și asculta și muzica lui Beethoven, în special ultimele sonate, eliberate de formule clasice ale trecutului, ultimele quartete, ultimele trei simfonii și Missa Solemnis.

Literatura

Educația aleasă de familie, continuată în cadrul studiilor liceale din Franța la liceul Louis le Grand din Paris, a studiilor universitare de la Sorbona, unde absolvă literele si filosofia, l-au ajutat să-și făurească o cultură umanistă care pornea de la clasicismul elin, studiul marilor opere universale ale literaturii și filosofiei, incluzând și creațiile contemporane. Biblioteca sa conținea cele mai mari cărți ale umanității, cărți rare în ediții unice, bibliofilie.

Vorbitor al limbilor clasice și moderne, avea un acces privilegiat la toate valorile literaturii și filosofiei.

În anturajul său s-au aflat totdeauna mari scriitori ai epocii care frecventau cu regularitate seratele pe care le organiza la fiecare două săptămâni, la sediul institutului, unde întâlnirile se desfășurau sub semnul sincretismului artelor, alături de scriitori ca: George Topârceanu, Liviu Rebreanu, Vasile Voiculescu, criticul de artă George Oprescu, George Magheru, colaboratorul său din institut, se aflau muzicieni și artiști plastici. Era ceea ce subsemnatul am numit „Grupul de artă de la Cantacuzino", în mai multe lucrări comunicate la „Societatea de Istorie a Medicinii", și publicate în reviste de cultură, în urmă cu trei-patru decenii. A fost, de fapt, o „școală de cultură", care complementariza celelalte școli de medicină, de biologie create de profesor. O școală, pentru că alături de scriitori, muzicieni, pictori erau prezenți savanți, cercetători, colaboratori și elevi ai maestrului, cultura fiind, cum susținea profesorul, o necesitate formativă a omului de știință, a medicului. Mulți dintre aceștia s-au afirmat ei înșiși, în cultură: prof. Constantin Ionescu-Mihăiești, adjunctul și urmașul său la conducerea institutului, cunoscut colecționar, profesorul Alexandru Slătineanu, rafinat cunoscător de artă și colecționar, Dumitru Ghiață, reputat pictor, Mircea Iliescu, un pasionat colecționar și medic curant al unor mari pictori, Theodor Pallady și Nicolae Tonitza, Sandu Sturza, pianist de concert, aceștia dintre contemporani.

Școala de cultură a continuat și după dispariția mentorului, devenind o tradiție a institutului. Elevul său, George Magheru, a continuat să se afirme ca scriitor, poet și dramaturg remarcat de critica de specialitate, secondat de soția sa Alice Magheru, care organiza în casa sa serate muzicale cu participarea lui George Enescu, Mihail Andricu, Dinu Lipatti; Dumitru Ghiață, apreciat de criticii de artă George Oprescu și Henry Focillon, a avut o activitate bogată, cu multe expoziții în țară, dar și în Franța.

Conferențiar doctor Marcela Popovici, melomană, iubind artele plastice, a achiziționat tablouri ale unor mari artiști plastici: Ghiață, Ciucurencu, Dărăscu; Victoria Voicescu Raicu a publicat poezii, Elvira Sânziana Ciufecu publică în 2006 „Oamenii lui Ma", roman SF, fiind atrasă și de pictură, pe care o practică cu talent. Ionela Bâlbâc Noscc, pictoriță de talent, are studii de arte plastice și reflexii privind rolul și funcțiile artei („Arta – bucurie și suferință", Editura Viața Medicală Românească, 2005). Pictura sa de factură modernă, dar figurativă, se înscrie curentului fauvist; a fost membră a Uniunii Artiștilor Plastici și a Cenaclului de Arte plastice al Medicilor „Ion

Țuculescu". În sfârșit, printre contemporani s-a înscris ca scriitor și Andrei Olinescu.

Cantacuzino și artele plastice

Un alt domeniu al pasionatului de cultură și arte, care a fost profesorul Cantacuzino, a fost acela al artelor plastice. Fin cunoscător, cu înaltă competență estetică, și el însuși un bun desenator (se păstrează desene ale sale realizată în perioada petrecută la Roscoff), a făcut mult pentru încurajarea, stimularea, afirmarea, inclusiv peste hotare, a artei plastice românești și a slujitorilor acestei arte. Am amintit marea expoziție de pictură românească de la „Jeu de Paume"; adăugăm că prefața catalogului expoziției ne dezvăluie talentul de critic de artă al lui Cantacuzino; în textul de prezentare autorul relevă caracteristici ale picturii românești, între acestea, colorismul de inspirație autohtonă din arta populară.

În perioada sa pariziană, locuind în Cartierul Latin, vizita în timpul liber Louvre, Galeriile Odeon, muzee și expoziții, colecții, anticarii, atât de mulți, cum se știe, la Paris, și achiziționa picturi, dar în special gravuri, genul de lucrări aflat în preferințele sale, stampe, cărți rare, același lucru făcându-l și când se afla în alte capitale europene.

Și-a făurit o colecție impresionantă de exemplare rare: colecția de gravuri și xilografii Albrecht Dürer, unul dintre artiștii săi preferați, colecțiile de gravuri și desene italiene cu autorii Renașterii, maeștrii clarobscurului din secolul al XVII-lea, serii cu Faust și Hamlet de Delacroix, schițe și desene de Rembrandt, grafică de Honoré Daumier.

În colecția sa de pictură se întâlneau picturi de Manet, Monet, Sisley, Monticelli; poseda o colecție de stampe japoneze, una de ceramică, de Rouen, Nevers, Marseille, Strassbourg; la toate acestea se adăugau pânze semnate de pictori români dintre cei mai cunoscuți.

Descoperă printre colaboratorii săi un talent care avea să confirme, devenind unul dintre pictorii cunoscuţi ai ţării. Îl trimite pe cheltuiala sa la studii, la Paris; este vorba de Dumitru Ghiaţă.

Marile nume ale picturii româneşti îl frecventau pe profesor şi se putea afirma că se integrau „Grupului de Artă de la Cantacuzino", alături de scriitori, muzicieni, critici de artă, savanţi şi cercetători într-o comuniune unică în istoria culturii româneşti şi nu numai; era acolo, la acest institut nu numai un sincretism al artelor cum a mai existat şi mai există, ci unul inedit, al artelor cu ştiinţa cu influenţe pozitive, formative reciproce. Pictorii care erau Ştefan Luchian, Gheorghe Pătraşcu, Jean Al. Steriadi (care ne-a lăsat crochiuri cu portretele celor ce frecventau „grupul", seratele, primirile la profesor), Iosif Iser, Theodor Pallady, Ştefan Dimitrescu, Corneliu Medrea, Octav Băncilă.

Veneau, de asemenea, la aceste întâlniri critici de artă ca George Oprescu, dar şi străini: Henry Focillon, Lavrillier, Lavagnino, scriitori – Şt. O. Iosif, Mihail Sadoveanu, George Topârceanu şi alţii.

Mărturii ale contemporanilor şi urmaşilor

Mari personalităţi române şi străine, ale ştiinţei şi culturii şi-au exprimat preţuirea şi admiraţia pentru marea personalitate a lui Ioan Cantacuzino, atât în timpul vieţii sale, cât şi după trecerea în nefiinţă.

Ar fi necesar un spaţiu prea mare pentru a cita toate aceste cuvinte de admiraţie. Mai întâi, toţi colaboratorii săi, dar în mod special Ionescu-Mihăieşti, George Magheru.

Personalităţi de mare autoritate: Regina Maria, Nicolae Iorga, Ion Simionescu, Tzigara-Samurcaş, Alexandru Rosetti, Tudor Arghezi, Iuliu Haţieganu, şi mulţi alţii ne-au lăsat mărturii scrise emoţionante despre marele nostru savant şi om de cultură, la aceştia adăugându-se personalităţi de peste hotare, prof. Magrou, Ricardo George, Henry Focillon, precum și colegi de la Institutul Pasteur din Paris.

Încheiem, reproducând un citat din ceea ce a scris la moartea profesorului, Tudor Arghezi:

"Institutul de seruri și vaccinuri e un așezământ organizat pentru activitatea interioară, ca un Vatican al științei cu corolarul ei, cu cardinalii și cu prelații științifici, între care infailibilitatea a reprezentat-o profesorul defunct. El a fost un zămislitor și un cap de școală. În bucuriile lui științifice, intelectuale și morale s-a format o adevărată falangă de învățați, a căror muncă mută, de precizie și inteligență, face onoare și omenirii și spiritului fondatorului".

Un omagiu a fost adus și de „Societatea Medicilor Scriitori și Publiciști din România": în 10 noiembrie 2007, în holul de la intrarea în sala de Consiliu a Facultății de Medicină „Carol Davila" din București, prin eforturile entuziaste ale profesorilor dr. C. D. Zeletin (pseudonim literar al lui Constantin Dimoftache), medic biofizician și președinte al „Societății Medicilor Scriitori și Publiciști", și dr. Constantin Bogdan, vicepreședinte al societății, a fost dezvelită în cadru festiv, în prezența membrilor societății, a reprezentanților Decanatului Facultății de Medicină și ai Institutului Cantacuzino o placă omagială cu chipul profesorului Ioan Cantacuzino (turnată după cunoscuta medalie lucrată de sculptorul André Lavrillier, un apropiat al profesorului și al institutului), cu ocazia împlinirii a 65 de ani de la moartea acestuia.

A urmat apoi, la Clubul Medicilor al Fundației Victor Babeș din București, un Simpozion aniversar: Ioan Cantacuzino spirit universal, la care un număr de medici scriitori au vorbit despre personalitatea profesorului, printre aceștia, subsemnatul, care am prezentat o expunere cu titlul acestui text: „Ioan Cantacuzino – omul de cultură".

EDUARD PAMFIL ȘI MUZICA

*Corzile chitarei nu sună până când nu-și
găsesc o cutie de rezonanță*
Eduard Pamfil

În urmă cu aproape trei decenii, J. Brehant, observând pasiunea și aptitudinile pentru cultură și arte ale medicilor, publică un studiu privind hobby-urile artistice ale acestora, și găsește că muzica deținea 5% în cadrul unui evantai larg, dominat de literatură.

Aparent, 5 medici dintr-o sută ar părea puțin dacă nu s-ar fi precizat că nu era vorba de melomani, doar de „consumatori de muzică", ci, în special, de „consumați de muzică", așa cum exprima într-un interviu luat lui Eduard Pamfil, Ion Nicolae Anghel, adică practicanți ai artei sunetelor – interpreți vocali și instrumentiști, compozitori, muzicologi; unii integrați notorietății publice a „profesioniștilor", de cele mai multe ori însă, rămași în ceea ce numim, oarecum impropriu, când e vorba de artă, cercul amatorilor, exprimându-se în cadrul intim sau pentru desfătarea și trăirile proprii. Din acest punct de vedere, Eduard Pamfil este dificil de încadrat, și cred că cel mai potrivit este să-l considerăm și amator și profesionist; profesionist, pentru că arta sa interpretativă s-a situat la nivelul cel mai înalt al muzicii cântate la noi la instrumentul pe care l-a ales să-i exprime sensibilitatea, cultura, înțelegerea muzicii – chitara clasică – și care l-a consacrat ca pe unul din marii noștri interpreți și ideologi ai chitarei.

Eduard Pamfil se înscrie într-o tradiție de medici muzicieni români, afirmați în domeniile: compoziției – Gustav

Otremba, Carol Miculi, Al. Obedenaru, Ion Borgovan, Liviu Comes, Bogdan Moroianu, afirmați ca soliști instrumentiști pe scenele sălilor de concert – Iuliu Teodori, Alexandru Marcovici, Ștefan Sihleanu, Victor Papilian, Emil Gheorghiu, Dorin Dumitrescu, Victor Comes, Eugen Marinca, Constantin Anastasatu, Berdj Asgian, Mircea Penescu; ca muzicologi (critici muzicali, cronicari și istorici ai muzicii, popularizatori ai muzicii) – Ilie Balea, Cristian Ghenea, Gabriel Cotul, Andrei Athanasiu, Constantin Bocârnea; dirijori – Bogdan Moroianu, Ermil Nichifor, Liviu Comes, Tibor Dengelegy, Bella Palffy și lista ar putea continua.

Iubitor de muzică, se apropie de chitară la 22 de ani, captivat de acest instrument de care nu se va mai despărți până la sfârșitul vieții. Cu excepția unei perioade când, în paralel cu studiile de la Sorbona, se apropie de unul din cei mai importanți pedagogi ai secolului XX, spaniolul Emilio Pujol, spre a-i împărtăși din secretele chitarei, studiază singur, dialogând în intimitate în orele de răgaz cu instrumentul care-l fascina, cu Albeniz, Aranjuez și Joaquin Rodrigo, cu Mozart și Ravel, cu Jacques Ibert și Hector Villa-Lobos, și mai ales cu Mauro Giuliani, compozitori pe care, la apogeul artei sale, avea să-i interpreteze cu sensibilitatea și puritatea sonoră a marelui Andreas Segovia.

A fost un autodidact care s-a înălțat la nivelul celor mai mari interpreți ai chitarei clasice. După ce apreciază că a atins nivelul necesar ieșirii în public, apare pe scenele muzicale, se înscrie în viața concertistică, fără a avea apariții prea dese datorită celorlalte obligații profesionale. Este sugestiv de observat că dincolo de aparențe (hobby-urile te-ar putea sustrage profesionalismului), circa trei pătrimi dintre medicii muzicieni menționați mai sus erau universitari cu sarcini multiple – profesionale, pedagogice, de cercetare.

La Timișoara încheagă ad hoc o formație de muzică de cameră, un trio asociind chitarei doi tineri interpreți la violă și flaut, ale cărei șase coarde, „șase suflete", cum le-a numit Ruben

Dario, avea să le mângâie cu o știință și artă nemaiîntâlnite până la el, la noi, la acest instrument.

A impus melomanilor acest instrument, foarte rar prezent în formațiile de muzică clasică și chiar în recitalurile solo. A concertat cu orchestra Filarmonicii „Banatul", sub bagheta lui Remus Crengescu. Repertoriul acelei perioade includea muzica de cameră specifică romantismului vienez de la 1800; iar chitara atinsese apogeul său pe la 1850.

A concertat ca solist pe scena Ateneului Român, ca o încununare a activității sale concertistice și ca o consacrare deplină a valorii muzicii sale. Am avut privilegiul să-l ascult și să resimt, dincolo de vibrația muzicii pe care o trimitea prin eter către noi, o puternică emoție și mândrie în același timp, pentru o nouă afirmare a medicului în cultură la un atât de înalt nivel; l-am ascultat atunci interpretând magistral concertul în La major de Mauro Giuliani, acest maestru al barocului chitarei clasice. A fost invitat și pe alte scene de concert la Arad, la Cluj și Oradea, clasa sa aducându-i un binemeritat renume de „maestru", printre interpreții, prea puțin numeroși, ai chitarei. Fuziunea spirituală cu acest instrument l-a îndemnat să-i studieze istoria din timpuri străvechi până în zilele noastre, să-i dedice rânduri de reflecții de mare sensibilitate și originalitate în însemnările sale despre muzică, în sfârșit, să-l perfecționeze până la inovare, creând un nou și original instrument. Iată cum descrie această încercare prietenul său dr. Constantin Lupu:

«Dragostea pentru muzică și cunoașterea chitarei l-au condus spre conceperea unui nou instrument care să aibă sonoritatea chitarei și profunzimea violoncelului. Se deplasa de multe ori și asista la pregătirea și nașterea acestui copil spiritual al său. Fiind un concept reușit, cu tonuri minunate, maestrul lutier Roman Boianciuc din Reghin l-a încrustat cu sidef și intarsii nobil colorate. După ce l-am ascultat interpretând acasă piese recent învățate, l-am botezat „ghitacello" (chitara + violoncel), mai apoi „ghicello", sau prietena profesorului „condoza".»

Dincolo de acestea, profesorul a fost un militant al muzicii comunicată prin acest atât de vechi și minunat instrument, angajându-se în resurecția chitarei, străduindu-se să atragă tineri muzicieni spre chitară, făcând cunoscut repertoriul internațional, marii interpreți, mai ales iberici, ai acestui instrument.

A susținut numeroase conferințe despre istoria instrumentului căreia i se dedicase și care era comparabil în opinia sa avizată, doar cu „regele – regilor" muzicii: orga.

Prima formă a chitarei a apărut în civilizația Sumer, kithara, cu acest nume pe care o cunoaștem astăzi afirmându-se în vechea Eladă, alături de harfă; a cunoscut apoi barocul, și mai târziu romantismul, dar a rămas cumva, din păcate, în planul doi al instrumentelor solistice, dar împreună cu harfa, cu alte câteva instrumente de suflat.

Creator polivalent – poet și grafician, înnoitor de limbă, inventator de noi termeni elaborați cu elevație intelectuală și inspirație avea să coloreze muzical poezia și grafica sa, modelându-le și ritmându-le în armonii sinestezice; de altfel, cele două volume de versuri ale sale au titluri muzicale, Arioso dolente și Adagio, iar desenele sale în peniță au grația filigranată a micilor bijuterii muzicale.

În 1983 inițiază Festivalul Național de Chitară Clasică (devenit între timp internațional și ajuns în 2005 la a X-a ediție), anual, la Sinaia, al cărui prim președinte de juriu devine mai apoi membru până în 1990, doar cu 4 ani înainte de începerea călătoriei sale în lumea muzicii sferelor, a pitagoricienilor despre care vorbea adesea. Primul câștigător al festivalului, actualul profesor de muzică al clasei de chitară de la Liceul de Muzică „George Enescu" din București, Liviu Georgescu este directorul acestui prestigios, devenit tradițional, festival care îi perpetuează memoria, fiind și inițiatorul „Fundației Române de Chitară".

Recent, aflându-mă la Cluj cu ocazia unei Conferințe Medicale, am avut prilejul să constat că sămânța risipită cu generozitate de profesor a dat roade și la Cluj, unul din orașele în care a trăit, muncit și creat, ascultând un reușit moment muzical oferit de organizatori în onoarea participanților. Un duet, chitară și vioară, ne-a oferit un recital mult aplaudat, prezența chitarei fiind o mărturie care mi-a fost confirmată de către interpret, a moștenirii lăsată Clujului muzical de profesorul-medic-artist.

O altă latură creativă a „consumatului de muzică" Eduard Pamfil este cea muzicologică. Însemnările sale despre muzică, mai elaborate sau mai concentrate în aforisme și risipite în interviurile care i s-au luat, sunt profunde, ca tot ceea ce a scris, dar din păcate, prea puțin cunoscute.

Însemnările, reflecțiile, considerațiile sale despre muzică au fost pentru mine o extraordinară revelație; am citit relativ multe lucrări despre muzică în demersul de a înțelege mai bine marea muzică și mărturisesc că „muzicologul" Eduard Pamfil, i-aș spune mai degrabă „filosoful muzicii", poate sta alături de alte nume importante ale muzicologiei; și poate și această latură a creativității sale multidimensionale ar trebui studiată și mai bine pusă în evidență.

Talentul său muzical nativ și amplificat prin studiu și cultură, cultură pot spune, neobișnuită pentru o persoană cu multiple îndatoriri profesionale – clinician, pedagog, cercetător, pregătirea și exercițiul in disciplinele psihicului, atât de elevat stăpânite, pregătirea în biologie și antropologie (prietenul său Constantin Lupu îl caracterizează ca „un gânditor care a realizat un continuum între filosofie – antropologie – cultură – umanism și psihiatrie"), înclinația reflexiv-interogativă asupra lumii și omului l-au privilegiat printre muzicologii obișnuiți.

Și, dincolo de considerațiile și observațiile mele, care pot fi subiectiv-entuziastice, ca și pentru a nu fi considerat apodictic, îl voi lăsa pe Eduard Pamfil să ne vorbească despre muzică.

Voi transcrie în continuare texte culese și selectate în însemnările sale, ca si din interviurile acordate Anei Maria Sârbu, lui Ion Nicolae Anghel, Nicolae Docsănescu și altora, interviuri răspândite în multe reviste de cultură, ale căror texte riscă să se piardă, ca şi în volume care i s-au dedicat şi le voi grupa după cum urmează:

Despre melos şi melogeneză

„Dimensiunea melosului e o însuşire atât de specifică, de proprie naturii umane, încât fiinţa omenească e primordial muzicală şi ulterior vorbitoare".

„Melogeneza este mai veche decât psihogeneza, pentru că suportul ei, realitatea fundamentală existentă în fiinţa vie, pentru melogeneză e mai veche decât cea pentru psihogeneză. La fiinţele foarte primitive găsim deja antecedente a ceea ce va deveni mai târziul auzul, în comunicarea cu mediul înconjurător. Peştii din oceanul primitiv au tot ce le trebuie pentru fenomenul sonor, dar nimic asemănător pentru psihism.

Fiinţa umană, la rândul ei, este mai întâi muzicală şi abia apoi vorbitoare; melosul este o însuşire pe care omul o poartă în sine dincolo de orice altceva. Copilul este o fiinţă melogenetică – gânguritul – înainte de folosirea limbajului".

„Latinii par să fi avut această intenţie: ei n-au spus «homo musicus», aşa cum au făcut-o în cazul celorlalte variante: «faber», «sapiens», «ludens». Omul a fost «musicus» înainte de toate. Ar fi trebuit să spună mai curând «musicus cantas» sau «musicus homo»"".

Despre comunicativitatea muzicii

„Substanţa muzicii ţine de domeniul comunicativităţii extracodice, este extrem de transcodabilă în limbaj pentru că nici nu este limbaj în înţelesul pe care îl dăm azi acestui cuvânt, fiind mult mai veche decât limbajul. Muzica nu se poate transcoda cu exactitate: acelaşi fragment muzical este simţit de fiecare altfel.

Substanța critică fundamentală a muzicii e directă, esențială și netraductibilă decât aproximativ, și, deci, necodabilă, ține deci de domeniul comunicativității extracodice".

„Fie că o numim timoforă sau axioforă, muzica nu are de demonstrat nimic, decât pe sine însăși".

Despre esența muzicii

„Muzica este, în fapt, o sinergie afectivă și de cunoaștere esențială".

„Muzica e o călătorie pe tărâmul celălalt, ca a lui Făt-Frumos; acesta merge pe celălalt tărâm să caute viața fără de moarte și tinerețea fără bătrânețe".

„Muzica dublează si însoțește încontinuu formele intelective ale spiritului".

„Gândirea muzicală înseamnă participarea afectivă la înțelegerea lumii, iar sunetele n-ar putea fi decât substanța elementară a muzicalului, care se constituie din raporturi, din simultaneități, din secvențe, din ritm, din sunări și con-sunări, și din liniști".

„Când consideri din punct de vedere muzical istoria, ți se pare că ființa cea mai existentă și responsabilă e un fel de «doctor sonoris causa», decăzută din uzul paradisului, fiindcă a convertit prea multă liniște în expresie, prin sunete".

„Muzica modală e mai protomorfică, mai morfogenetică; cea tonală e mai arhitecturală și portretistică."

„Bach nu este un mistic; el deschide sufletul spre contemplare".

„Simfonia neterminată de Schubert e, de fapt, hiperterminată, fiindcă este un monument escatologic total".

„Muzica devine un fel de instituție axiologică. Muzica e una din valorile absolute".

„Am putea spune aforistic că suntem fiii luminii (al văzului) tot atât de mult cât suntem frații sunetelor (ai auzului)".

„Acțiunea modelatoare a melosului în formarea lui «homo comunicans» e în afară de orice dubiu".

„Spre deosebire însă de vorbire, omul a cântat și numai pentru sine. Chiar la omul preistoric, cântatul a apărut ca o primă demarcare a eului".

„Despre muzică și despre tristețe, cu elevație spirituală".

„Muzica e o imensă tentativă de a trece în tărâmul revelației despre tristețe. Ea nu-i tristețe. Ea se duce s-o caute și s-o poarte și până la urmă ne-o aduce".

„Muzica poate fi și lipeforică" (purtătoare de tristețe, nota noastră).

J. L. MORENO SAU NELINIȘTEA CREATOARE*

Virtutea este condiția sine qua non a succesului.

Ch. Baudelaire

Întrebare reporter „Realitatea evreiască":
– Și totuși, de unde preocuparea Dvs. Pentru J. L. Moreno?

– Aș enumera, în primul rând, formația medicală și propensiunea pentru psihiatrie, în măsura în care îngrijirea bătrâneții include și probleme mentale. În al doilea rând, m-au atras excepționalele interferențe medicină-cultură pe care le-a dovedit în preocupările sale, ilustrul savant și cărturar, fiind și eu autor de eseuri, literatură și cercetător al creativității cultural-artistice a medicilor. În al treilea rând, îmi manifest astfel simpatia și admirația pentru aportul de excepție al medicilor și savanților evrei în cultura mondială, legăturile mele cu mulți dintre ei (nu mai departe vara – 1997 – la Ierusalim, am participat la un Congres Internațional de psiho-geriatrie, unde am fost co-chairman la una din secții cu Jean Pierre Löbel, savant evreu din S. U. A., originar din România, excelent vorbitor de limbă română). Sunt suficiente motive, așadar, pentru a fi urmărit cu deosebită atenție efervescenta prezență a lui Moreno, fiu al plaiurilor românești, în mișcarea de idei a secolului nostru.

Savant de prestigiu mondial, J. L. Moreno s-ar afla, după multe opinii, la baza celei de-a treia revoluții în psihiatrie (prima fiind datorată lui Pinel, care a redat demnitatea bolnavului

*Interviu apărut în „Realitatea evreiască" (1998).

93

mental, eliberat din lanțuri, destigmatizat și recunoscut ca pacient, cea de-a doua lui Freud, care i-a oferit bolnavului mental posibilitatea de a exprima prin cuvânt ceea ce trăiește și simte). Medic, psihoterapeut, sociolog, creator de teorii și metode de investigație și terapie în psihiatrie, scriitor și om de teatru, Jacob Moreno s-a născut cu peste un secol în urmă (1889), la București.

De altfel, exegetul său René F. Marineau – doctor în psihologie și cercetător de renume mondial la Universitatea Québec à Trois-Rivières din Canada, care a publicat în 1990 o amplă monografie, J. L. Moreno, sa vie, son oeuvre, încheie astfel cele 300 de pagini dense pe care i le-a consacrat: „Iată-mă ajuns la sfârșitul muncii mele biografice. Tânărul *român* (subl. ns.) care a trăit succesiv la Viena, Bad Vöslau, New York, Beacon, care a străbătut în lung și în lat Statele Unite, apoi lumea, în toate sensurile, s-a stins..." (J. L. Moreno moare la 14 mai 1974, în al 85-lea an de viață).

Părinții săi: Levi, comerciant, de 32 de ani, și Paulina, născută Iancu, de 18 ani. Mai târziu, tânărul Iacov Levi va prelua numele tatălui, Moreno, drept nume de familie. Deși Moreno se mută la Viena când micul Iacov nu împlinise încă 7 ani (de reținut că sora sa Charlotte a trăit tot timpul în România), prima copilărie îi va marca existența ulterioară, biografia sa confirmând teza psihanalistică a existenței decisive a primilor ani de viață asupra cristalizării personalității. Această observație la care subscrie și R. Marineau – experiența acumulată în primii ani de viață explică într-o foarte largă măsură întreaga filosofie și bazele intervențiilor lui psihologice; ele ne indică întrucâtva poziția pe care o va adopta J. L. Moreno în raporturile sale personale și profesionale – este confirmată și care își alesese drept loc de întâlnire cafeneaua Herrenhof; între membrii grupului – Arthur Schnitzler, medic și dramaturg foarte popular la Viena și considerat de mulți ca o dublură a lui Freud, Heinrich Mann, Oskar Kokoschka, Alfred Adler, celebrul psihanalist, prieten cu Moreno, erau cei mai obișnuiți ai cafenelei Herren-hof.

Era o epocă a efervescenței boemei vieneze, care se întâlnea la cafenelele vremii, întârziind în discuții interminabile în jurul ideilor lui Nietzsche, Kierkegaard, Bergson, Husserl... O epocă ce lansase psihanaliza, suprarealismul, muzica dodeca-fonică, expresionismul. În această perioadă, Moreno elaborează și publică seria sa de texte: Dumnezeu ca autor, Dumnezeu ca actor, Dumnezeu ca orator, baza a ceea ce va deveni mai târziu axiodrama, un fel de terapie care pune în banca acuzaților valori sociale, culturale și religioase. Publică poeme și alte scrieri literare, a căror analiză și înțelegere implică situarea în perspec-tiva „filosofiei terapeutice" a autorului. Textele publicate în Dalmon conțin ingredientele fundamentale ale celei de-a treia revoluții în psihiatrie, care va introduce (între altele) nu numai intervenția în grup, ci și maniera de a concepe aceasta ca „loc de întâlnire". [...]

În 1921, propune și teoretizează ceea ce el numește teatrul spontaneității, care găsește, de la început, numeroși adepți printre psihiatrii avangardiști. [...]

Nemulțumit de teatrul tradițional, care nu permite creativitatea și spontaneitatea, Moreno propune un teatru experimental, care elimină distincția dintre actori și spectatori, dintre actori și autori, teatrul devenind locul unui act de creație spontană. Anul 1924 este anul în care se dăruie în totalitate teatrului; acum lansează Das Stegraiftheater (teatrul sponta-neității sau teatrul impromptu), teatrul terapeutic sau teatrul reciproc, forme inovative, revoluționare, care, chiar dacă sunt controversate și contestate, rămân originale și aduc mesajul unui efort de sincretism – teatru-creație spontană-terapie. În același an, la Expoziția de Noutăți Tehnice Teatrale, el prezintă noua sa concepție Raumbühne – „spațiu scenic", care se bucură de succes.

Lansând „Jurnalul vivant", tehnică de mise-en-scène spontană, a noutăților zilei, și alte inovații scenice, reluate mai târziu la New York, îl anunță pe Stanislavski, care, la Moscova, va impune, cu noile sale concepții regizorale și scenice, o nouă orientare în arta teatrală. [...]

În America, se afirmă ca medic psihiatru, creator de metode socio-psiho-investigative și psihoterapeutice, om de teatru, animator de mișcări teatrale avangardiste, director de teatru, sociolog și sociatru, fondator de instituții, centre de formare, asociații și reviste de specialitate, autor de concepte îndrăznețe în toate aceste domenii, în sfârșit, inventator – aparatul pe care îl numește „Radio-film", un precursor al magnetofonului; creează o companie cinematografică și realizează filme cu caracter terapeutic [...], utilizate în instituții de învățământ și spitale.

În sfârșit, tot în perioada americană, începe (1971) și încheie monumentala sa lucrare Autobiografie. [...]

Și, deși opera sa, de o complexitate și diversitate ieșite din comun (creator de discipline și metode noi, originale, în știință, în practica medicală, în teatru – de instituții, de școli în sens conceptual, scriitor și publicist, autor de volume consacrate științei, dar și beletristice, autor de versuri), și-o va elabora la Viena și în S. U. A., unde s-a stabilit definitiv, copilăria petrecută în anii de sfârșit de veac XIX, în București, se va afla la originea creației sale de mai târziu.

Dăm din nou cuvântul biografului său R. Marineau: „Viața viitorului creator al psihodramei și sociometriei s-a jucat la București. Acest oraș a fost scena unde Moreno ne-a oferit prima repetiție generală". J. L. Moreno a devenit celebru în lumea teatrului, pe care a încercat să-l revoluționeze, fiind un precursor al mișcărilor ce urmăresc depășirea constrângerilor teatrului convențional: el a reușit să înnobileze teatrul [...], conferindu-i alte funcții – creativă și terapeutică; a inovat în psihiatrie și patologie – creatorul „psihodramei" (dar și al axiodramei și hypnodramei), părintele psihoterapiei de grup; a inovat, în fine, în sociologie – creatorul sociodramei, sociometriei, sociatriei. [...]

Viața și opera lui Moreno, care nu pot fi disociate, primele sale perioade datând din copilărie, includ două etape importante: Europa și Statele Unite.

Perioada europeană cuprinde prima parte a copilăriei petrecută la București, și, în continuare, restul copilăriei, studiile și începutul activității sale profesionale, creative și de cercetare, la Viena și Bad Vöslau, în Austria, până la vârsta de 36 de ani, când se hotărăște să emigreze în S. U. A., unde începe perioada sa „americană", cea mai întinsă și cea mai fertilă. [...]

Micul Iacov vine pe lume la 6 mai 1889, în locuința părinților săi din București, str. Șerban Vodă nr. 50. În copilărie, mama sa obișnuia să-i cânte „Ce te legeni, codrule?", binecunoscutele versuri eminesciene puse pe muzică. În autobiografia sa, mai târziu avea să-și amintească cu nostalgie acest cântec de leagăn pe care i-l cânta mama. Mai apoi, pe patul de suferință, în apropierea morții, o prietenă și adeptă a teoriilor sale, de origine română, stabilită în Israel, Ada Abraham, avea să-i cânte același „Ce te legeni, codrule?", care-i făcea plăcere și-i evoca clipe dragi îndepărtate... În sfârșit, un al doilea fapt a fost acela că, deși se afla în America de 48 de ani, înainte de moarte nu mai putea vorbi decât germana și româna, fiindu-i imposibil să mai folosească engleza, pe care o vorbise fluent aproape o jumătate de secol.

La Viena, după terminarea studiilor liceale, se înscrie mai întâi la Facultatea de Filosofie(1909), unde rămâne două semestre, frecventând cursurile de bază – logica, cosmologia și metafizica, și, de asemenea, un curs despre Kant și altul de istoria ideilor în filosofie, după care, în 1910, trece la facultatea de Medicină, obținând diploma de medic în 1917. [...]

În timpul studiilor medicale este interesat în mod deosebit de psihiatrie, domeniu în care se va afirma creativ la maturitate, deși, după absolvire, ca practician, va trece succesiv prin medicina de familie, radioterapie, boli pulmonare, ginecologie.

Despre ceea ce s-ar numi formația sa psihiatrică de bază, care-i va înrâuri decisiv activitatea viitoare, se poate afirma ca ea a fost marcată de personalități ca Wagner-Jauregg, neurolog, laureat al Premiului Nobel, migrat în psihiatrie, discipol al lui Kraepelin, Otto Pötzl și Steinhof. [...]

Frenetic creator, în 1918 lansează revista „Daimon", oferind un loc de întâlnire artiștilor, scriitorilor, filosofilor, pentru ca, anul următor, această personalitate neliniștită continuu-creatoare să lanseze „Neue Daimon", în jurul căreia adună „grupul Daimon", boema Vienei, toată tânăra generație de artiști și scriitori vienezi, o frecventa.

O mai veche preocupare a sa de investigarea anumitor grupuri – copii, prostituate, refugiați, începută în Europa, o continuă în S. U. A., incluzând alte categorii – delincvenți și prizonieri; el pune bazele sociogramei interacționale și consolidează psihoterapia de grup; continuă psihodrama cu copiii, lucrul sociometric cu prizonierii și delincvenții, teatrul impromptu cu adulții. Din polivalența activităților sale, el nu exclude, ci dimpotrivă, activitatea clinică de medic.

Astfel, imediat după sosirea în S. U. A. lucrează la Spitalul Mont Sinai cu Schik (autorul testului diagnostic în difterie, care-i poartă numele). Obține repede licența de practică și își deschide două cabinete: unul într-un cartier new-yorkez bogat, celălalt destinat săracilor, cărora le oferă serviciile sale gratuit. La Beacon, mică localitate la 100 de km de New York, deschide un sanatoriu privat de psihiatrie, o instituție avangardistă, un model comunitar care avea să-i răspândească faima în S. U. A. Începe să fie solicitat de universități americane pentru a ține conferințe despre concepțiile sale și a face demonstrații cu metodele sale originale. Faima sa depășește granițele americane, și, timp de două decenii, între 1950 și 1970, întreprinde un pelerinaj în lume pentru a-și face cunoscute metodele.

În 1931 este acceptat ca membru al Asociației Americane de Psihiatrie.

Indiferent de domeniul exprimării sale – psihiatrie, sociologie, teatru, el rămâne în permanenţă, peste toate, un terapeut. I se atribuie paternitatea psihoterapiei de grup, după alţii „doar" priorităţi în dezvoltarea acestei metode. [...]

IATROMUZICIENII

Totul pare degradant și inutil de îndată
ce muzica tace.

Într-o statistică făcută în urmă cu câțiva ani, în Franța, privind hobby-urile artistice ale medicilor, muzica deținea 5% în cadrul unui evantai larg, dominat de literatură. Aparent, 5 medici dintr-o sută, ar părea puțin dacă n-am face precizarea că nu e vorba de melomani, aceștia sunt cu mult mai mulți, ci de practicanți ai artei sunetelor – compozitori, muzicologi, și mai ales interpreți – instrumentiști, soliști vocali, dirijori; fie cu manifestări publice, de cele mai multe ori însă cu exprimări în cercuri intime sau pentru satisfacții artistice personale.

Din prima categorie s-au afirmat de-a lungul timpului, la noi, printre alții – Carol Miculi, Gustav Otremba, Prof. dr. Al. Marcovici, Ion Borgovan, Emil Gheorghiu, Bogdan Moroianu, Dorin Dumitrescu, Victor Papilian, Liviu Comes, Prof. dr. Marius Georgescu, Eduard Pamfil, Ermil Nichifor, compozitori, muzicologi, instrumentiști, ca și generațiile de instrumentiști care, timp de peste o jumătate de secol, au cântat în orchestra medicilor, considerată cea mai bună orchestră de amatori din țară.

Începuturile – Dirijorii

● Primul concert a avut loc la 19 ianuarie 1955, avându-l la pupitru pe Bogdan Moroianu, medic, compozitor și dirijor. Bazele orchestrei de cameră a medicilor fuseseră puse cu un an înainte, în 1954, ca inițiativă a unui grup de medici pasionați de arta sunetelor. Printre membrii fondatori se numără: E.

Bittman, Al. Gheorghiu, Șerban Fotino, Dinu Perețianu, Dan Vasiliu, C. Bocârnea, la care s-au alăturat în timp noi generații care au continuat munca predecesorilor lor. La început, formația s-a constituit ca o orchestră de cameră, de coarde, dar în funcție de nevoile repertoriului a fost completată cu instrumentiști suflători – flaut, oboi, clarinet, corn. Între timp, orchestra de cameră a devenit orchestra simfonică a medicilor, și în prezent poartă numele celui ce s-a aflat nu numai la pupitru, ci a fost de peste trei decenii sufletul acesteia, doctorul Ermil Nichifor, medic, distins cercetător și muzician pur-sânge.

• După Bogdan Moroianu, alte personalități ale muzicii românești au ilustrat cu prestigiul lor pupitrul orchestrei de cameră a medicilor: artistul emerit V. S. Jianu, Mihai Niculescu, artistul emerit Mircea Cristescu, acesta din urmă afirmat apoi la pupitrul Filarmonicii bucureștene, a condus orchestra medicilor timp de un deceniu până în 1964, când a predat bagheta lui Ermil Nichifor, el trecând la pupitrul Filarmonicii.

„Epoca Ermil Nichifor”

Urmează ceea ce ar putea fi denumită „epoca Ermil Nichifor”; acesta a apărut pentru prima oară în orchestră ca percutist, în 1960. În anul următor, în 1961, urcă pentru prima dată la pupitrul orchestrei, pentru ca, din 1965 să devină dirijorul orchestrei și să se identifice cu aceasta.

Între timp, orchestra a mai fost dirijată și de cunoscutul compozitor Wilhelm Berger, de doctorul Dinu Perețianu, membru fondator, unul din animatorii orchestrei, cronicar și documentarist al activității orchestrei. Cristian Brâncuși este un alt nume de referință care a preluat conducerea orchestrei după retragerea lui E. Nichifor.

Soliștii

De-a lungul timpului, urmare a prestigiului muzical dobândit de această formație, soliști consacrați au cântat cu orchestra în numeroase concerte mult apreciate. Între aceștia, pot fi menționați: violoniștii Mihai Constantinescu, Liana Ciulei, Daniel Podlovschi, Ștefan Ruha, George Dima, Eugen Sârbu, pianiștii Alexandru Demetriad, Maria Fotino, Valentin Gheorghiu, Dan Grigore, Xenia Moscu, Iosif Ion Prunner, Virgil Gheorghiu, doctorul Alexandru Sturza; organiștii Iosif Gerstenengot, Horst Gehan; clavecin Nicolae Licareț; flaut Alexandru Nicolae, corn Stavăr Nistor, oboi Pavel Tornea, violoncel Șerban Nichifor, fiul lui Ermil Nichifor și cunoscutul compozitor de astăzi; ghitară clasică prof. dr. Eduard Pamfil, soliști vocali Dan Iordăchescu, Emilia Petrescu, Andrei Pop, Mihai Frunză, Ștefan Claudiu Poenaru (medic), Răzvan Țuculescu, Bogdan Popescu.

Și unii membri ai orchestrei au apărut ca soliști, cum au fost E. Bittman, Cătălin Giurcăneanu, soliști vocali medici – Ștefan Claudiu Poenaru.

În prezent, la conducerea orchestrei se află dirijorul Iosif Ion Prunner.

Activitate susținută – diversitate și valoare

În 1971, studentul în medicină, anul II, Mircea Penescu, membru al orchestrei din 1970, fondează Orchestra studenților în medicină, care a funcționat în paralel cu orchestra „mare".

O realitate remarcabilă care situează orchestra medicilor alături de celelalte formații artistice ale medicilor – Cenaclul de Arte Plastice „I. Țuculescu", „Foto Clubul Medicilor" – este nealinierea politică, tematica promovată fiind numai axiologic-culturală, care se sustrăgea dirijismului tematic, realismului socialist, cultului personalității, comandamente ideologice ale epocii care supuneau presiunilor și domeniul culturii. Orchestra folosește oportunitățile „Cântării României", incluzând în repertoriu muzica românească de valoare, evitând pseudo-valorile și compozitorii obedienți. Se cântă George Enescu, Ciprian Porumbescu, Alfred Alexandrescu, Constantin Silvestri, Paul Constantinescu, Sigismund Toduță, Ion Dumitrescu, Șerban Nichifor, dr. Gheorghe Marinescu (-Dinizvor), iar din literatura universală – opere aparținând marilor compozitori: Bach,

Beethoven, Mozart, Händel, Haydn, Ceaikovschi, Brahms, Vivaldi și alții.

Numai la Ateneu au loc 6-8 concerte anual, la care se adaugă și alte săli de concert din București, din țară și chiar din străinătate: Bulgaria, Italia, Germania.

Până în 1989, după modelul Vienei, de Crăciun se cânta Strauss în fața unui auditoriu care umplea sala până la refuz și aclama îndelung concertiștii.

„Fundația Medicina și muzica"

În 1997, la inițiativa aceluiași Mircea Penescu, căruia i se alătură Șerban Nichifor și Călin Giurcăneanu, ia ființă „Fundația Medicina și Muzica", care își propune pe de o parte să revigoreze activitatea orchestrei, intrată într-un oarecare recul după 1989, și apoi după ieșirea din scenă a lui Ermil Nichifor în urma accidentului din 1992 și dispariția sa în 1994, pe de altă parte, să diversifice în continuare activitățile și să atragă fonduri de susținere, ceea ce s-a și întâmplat.

Se inițiază un ciclu de Concerte-lecții la Facultatea de Medicină, destinat educației muzicale și atragerii studenților către muzică, colaborându-se și cu alte orchestre ale medicilor din țară – Cluj-Napoca și Târgu Mureș. Printre conferențiari, C. D. Zeletin, președintele SMSPR, care prezintă „Barocul în artă", cu exemplificări din literatură și arhitectură, sau Vladimir Popescu-Deveselu. Este invitat Johnny Răducanu, abordându-se și genul jazz.

Patronajul Clubului UNESCO are un rol important în susținerea orchestrei. O invitație în Germania, la Wetzler, o mică localitate lângă Frankfurt, prilejuiește un concert apreciat, interpretându-se Brahms și Anton Ebert, un compozitor mai puțin cântat, contemporan cu Beethoven. La Vatican i se conferă orchestrei Premiul „I musicisti senza frontiere". În sfârșit, o invitație a Orchestrei Europene a Medicilor cu sediul la Londra confirmă prestigiul formației noastre muzicale.

UN PICTOR FRANCEZ ÎN ECHIPA ȘTIINȚIFICĂ A LUI GH. MARINESCU

Arta este mâna dreaptă a naturii.
Aceasta a făcut numai creaturi;
cealaltă – oameni.

Fr. Schiller

Se cunoaște mai puțin că în anturajul marelui savant român Gheorghe Marinescu, printre colaboratorii și elevii săi, medici și cercetători, s-a aflat și un pictor care, în perioada petrecută în București, a fost un membru activ al echipei științifice și didactice formată în jurul profesorului. Este vorba de pictorul francez Jean NEYLIS, pe care savantul l-a distribuit în rolul important de a realiza iconografia lucrărilor științifice și didactice – planșe anatomice și secțiuni microscopice ale țesuturilor și celulelor.

Între omul de știință român și artistul francez se legase o prietenie clădită pe temperamentul latin, pe admirația reciprocă, în fine, pe afinitățile savantului pentru artă și ale artistului pentru știință.

Jean Neylis văzuse lumina zilei în Franța, în mica localitate Montesquieu, la 21 decembrie 1869, ca fiu al lui Pierre Neylis și al Mariei Lougarre. În 1889 tânărul Neylis vine la Paris cu gândul de a deveni... coafor. Dar Parisul, cu intensa lui viață culturală, îl cucerește definitiv pentru pictură și muzică, înscriindu-se simultan la Belle Arte și Conservator. Urmează ani dificili de studii, suportând condiții materiale modeste. Dar, într-o zi, destinul său avea să fie marcat pentru tot restul vieții, ca urmare a unei întâlniri în sălile muzeului Luvru cu un tânăr savant român, iubitor al artelor, care-l remarcă și care-l convinge să vină în București, angajat ca desenator de planșe anatomice după natură; la acea dată ilustrația anatomică avea unele avantaje față de fotografie, mai puțin performantă în acea epocă și inexistentă încă fotografia la microscop, care era încă o specializare printre practicanții artelor plastice. Desenul anatomic putea sublinia în scop didactic anumite detalii care puteau fi scoase în evidență.

S-a întâmplat însă, într-o relație a științei cu arta, ca tânărul pictor să slujească cu arta sa știința, anatomia, descoperirile științifice; un exemplu de interdisciplinaritate știință-artă sub semnul creativității.

Neylis devine repede cunoscut, mai întâi grație personalității savantului, care i-a devenit maestru și mecena, apoi și grație talentului său care-l proiectează dincolo de mai restrânsa lume științifică, în lumea artistică, a iubitorilor de artă. Este numit profesor la Școala națională de Pictură din București, viitorul Institut de Belle Arte.

O altă consacrare vine și din partea Reginei Maria, mare iubitoare a artelor, ea însăși pictoriță, care îi comandă tablouri și fresce destinate să înfrumusețeze rezidențele familiei regale.

Avea să se identifice sufletului și culturii poporului care îl adoptase, așa cum făcuseră și alți francezi, jurnalistul Marsillac, medicul și scriitorul Charles Laugier, diplomatul și scriitorul Paul Morand, istoricul, scriitorul și filosoful francez Edgar Quinet, membru de onoare al Academiei Române și având și cetățenie română, și alții.

Transpune pe lângă teme istorice legende scumpe românilor, cum este cea a Meșterului Manole.

Când vremurile devin tulburi – se declanșase războiul din 1914, se întoarce în țara sa natală unde se dedică picturii de plain-air, curent cultivat în acea perioadă, transpunând pe pânze calmul campestru și bucolic al peisajului natal montesquian.

Guvernul român îi recunoaşte meritele în ştiinţa şi arta românească şi îi oferă o pensie, Jean Neylis revenind în ţara de adopţie, unde îşi reia activitatea ştiinţifică în echipa profesorului Marinescu şi, în paralel, desfăşoară o susţinută activitate artistică, deschizând, între cele două războaie, multe expoziţii apropiate de iubitorii de pictură.

Trece în nefiinţă, la puţin timp după moartea celui de care se legase printr-o mare şi caldă prietenie şi admiraţie, ca şi cum rosturile existenţei sale se încheiaseră odată cu moartea profesorului.

La 23 iulie 1938, când se săvârşeşte din viaţă, avea 68 de ani (maestrul său se stinsese la 15 mai 1938). Soţia îi supravieţuieşte, dar nu au urmaşi. După moarte, pictura sa continuă să fie vândută, căutată şi preţuită de vânzătorii de tablouri, cu atât mai mult cu cât opera pictorului francez adoptat de România nu numără astăzi mai mult de o duzină de tablouri aflate în Franţa, în localitatea Montesquieu, al cărei fiu este, iar dintre acestea cinci sunt copii executate la Luvru, la începutul carierei sale – două naturi moarte, două scene de viaţă din Montesquieu, şi un peisaj din ţara sa de adopţiune. Din păcate, ţara noastră nu se poate lăuda cu opere ale sale (în afara ilustraţiilor anatomice şi histologice), deşi a pictat mult în perioada lungă petrecută la Bucureşti; ele există cu siguranţă, dar trebuie identificate şi semnalate, ori acest talentat pictor a fost aproape uitat. În anii '80 mi-am propus o restituire a acestei personalităţi şi am întreprins cercetări în diverse locuri, între acestea, în primul rând la sediul fostului Muzeu „Gh. Marinescu" din strada Iulius Fucik, fostă Sălciilor, unde, la subsolul clădirii, s-au putut găsi câteva pânze cu un grad avansat de deteriorare din cauza proastelor condiţii (umezeală, mucegai), care, cu multă probabilitate aparţineau artistului. N-am putut însă găsi specialistul, restauratorul, datorită, în special, faptului că pictorul nu era cunoscut sau uitat (trecuseră peste 50 de ani de la expoziţiile sale din Bucureşti şi s-ar fi impus o cercetare a evenimentelor, menţiuni în presa vremii, cronici de artă, şi, de asemenea, cercetarea arhivei de la Institutul de Arte Plastice unde funcționase ca profesor. Am reușit totuși să evoc personalitatea sa în mai multe articole de presă, între acestea „Muncitorul Sanitar", „Viața Medicală", după 1990, și, în special, în „Buletinul Institutului Francez"). Urmare a acestor articole am avut o discuție cu jurnalistul și criticul de artă Tudor Octavian, căruia i-am furnizat o documentare care a fost inclusă în monografia-album dedicată „pictorilor uitați" și publicată în urmă cu câțiva ani.

ȘAHUL, MUZICA ȘI MEDICINA (INTERFERENȚE)

Idealul ar fi să te poți repeta precum...
Bach.

În aparență, sunt greu de întrevăzut relații între șah și muzică, pe de altă parte, și șah și medicină, pe de altă parte (și chiar o triplă interferență – șah-muzică-medicină), șahul fiind asociat gândirii, muzica sensibilității emoționale și inspirației, creativitatea fiind un numitor comun, medicina fiind o știință și o practică.

Prokofiev a definit foarte frumos șahul: ca muzică a gândirii.

Marele muzician era și un pasionat al șahului și avusese prilejul să-i cunoască și chiar să joace cu ei șah, pe celebrii campioni mondiali ai secolului precedent, Lasker și Capablanca, și iată cum îi caracteriza într-una din însemnările sale: „Compar pe acești giganți ai eșichierului cu alți doi din lumea muzicii, Bach și Mozart; dacă profundul și complicatul Lasker se poate compara cu Bach, vioiul și impetuosul Capablanca creează cu aceeași ușurință ca Mozart".

Dar despre interferențele dintre șah și muzică se mai pot spune lucruri foarte interesante:

De pildă, marele jucător și animator al șahului, francezul Philidor, pe numele său întreg François André Danican Philidor, a avut două mari pasiuni: șahul și muzica, pe care le-a ilustrat toată viața sa la un nivel foarte înalt, adică până la creație. A fost un copil minune, precocitatea sa manifestându-se atât în muzică, cât și în șah. Descendent al unei familii de muzicieni, primește de foarte mic lecții de muzică; în această perioadă pătrunzând și tainele șahului, în cadrul corului și orchestrei curții de la Palatul Regal Versailles. Ajunge repede la o măiestrie deosebită, la 19 ani, nemaiavând adversari în țara sa, Franța, pornește prin țări europene spre a-și căuta adversari pe măsură. În toate aceste peripluri europene rămâne credincios și muzicii. În Olanda, organizează împreună cu un prieten muzician italian spectacole muzicale și șahiste, contribuind la răspândirea acestui frumos joc al minții pe care-l promovează și pe calea muzicii.

Publică și cărți de teorie a șahului și concomitent compune opere muzicale apreciate, între acestea opera „Ermelinda, principesa din Norvegia".

A fost considerat cel mai bun jucător al secolului XVIII, inițiatorul jocului pozițional, primul strateg al șahului.

Un alt jucător de șah celebru, americanul Paul Morphy, care și el a marcat un moment important în istoria șahului, era un mare iubitor al muzicii.

Din programul său zilnic făceau parte întotdeauna șahul, plimbările în aer liber și muzica, seara fiind nelipsit de la spectacolele de operă. Se povestește că aflându-se in loja Operei din Paris, a jucat o partidă rămasă celebră, „à aveugle", cu un grup de consultanți. Se juca „Bărbierul din Sevilla" de Rossini. Mult timp, partidele lui au fost considerate o culme a artei șahiste, fiind studiate de marii șahiști ca Alehin, Botvinik, Fischer.

Între muzicienii, compozitorii și interpreții celebri care au îndrăgit șahul îi regăsim pe Richard Strauss, pe Skriabin, pe Șostakovici, pe deja citatul Serghei Prokofiev, pe David Oistrach.

Despre ultimii doi, Igor Oistrach spunea că sunt cei mai buni șahiști între muzicieni și cei mai buni muzicicni între șahiști.

Mai larg cunoscut este faptul că fostul campion mondial Vasili Smâslov se formase ca un cântăreț de operă, fiind predestinat unei cariere muzicale; a învins șahul, dar el a rămas la fel de devotat și muzicii.

De asemenea, se cunoaște că Mark Taimanov, marele maestru sovietic era pianist.

În sfârșit, există o lungă listă de șahiști, mai mult sau mai puțin cunoscuți, care au avut sau au formație muzicală, compozitori, interpreți, muzicologi. Henry Barry, mare violonist și talentat și pasionat problemist, Nicola Brody, șahist și muzicolog, Hans Jolner, maestru internațional elvețian și problemist, Josef Kling, compozitor și problemist.

Johannes Zukertort s-a aflat la confluența a trei preocupări și pasiuni ce i-au marcat întreaga existență: medicina, șahul și muzica.

Mai întâi, trebuie amintit că Zukertort a fost unul dintre cei mai mari maeștri ai timpului său, partea a doua a secolului 19. A disputat și un meci contând pentru titlul mondial cu Steinitz, în 1886, a practicat medicina, a scris cărți despre șah, lucrări de filosofie și muzicologie; Galițki Alecsandr era medic și compozitor.

Și alți mari șahiști au avut ca formație medicina, cele două vocații potențându-se reciproc, după cum a recunoscut maestra internațională Maria Albuleț-Pogorevici, cum se știe, medic pediatru. Iată alte consemnări ale sale privind șahul sau medicina: „Șahul oferă calități de modelare spirituală din punct de vedere educativ. Se constituie într-o metodă unicat de forjare a unor caractere perseverente, robuste moral, și manifestând un vădit interes pentru cultul exactității și acurateții discursului mental". Alți medici, mari șahiști: marii maeștri Tarrasch, Pfleger, Malich, Maia Ciburdanidze (campioană mondială), Oscar Naegeli, Gustav Neumann – medic și mare teoretician al șahului, a elaborat apărarea care-i poartă numele în Gambitul regelui, la noi, cum am amintit Maria Albuleț Pogorevici și maestrul internațional Octav Troianescu, unul din marii specialiști ortopezi ai timpului său, deceniile cinci și șase ale secolului trecut.

Și fiindcă am vorbit de interferențe, de potențări reciproce, amintim părerile autorizate ale unui mare pasionat al şahului – profesorul doctor chirurg Pius Brînzeu: „Ceea ce apropie mai mult şahul de medicină, spunea reputatul chirurg, om de ştiinţă şi om de cultură, este faptul că ambele recurg adesea la raţionamente prin analogie, bazate pe reprezentări". În alte consemnări despre şah, acelaşi: „Şi, dacă îmi place şahul, îi sunt recunoscător pentru că a fost pentru mine o adevărată şcoală a vieţii. M-a ajutat să evaluez orice situaţie cu atenţie, să studiez bine mutările mai importante, să prevăd tot ce este previzibil, să nu mă pripesc în momentele de decizie".

Şahul, mai spunea profesorul, fortifică memoria, măreşte puterea de concentrare, contribuie la dezvoltarea inteligenţei, instrumente atât de necesare medicului în practicarea profesiei sale.

Octav Costăchel, medic, profesor doctor specialist în oncologie, jucător talentat şi problemist. Amintim şi un confrate, medicul scriitor Octavian Simu, pasionat şi talentat şahist, deţinător al categoriei I, pasionat problemist.

MEDICINA ŞI MUZICA
(IMPRESII MUZICALE
DINTR-UN PERIPLU... ŞTIINŢIFIC)

*Nu pot cuprinde spiritul muzicii altfel
decât în iubire. Muzica nu poate înceta
niciodată să fie cea mai înaltă şi
Eliberatoare dintre arte.*

R. Wagner

Sintagma „medicină şi muzică" trimite, de obicei, la utilizarea muzicii în scop terapeutic – melo – sau muzicoterapia, şi poate la „melofilia" medicului (mi s-a părut întotdeauna mai potrivit să spunem „melofil" şi nu „meloman", deşi acest din urmă termen s-a consacrat) şi mai puţin sugerează, de pildă, întâlnirile medicinii cu muzica, prilejuite de o reuniune ştiinţifică medicală (congres, simpozion etc.), în raport cu melofilia cunoscută a „publicului" unei reuniuni ştiinţifice medicale, unde programele muzicale includ muzică de cea mai bună calitate, fie că e vorba de concerte simfonice, de spectacole de operă şi balet, de recitaluri vocale sau instrumentale, de spectacole folclorice.

Prilejul de a mă număra printre participanţi la câteva asemenea manifestări ştiinţifice, sau în vizite de documentare în ţări din Europa Occidentală, mi-a oferit şi satisfacţii de ordin artistic, întâlniri cu marea muzică, cu marea pictură, graţie organizatorilor care ne-au invitat în săli de concerte prestigioase, în catedrale sau muzee de artă. Şi în toate aceste locuri, la care s-au adăugat unele mai puţin obişnuite, sălile de congres însele devenite şi podiumuri artistice, am fremătat înfiorat de bucuriile muzicii și am meditat încă o dată asupra celei mai omenești dintre profesii, care își conservă umanismul și sensibilitatea necesare, în afara cărora ar fi greu de conceput, și cu ajutorul muzicii. Să ne amintim că Aristotel formulase demult celebra întrebare-răspuns privind rosturile muzicii: „Nu trebuie oare, muzica, pe lânga obișnuita desfătare pe care o prilejuiește, să servească și un țel mai înalt, influențând laturi etice și psihice ale omului?", iar mai aproape de noi, George Duhamel, marele scriitor francez, cu formație de medic, a afirmat: „Muzica are forța secretă și câteodată teribilă, de a pune în valoare atitudinile sufletului nostru".

Câteva momente ale rendes-vous-urilor, medicinii cu muzica pot recompune un itinerar muzical, complementar celui științific, asupra căruia, de regulă, nu se fac referiri.

Bruxelles – „l'Eglise Saints Jean et Etienne aux Minimes", una din cele mai frumoase biserici ale „Capitalei Europei", devenită într-o seară limpede de toamnă, pentru mai bine de o oră, sală de concert (era să spun sui generis, dar nu s-ar fi potrivit aici, în această parte a Europei, unde bisericile au și această funcție), oferind muzicii un cadru de mare elevație spirituală, care-i potențează receptarea. Pășim cu smerenie în atmosfera înălțătoare, în semiobscuritatea compusă savant din umbre și lumini distilate cu discreție de somptuoasele candelabre, și reflectate de vitraliile, din a căror tărie a culorilor se vor fi inspirat marii fauve-iști belgieni, Derrain și Vlaminck.

Și în această atmosferă de taină și solemnitate am ascultat „Concertul excepțional", cum cu însuflețire l-au înscris în program organizatorii; fiindcă argumentele acestui epitet au fost deopotrivă, programul: B. Britten – Simple Symphony op. 4, J. Haydn – Concert pentru violoncel nr. 1 și J. Myslivecek – Simfonia în si bemol major, și tălmăcitorii: Orchestra de cameră Olomouc din Cehoslovacia, sub conducerea Aliciei Farace (Argentina-Belgia) și Sonia Wieder-Atherton (Franța) – violoncel.

Un amănunt devine argument pentru calitatea interpretativă, pentru puritatea sonorităților potențată parcă de cadrul pe care, în mod sigur n-am reușit să-l fac imaginabil prin cuvinte: concertul a fost înregistrat și trimis la „Radio 3", un fel de „cultural" al programului radioului național belgian. Dar este greu de vorbit în scris despre muzică, fără a o trăda, așa cum se întâmplă cel mai adesea cu poezia tradusă.

*

Un alt moment, de data aceasta și pentru o experiență sinestezică, deși mai ascultasem muzică în spații găzduind artele plastice, a fost Recitalul de violoncel al aceleiași Sonia Wieder-Atherton, care a avut loc în Forumul Muzeului Regal de Arte Frumoase din Bruxelles.

Ideea de a face să răsune acorduri din Bach, Lalo, Șostakovici într-o ambianță a marii picturi europene, pe de o parte maeștrii picturii flamande, franceze, italiene, germane, spaniole – clasice, pe de alta, maeștrii picturii moderne – Chagall, Picasso, Dali, Klee, De Chirico, Poliacoff, Braque, și autohtonii Wouters, Spilliaert, Delvaux, Magritte, a avut ca punct de plecare gusturile artistice de mare rafinament ale organizatorilor.

Iar cuvântul președintelui Comitetului de Organizare al Congresului (care rostise și cuvântul de deschidere al lucrărilor științifice), a fost un argument al compatibilității, interpotențatoare, a rigorii științifice cu sensibilitatea, gustul și apetența pentru frumos: „Orice creație este un strigăt. Orice artă este o sfidare a timpului, o expresie de revoltă contra morții, un refuz al degradării ineluctabile... Fiecare artist este un vizionar a ceea ce rămâne inaccesibil ochilor noștri, substanța chiar, a timpului care ne scapă"... Prof. Dekers continuă, reliefând similitudinea artistului cu medicul, a artei cu medicina: „Dar lupta artistului contra angoasei nu ne este nici nouă străină, fiindcă noi, medicii, luptăm contra răului, pentru a reda celor condamnați de boală forța de a învinge, sau cel puțin o conștiință mai senină a destinului lor. Când timpul care rămâne de trăit este măsurat, fiecare oră, fiecare moment capătă o densitate, o intensitate incomparabilă. Și fiecare moment trăit în seninătate, fără durere, fără spaimă, poate fi plin de semnificații: ca operă de artă. Iată pentru ce, astă seară, eu vă invit să vă întâlniți cu unele din figurile marcante ale artei epocii noastre. Sunt sigur că veți înțelege mesajul lor de suferință sau de speranță, de revoltă sau de încredere".

*

Ceea ce aș putea numi periplul medico-muzical (medico-artistic, în sens mai larg) m-a pus aproape de fiecare dată în situații mai puțin obișnuite, care contrazic convenționalul, știutul, comunul.

Anvers – străvechi port datând din epoca romană, distrus în anul 836 de normanzi, reconstruit și cucerit pe rând de francezi, spanioli, austrieci, recucerit de francezi, începe să se dezvolte de la începutul secolului XIX, odată cu apartenența la Regatul Țărilor de Jos. Astăzi, marele port și oraș, cel mai important al regiunii flamande numără aproape 500. 000 de locuitori. Dar o prezentare convențională poate fi ușor găsită în orice ghid turistic; de aceea, deși e neobișnuită, o alta, dintr-o perspectivă a grijii pe care o manifestă orașul față de locuitorii săi vârstnici, reprezentând de altfel și motivația prezenței mele acolo, poate fi la fel de interesantă.

În fond, grija față de bătrâni este oriunde un marker al gradului de civilizație, și parte componentă a dimensiunii umaniste, care este complementară celei economice, celei culturale sau istorice.

Privit din această perspectivă, Anvers-ul este și orașul cu 30 de cămine de bătrâni (maisons de retraite), însumând o capacitate de 3062 de paturi, tot atâtea cămine-spital (maison de soins), cu 2516 paturi, 899 unități de locuit pentru vârstnici, 860 locuințe autonome (serviceflats), 50 de cluburi pentru vârsta a treia, servicii la domiciliu: ajutor menajer – 319, ajutor familial – 110, ajutor medical – 300 (farmaceutic, paramedical și medical), masă caldă servită la domiciliu (repas chaude, repas a roulles) – 60. 975 locuri și altele.

Sesiunea științifică are loc în marea sală a Primăriei cu moderne instalații de traducere simultană în cască, implantate prin construcție în fiecare fotoliu. Primarul orașului, în salutul adresat participanților, ne spune că această sală găzduiește și unele sesiuni ale Comunității Europene, și Anvers-ul speră să devină gazdă permanent a cel puțin unuia din organismele Europei Comunitare.

În continuare, programul, cel puțin pentru mine, a fost o surpriză, fiindcă, după cuvintele de salut, ordinea de zi a lucrărilor începea cu o comunicare insolită: Dr. Andrei Gh. Dan, azi profesor universitar – Roumanie – Piane; o a doua surpriză, mai degrabă sentiment de satisfacție, de mândrie pentru participanții români, – „comunicatorul" era un compatriot, participant la congres, asistent universitar la „Institutul de Medicină Internă N. Gh. Lupu. „Un roman fusese ales să comunice avizatului auditoriu, sutelor de delegați reprezentând țări din cele cinci continente, într-un limbaj universal, mesajele artei, atât de necesare modelării conștiinței umane și una din sursele umanismului medicinei.

Mi-am amintit atunci de o statistică străină citată de Iosif Sava, care a situat aptitudinile muzicale native ale românilor pe locul trei în lume. Acest clasament sui-generis se baza pe trofeele cucerite de tinerii interpreți români la diferite concursuri internaționale; și, aplicarea unui corectiv ținând de percepția participărilor comparativ cu primele două locuri, ne-ar putea plasa chiar mai sus. În același sens, un alt muzicolog observa că nu exista în prezent teatru de operă, formație simfonică în marile orașe cu viață muzicală de tradiție, care să nu aibă sau să nu fi avut, printre membrii echipei artistice, români.

Tot Iosif Sava, de data aceasta vorbind despre medici și muzică, observa că medicii sunt printre cei mai mari iubitori de muzică și că această aptitudine contribuie la formarea lor umanistică, atât de necesară practicării acestei nobile profesii.

Mari dascăli ai medicinei, în același timp și oameni de cultură de primă dimensiune, Cantacuzino, Rainer, Papilian le vorbeau studenților și despre muzică, îi îndemnau să frecventeze concertele și chiar le cumpărau bilete la spectacolele de operă.

Renunțăm la cărți fiindcă arta sunetelor topește totdeauna barierele lingvistice, ca un „esperanto" al muzicii și ascultăm recitalul oferit de medicul-pianist care și-a ales repertoriul cu savantă sensibilitate și fină rigoare.

„Fantezia în C mol KW475 de W. A. Mozart, Cântec fără cuvinte op. 53, nr. 2 de F. M. Bartholdy și Viziune fugitivă nr. 22 de S. Prokofiev".

Calitatea interpretării a judecat-o cel mai bine publicul care a încălcat pentru câteva minute sobrietatea specifică unei reuniuni științifice și s-a lansat în aplauze prelungi care au răsplătit muzica bună și arta tălmăcitorului. Iar eu, și probabil și ceilalți colegi ai mei am simțit că este aplaudată și România.

*

Seara suntem oaspeții splendidei catedrale a orașului, punct de atracție al turiștilor pentru frumusețea arhitecturii, pentru capodoperele lui Rubens care o împodobesc. Ascultăm muzică. Firește, orgă.

Louvain – bătrânul, plin de tinerețe, oraș universitar – este gazda „sesiunii academice" a congresului. Cea mai mare sală a campusului Universității Catolice ne primește cu ospitalitate și, în ciuda dimensiunilor sale gigantice, chiar într-o anume intimitate. În program figurează suită de comunicări științifice selectate potrivit cadrului academic. De la început, organizatorii ne surprind. Surpriza e din nou muzicală, sesiunea deschizându-se cu un mic recital de muzică de operă prezentat de doi din soliștii operei, acompaniați la pian, instrument ce face casă bună la pupitrul pentru vorbitori și ecranul pentru proiecții, pe podiumul unde se întâlnesc, în deplină armonie, arta și știința. Muzica, accesibilă – operă italiană, seară franceză, lieduri

117

germane. Urmează comunicări ştiinţifice şi a doua surpriză: un „comunicator" încalcă (aparent) rigoarea ştiinţifică şi citeşte versuri proprii inspirate din activitatea sa de psiholog-psihote-rapeut într-o instituţie pentru asistenţa bolnavilor suferind de demenţă. „Comunicarea" sa include 6 poeme, doar atât, care ne face pe toţi mai receptivi, mai senzitivi faţă de semenii noştri vârstnici suferinzi. Primim câte un exemplar din poeziile prezentate, traduse în trei limbi: franceză, engleză, flamandă, limbile oficiale ale congresului. Aflăm că autorul este specialist în muzico-terapie, în psiho- şi socioterapie, şi medităm asupra unui posibil, deşi mai puţin obişnuit, teren de aplicabilitate a artei, care, dincolo de virtuţile sale fermecătoare, de cele de destindere, poate fi şi adjuvant terapeutic.

De altfel, voi mai avea posibilitatea aici să întâlnesc arta, în special muzica, integrată arsenalului terapeutic, în instituţii de psihogeriatrie, pentru asistenţă pe termen lung, în spitale de zi. Transcriu în franceză câteva versuri ale sensibilului muzicoterapeut: „ici, les couloirs sont longs/ et mènent pres-qu'a/ rien celui qui s'y promène,/ va tout droit/ sans issue/ le cliquetis de ports fermées/ sous le panneau «sortie»."

Dar impresiile muzicale, notele de drum ale unui astfel de periplu vin nu numai din programul cultural adiacent celui ştiinţific, într-un fel oferit de organizatori participanţilor, ci şi din viaţa muzicală a oraşului respectiv, din celelalte zile, din care timpul ce-ţi rămâne poţi alege... Bisericile, de pildă, afişează repertoriile lor muzicale săptămânale, prin afişe mari la intrare, şi în pliante şi fluturaşi pe care le poţi lua gratuit odată intrat în biserică. Este perioada care aici se numeşte „les dimanches et fêtes" – un fel de festival al muzicii pastorale şi sacre, instru-mentale.

Instrumentul aproape obligatoriu e orga, dar întâlneşti piese pentru violoncel, pentru orchestră de cameră, pentru corale – muzică veche, muzică catolică, muzică barocă... Şi este reconfortant să întâlneşti în publicul acestor sărbători muzicale atât de mulți tineri, care, contrar unor aparențe, nu frecventează toți numai discotecile.

*

Bruxelles – pe bulevardul l'Empereur, nu departe de Chapelle de la Medelaine, un elegant magazin de instrumente muzicale. Un afiș mare la intrare anunță recitalul excepțional al marei violoniste de origine română Lola Bobescu, oferit în beneficiul copiilor români din Craiova. Alături, un alt afiș anunță deschiderea cursurilor de pian după metoda Dinu Lipatti, genialul pianist și pedagog muzical, român a cărui metodă de învățare a pianului s-a consacrat în pedagogia muzicală, perpetuându-i memoria împreună cu opera sa componistică întreruptă atât de brutal de moartea prematură. De altfel, aici, în Occident, percepția artistului român ca aparținând patrimoniului universal al culturii, este mai mult resimțită decât la noi, în patria sa. Îl regăsești în dicționare ale muzicii universale; în Geneva o piață poartă numele său.

Îmi amintesc faptul că am citit undeva că aceste două mari nume ale muzicii românești și universale au apărut alături pe același afiș pentru prima oară la începuturile drumurilor lor artistice, în 1936, cu ocazia unui concert de muzică românească organizat de Asociația Amicală a Școlii Normale de Muzică din București. S-a executat atunci în primă audiție „Sonatina pentru vioară și pian" de Dinu Lipatti, cu autorul la pian.

Cum pot să nu amintesc apoi discuțiile pe care le-am avut cu colegi luxemburghezi odată, într-o seară, într-un mic și elegant restaurant, din frumoasa capitală a Marelui Ducal, care oferea oaspeților o ambianță de mare rafinament – feluri de bucate alese, iluminare discretă „à chandelier" și... fond muzical cu muzică clasică, și, altădată, în clădirea Radioului, despre muzica românească și satisfacția pe care am resimțit-o văzând cunoștințele și aprecierile pe care le aveau față de muzica noastră. Am vorbit despre creația lui Anatol Vieru, pe care o cunoşteau, dar în mod special despre un compozitor, a cărui creaţie ar trebui, pe noi, românii, să ne oblige la mai mult. Paul Constantinescu, al cărui Concert pentru pian, m-au asigurat colegii mei, este una dintre cele mai frumoase piese ale genului. M-am simţit din nou mândru de cunoştinţele şi opţiunile lor pentru piese ale muzicii ţării mele şi pentru faptul că şi eu iubesc mult acest concert.

Dar zonele de influenţă ale medicinii cu muzica sunt adesea surprinzătoare prin rezonanţele emoţionale. La Bruxelles aveam să cunosc o experienţă mişcătoare: ea s-a numit Dominique. Iată povestea acestei tinere femei de 29 de ani, mamă a doi copii, Dominique Schollaert. Violonistă cu o mare experienţă interpretativă, pasionată de muzică, căreia i s-a dăruit din copilărie, a hotărât să ofere arta sa celor suferinzi, aflaţi fără speranţă în pragul trecerii din această lume, dincolo... Ea crede că această părăsire se petrece în prezenţa muzicii, într-o mai mare serenitate şi împăcare, fără teamă, în resemnare în faţa destinului nostru de muritori. De 2 ani face parte din echipa terapeutică a unui spital din Bruxelles, specializat în îngrijiri paleative. Dacă cineva a spus că „a vorbi bolnavului este un gest terapeutic de îngrijire" („parler est un soin"), cu atât mai mare este puterea muzicii.

Fiindcă cine poate pune la îndoială uşurarea pe care o aduce Dominique cu muzica sa eliberatoare, purificatoare, anxiolitică, în termeni terapeutici, celor fără speranţa reîntoarcerii? Atunci când armele noastre clasice – medicamentele, bisturiul, dietetica, mişcarea, nu mai au nicio eficacitate, ce ne mai rămâne? S-ar putea spune cu uşurinţă, nimic. Ei bine, Dominique răspunde: ne rămâne prezenţa umană comprehensivă, comunicarea şi mai ales muzica... Este în fapt conceptul medicinii paleative, care reprezintă astăzi fundamentarea ştiinţifică a unor vechi observaţii intuitive.

Întrebată cum a ajuns să descopere această funcţie a muzicii, Dominique povesteşte: „Am început să cânt la vârsta de 8 ani, în familie, o familie în care toţi făceam muzică, tatăl meu cânta la pian, frații mei la diferite instrumente. La 14 ani am simțit nevoia să mă lansez într-o carieră de muzician, simțind că aceasta este chemarea și destinul meu".

Își părăsește familia spre a acumula experiență de viață, călătorește; trăiește câteva luni chiar pe stradă, deliberat, spre a descoperi viața nu numai cea privită prin lentilele de culoare roz.

„Am cunoscut toate mediile, continuă Dominique, am primit lovituri dure, am îndurat multe, am avut decepții. Cu toate acestea, am continuat să cred în oameni, să-i iubesc. Tot ceea ce am trăit în acești ani a fost o școală care m-a pregătit să fiu ceea ce sunt astăzi".

Cântă la Conservator, cântă la teatre, acompaniază la pian repetițiile trupelor de balet, cântă în orchestre simfonice, cântă pe stradă toate genurile de muzică, de la cea clasică la folclor, trecând prin muzica țigănească și western. Cântă în cafenele, în mici restaurante, la căsătorii și înmormântări, într-o corală și într-un studio.

„Însă îmi lipsea totdeauna ceva, un inefabil, o dimensiune la care nu ajunsesem, mărturisește ea. De la vârsta de 13 ani gândul morții îmi dădea frisoane. Mi-era teamă să adorm. Credeam că n-am să mă mai trezesc. Într-o zi am descoperit lucrările psihiatrei americane, Elisabeth Kübler-Ross; aceasta a fost pentru mine o revelație. Am admis, în sfârșit, că eram muritoare. Aceste lecturi mi-au marcat profund viața".

Un alt moment care a contribuit să fie ceea ce este, cum zice ea, a fost contactul cu spitalul, un spațiu cu totul și cu totul special, în care oamenii suferă și alții se luptă să le îndepărteze suferința, în care oamenii se despart de viață. A cunoscut spita lul dintr-o întâmplare a vieții ei, grație unui prieten medic cu care și-a împărțit viața un timp.

„Din acel moment, își amintește ea, mi-am dorit să lucrez benevol într-un spital. La început am fost refuzată sub pretext că eram prea idealistă, prea pasionată, fiindcă această dorință a mea era neobișnuită, șoca. În sfârșit, am putut să mă atașez unei echipe cu benevoli, într-o clinică din Charleroi. Am început prin a cânta la vioară în camerele bolnavilor care nu se mai puteau deplasa. Am acompaniat, de asemenea, ședințele de kinetoterapie. – Era prima mea experiență și simțeam că ceva, încă nedefinit, se petrecea. Muzica făcea să se creeze o legătură, o comunicare diferită de cea verbală, sunetul muzical și tot ce se leagă de sunet. Când ieșeam din cameră eram atât de euforică, de parcă aș fi băut zece sticle de șampanie! Surâsul abia schițat al unui bolnav, simplul fapt că un altul aflat în precomă deschidea, la auzul muzicii, pentru o clipă, un ochi, că îmi oferea pentru o clipă privirea sa, era ca o rază de soare...".

Astăzi, Dominique predă lecții de muzică celor mici. După aceea, în timpul liber, cântă la Bruxelles într-un spital specializat în îngrijiri paleative. Repertoriul ei nu cuprinde neapărat piese ale marii muzici, ci piese ca „Timpul cireșelor" sau propriile ei compoziții.

„Când sosesc la un bolnav cu vioara mea, el nu știe nimic despre mine, nu știe cine sunt. Fiindcă eu nu fac parte din nicio categorie care-i este familiară în această ipostază a existenței sale. Uneori, trebuie să-i explic: alteori nu-i spun nimic. Îi iau simplu mâna și-i ascult șoaptele, gemetele, angoasele, solitudinea, teama de moarte. Când intru într-o cameră nu știu ce voi cânta. Aceasta îmi vine intuitiv, repede."

Ipocrizia care înconjoară bolnavul condamnat o revoltă pe Dominique. Pe de o parte, acesta nu poate fi mințit la nesfârșit; pe de alta, astfel de bolnavi sunt tratați ca și cum ar fi deja morți sau sunt determinați să creadă că au încă viitor. Specialiștii cunosc bine procesul morții. Dar nicio formare nu va putea oferi partea „de suflet" pe care trebuie s-o investim în asistența acestei perioade finale a existentei, de a se apropia prin muzică de cea mai dramatică perioadă a existenței.

Mulți dintre cei ce au cunoscut-o pe Dominique se întreabă asupra motivației. Iată și răspunsurile ei: „Eu fac aceasta pentru că o fac foarte simplu. Nu m-aș mai putea retrage. Am senzația că institui prin muzică un mod de comunicare cu muribundul. Nu ştiu dacă muzica mă revigorează, reanimă sau prelungeşte viaţa. În mod sigur însă este vorba de o altă relaţie, de o altă dimensiune pe care muzica o favorizează..."

Nu ştiu de ce, cunoscând-o pe Dominique mi-am amintit de un moment răscolitor al istoriei culturii noastre. Marele George Enescu venea cu vioara sa şi cu marele său talent la Ştefan Luchian, care, suferind, paralizat îi asculta muzica-balsam din care extrăgea probabil cele din urmă resurse pentru orchestrarea resurselor sale...

Şi tot Enescu, pe front, alina suferinţele răniţilor cântând în spitale de campanie şi infirmerii militare. Dominique a avut un prieten celebru, la noi în România. Marele Enescu era şi muzicoterapeut, intuind funcţia vindecătoare a artei sunetelor.

GHEORGHE MARINESCU, PROMOTOR AL GERONTOLOGIEI

Succesul, în mare parte, stă în voinţa de a învinge; să ne străduim deci şi să stăruim.

L. A. Seneca

Marele savant roman este considerat un precursor şi un promotor al Gerontologiei, de către comunitatea ştiinţifică internaţională, preocupările sale în domeniul îmbătrânirii fiind, într-o ordine a multidimensionalităţii sale creative, pe locul al doilea, după neurologie, alte dimensiuni fiind: medicina socială, histochimia, neuro-radiologia, tanatologia ş. a.

Deşi recunoaşterea internaţională a atribuţiilor sale la descifrarea mecanismelor îmbătrânirii, este de mare notorietate (Olga Mecinikov, Jean Charles Sournia, Jacques Frexinos, Raymond Levy, Murray Barr, Phillippe Albou ş. a.), în ţara noastră aceste contribuţii sunt mai puţin relevante, estompate de dimensiunea neurologului. O explicaţie pe care o avansăm la acest punct şi pe care ne-o avansăm, ar fi şi eclipsarea sa (pe nedrept) prin afirmarea în geriatrie a Anei Aslan, creatoarea Gerovitalului, medicament lansat cu un marketing spectaculos şi eficace, graţie iscusinţei autoarei, dar până la urmă, doar un medicament, ca toate medicamentele, perisabile şi depăşite de progresul terapeutic, în pofida eforturilor urmaşilor săi de la Institutul naţional de Geriatrie de a-l menţine în terapia geriatrică, la mai bine de o jumătate de secol de la lansare, lansare de mare succes, nu atât (din nou o opinie personală) datorită eficacităţii, cât a aspiraţiilor legitime ale omului de a elimina deficitele îmbătrânirii, de a-şi prelungi durata vieţii, de a învinge îmbătrânirea, de a-şi prelungi durata vieţii, de a învinge îmbătrânirea, aspiraţie existentă şi astăzi în concepte ca: reîntinerire, stop îmbătrânire, anti-aging, transhumanismul ş. a.

Dimensiunea ştiinţifică a medicamentului este azi controversată, nesusţinută de medicina bazată pe dovezi şi perpetuată mitic.

Încă din perioada petrecută în Franţa (1889-1897), în clinica de la Salpétriere, sub influenţa lui Jean Martin Charcot, Marinescu se apleacă cu interesul şi curiozitatea ştiinţifică care-l caracterizau, şi spre gerontologic şi geriatrie. Charcot publicase în 1867 o lucrare considerată a avea o importanţă istorică în etapa studiului ştiinţific al îmbătrânirii: „Quelques leçons sur les maladies des vieillards et les maladies chroniques"; era o abordare ştiinţifică a procesului de îmbătrânire, lucrările ce fuseseră publicate anterior se caracterizau printr-un conţinut filosofic şi literar, nimic altceva decât parafraze la faimoasa „De senectute" a lui Cicero; de fapt, problema bătrâneţii şi a îmbătrânirii îl preocupase pe Gheorghe Marinescu încă din timpul studenţiei.

Marinescu este iniţiatorul etapei ştiinţifice a geriatriei şi gerontologiei în România; este considerat, de asemenea, reprezentantul curentului neurologic în geronto-geriatrie, după cum Parhon, un alt pionier al gerontologiei româneşti, se ilustrase îndeosebi ca reprezentantul curentului endocrinologiei în gerontologie.

La 23 aprilie 1900 susţine la Academia de Ştiinţe din Paris comunicarea: „Le mécanisme de la sénilité et de la mort des céllules nérveuses".

În ciuda controverselor ştiinţifice pe care le-a avut cu Mecinikov pe tema mecanismelor morţii naturale, pe care Marinescu le interpreta ca fenomene de ordin coloidal, constând din precipitarea şi deschiderea granulelor coloidale, ideile lui Marinescu în gerontologie, aşa cum reiese din lucrarea publicată de savantul rus: „Etudes sur la nature humaine" au fost validate.

Profesorul Jacques Frexinos, gastroenterolog și istoric al medicinii de la Universitatea din Toulouse, remarcă și apreciază contribuțiile lui Marinescu în studiul îmbătrânirii, citând în monografia sa publicată recent, lucrarea profesorului Marinescu: „Mécanisme chimico-coloidal de la sénilité et le problème de la mort naturelle", publicată în Revue scientifique, I, 1914.

De altfel, o suită de studii comunicate și publicate în Franța și în România conturează o viziune gerontologică a savantului. În 1904: „Etudes sur la mecanisme de la sénilité".

1909 este o dată importantă, marcată de apariția unei lucrări celebre, de referință, mult timp biblia neurologului, monografia „La cellule nerveuse", cu o prefață a marelui Ramon I. Cajal.

În legătură cu această monografie esențială, reper important în istoria și evoluția neurologiei, și de fapt, a întregii medicini, se cuvine să reamintesc amănunte mai puțin cunoscute. Am fost onorat să colaborez cu fiica sa, Marioara Marinescu, cea care s-a dedicat perpetuării memoriei tatălui său, la mai multe studii biografice și ale operei savantului. Pe la sfârșitul anilor '70, m-a solicitat să mă asociez la o inițiativă a sa la care ținea foarte mult și pe care, din păcate, n-a ajuns să o finalizeze: reeditarea monografiei „La céllules nerveuse"; toate demersurile pe care le-am făcut împreună s-au lovit de refuzuri motivate astfel: este o lucrare depășită; între timp, au apărut lucruri noi în domeniu... etc. Cei ce ne refuzau nu înțelegeau că era vorba de a readuce în conștiința opiniei publice a specialiștilor, a unei lucrări de pionierat, un monument al creației științifice, un fapt istoric al neurologiei, al științei, un gest de recunoștință pentru unul din marii savanți ai lumii.

Ceea ce n-au înțeles compatrioții savantului a înțeles un englez, prof. Murray L. Barr (Science) care a reușit să facă traducerea în limba engleză a monografiei, la peste patru decenii de la apariție (!), însoțind-o de următoarele cuvinte: „Nu este permis niciunui cercetător de astăzi, lucrând în neuro-anatomie să nu cunoască această strălucită și meticuloasă lucrare făcută în Europa acum o jumătate de secol."

O altă lucrare care avea să contribuie la consacrarea savantului român a fost: „Etude anatomo-clinic des plaques dites séniles" (1892), publicată în Encéphales (Paris, 1912). Descoperirea „plăcii senile", leziune caracteristică în demența Alzheimer, a fost comunicată (anterior publicării) lumii științifice, împreună cu Block, în unele comunicări eponimul fiind Block-Marinescu, în lucrarea publicată în 1912 este Marinescu-Block, așa cum se va consacra ulterior în literatură, deoarece Marinescu era neuroanatomist și neurohistolog. Un alt fapt mai puțin cunoscut este că leziunea a fost identificată în creierul unui bolnav de epilepsie, savantul urmărind să identifice morfopatologia creierului în această boală. Din cele 9 creiere de epileptici supuse studiului, într-unul din cazuri descoperă placa ce-i va purta numele, și intuind că este o leziune caracteristică îmbătrânirii creierului, corelând existența acesteia cu vârsta subiectului, o numește „plaque dite senile", așa cum se va consacra inițial, cu ocazia primei semnalări, leziunea fusese numită placa „nevritică".

În legătură cu această descoperire menționez următoarea întâmplare: mă aflam în 1997 la Ierusalim, la Congresul Internațional de Psihogeriatrie, tema centrală fiind demența Alzheimer, congresul fiind organizat de IPA (International Psyhogeriatric Association), președintele congresului și al IPA, la acea dată, era profesorul Raymond Levy de la Londra. Aflând că sunt din România, m-a căutat într-una din pauze și mi-a făcut următoarea mărturisire privind un dialog purtat între Alois Alzheimer, care comunicase primul caz de demență Alzheimer (așa cum se va numi ulterior această maladie), și maestrul său, marele psihiatru Kraepelin, în a cărui clinică lucra Alzheimer ca neuropatolog. Mi-a menționat că cele pe care mi le va relata proveneau din însemnări pe care le găsise în analele de istorie a medicinii din Germania. După descrierea noii entități clinico-anatomice, Kraepelin îl cheamă pe Alzheimer și îi comunică următoarea sa hotărâre: voi propune lumii științifice ca boala pe care ai descoperit-o să-ți poarte numele. Alzheimer, în spiritul unui fair play care-l caracteriza, îi răspunde astfel maestrului său: „– Vă mulțumesc pentru onoarea pe care mi-o faceți, dar cred că mai degrabă numele acestei boli ar trebui să fie cel al românului Marinescu, cel care, înainte de mine a descris leziunea fundamentală din creierul acestor bolnavi – placa senilă."

Din păcate pentru noi, denumirea bolii a fost cea hotărâtă de Kraepelin, deși, poate mai corect ar fi fost ca numele bolii să fie Marinescu-Alzheimer, deoarece savantul german a descris cealaltă leziune morfopatologică prezentă în creierul acestor bolnavi, degenerescența fibrilară.

În toată activitatea sa și după perioada întoarcerii în țară, Marinescu va include în preocupările sale de cercetare și reflecție problema îmbătrânirii, tema permanentă care îl definește ca pe un gerontolog de primă dimensiune și un precursor al geriatriei, gerontologiei sociale, tanatogenezei.

În 1923 publică „Problema bătrâneții și a morții naturale", iar în 1929, „Bătrânețe și reîntinerire".

În 1925, la Sibiu, din inițiativa profesorului Parhon, are loc al „13-lea Congres al Societății de Neurologie, Psihiatrie și Endocrinologie consacrat îmbătrânirii", congres care, am sugerat, ținând cont de temă – îmbătrânirea și abordarea pluridisciplinară, să poată fi considerat și Primul Congres de Gerontologie. La acest congres, Gheorghe Marinescu a prezentat „Mecanismul histo-bio-chimic al bătrâneții".

O sinteză a contribuțiilor lui Gheorghe Marinescu la fundamentarea gerontologiei și geriatriei evidențiază faptul că ideile sale au premers pe plan mondial definirea conceptelor de bază ale gerontologiei și geriatriei, așa cum se vor stabili în prima jumătate a secolului XX, când s-au delimitat ca discipline științifice, ramuri ale biologiei și medicinii.

Marinescu a prefigurat și descoperiri ca: radicalii liberi și apoptoza, descriind îmbătrânirea și moartea celulară ca fenomene complexe de remanieri biofizice și biochimice, și, evidențiind, între altele, rolul enzimelor și oligoelementelor. A abordat studiul celulei nervoase în unanimitatea dinamică a fiziologicului cu patologicul. Citologia experimentală și citohistochimia au fost domenii care l-au pasionat și în care a înscris descoperiri recunoscute.

Ca metodologie de cercetare a îmbinat armonios investigația clinică cu cea de laborator, observația cu experimentul.

A elaborat o teorie originală asupra senescenței și morții, chimico-coloidală.

Descrie îmbătrânirea coloizilor, care duce la diminuarea elasticității, a metabolismului cu efecte de modificări structurale – diminuarea cromatinei nucleare, aglomerarea de pigment.

El considera fenomenele vieții, îmbătrânirii și morții cu manifestări naturale inevitabile și ireversibile, reflecție științifică ce plasează în derizoriu unele teorii actuale care susțin că e posibilă înfrângerea îmbătrânirii, reversibilitatea acestui proces (recâștigarea tinereții), antiaging, transhumanism ș. a.

Tot privind mecanismele îmbătrânirii, a intuit efectul unor factori sociali de influență a longevității – alimentația, modul de viață, condițiile de locuit ș. a.

A fost, de asemenea, un precursor al gerontologiei sociale, astăzi, disciplină bine delimitată; a adus contribuții în medicina socială și în organizarea sanitară.

Cel ce se apleacă asupra studiilor și contribuțiilor savantului în domeniul îmbătrânirii, al gerontologiei și geriatriei, nu poate decât să recunoască meritele savantului în edificarea acestei discipline pe plan internațional, așa cum recunosc mulți alți savanți ai lumii, Gh. Marinescu putând fi considerat părintele gerontologiei românești.

GERIATRIA ROMÂNEASCĂ – O ISTORIE ŞI REPERELE AFIRMĂRII SALE. REMEMBER GERONTOLOGIC ŞI GERIATRIC.
50 DE ANI DE LA ÎNFIINŢAREA ÎN ROMÂNIA A PRIMULUI INSTITUT DE PROFIL DIN LUME

> *Împotriva bătrăneţii trebuie să luptăm ca şi cum ar fi o boală.*
>
> Cicero, De senectute

Un remember al istoriei gerontologiei şi geriatriei din ţara noastră ar putea fi tratat urmând două etape: prima ar putea fi intitulată „precursorii", o a doua ar include istoria modernă a acelor discipline are au drept obiect persoana vârstnică; aceasta din urmă ar coincide cu începuturile celor două discipline care sunt recunoscute abia în primul deceniu al secolului trecut, graţie savantului rus Ilya Mecinicov (1845-1916), care propune termenul de gerontologie (1904), atrăgând atenţia, cu autoritatea sa, asupra necesităţii studiului fenomenului de îmbătrânire, şi a savantului American Ignaz Leo Nascher (1863-1944), de numele căruia se leagă noua ramură a medicinii, pe care el o numeşte în 1909 geriatrie şi care delimita studiul bolilor vârstnicilor. „Geriatria de la geras – bătrâneţe şi iatricos – în relaţie cu medicul, este un termen pe care l-aş sugera ca o completare la vocabularul nostru, pentru a acoperi acelaşi domeniu la bătrâneţe, care este acoperit de termenul pediatrie pentru copilărie", scrie Nascher în „New York Medical Journal", din 21 august 1909. Deci, dacă Mecinikov și Nascher sunt considerați părinții fondatori ai gerontologiei, și respectiv geriatriei, afirmarea acestor științe poate fi considerată una de dată relativ recentă, cu alte cuvinte, științele bătrâneții sunt mai tinere. Aceasta nu înseamnă că anterior acestor date nu au existat preocupări și interes pentru procesul de îmbătrânire și pentru medicina specifică acestei perioade.

În țara noastră, preocupările pentru o gerontologie științifică apar încă de la începutul secolului 19. Una din primele lucrări științifice apărute la noi este teza de doctorat a lugojanului Dimitrie Nedelcu (1811-1882), care obține diploma de doctor al Universității din Budapesta – Disertația inauguralis psychologica-patologica de senectute (1839); în 1844, medicul bănățean Pavel Vasici-Ungureanu (1806-1881) traduce în limba română, cu propriile comentarii, opera iluministului german Hufeland, „Macrobiotica sau măiestria de a lungi viața".

Dar contribuția cea mai mare la progresul și consolidarea științifică a gerontologiei și geriatriei, nu numai românești, ci și universale, a avut-o marele savant neurolog român Gh. Marinescu. Lucrările sale, de valoare recunoscută, unele devenite clasice în neurologie, au făcut să treacă în planul doi contribuțiile sale în studiul procesului de îmbătrânire. Cel ce se apleacă asupra cercetării istoriei celor două științe și parcurge și literatura internațională în domeniu, are surpriza și satisfacția să-l găsească citat pe savantul nostru printre fondatorii acestor științe. Marinescu consacră o parte dintre lucrările sale fenomenului biologic al îmbătrânirii (problema bătrânului și a morții naturale).

În 1913 își începe cercetările asupra modificării stării coloidale în legătură cu vârsta și conchide că îmbătrânirea produce o deshidratare și o modificare în dispersia sistemelor coloidale (este autorul teoriei coloidale a îmbătrânirii).

Studiază rolul sistemului nervos central în îmbătrânire, modificările histochimice ale celulelor nervoase în raport cu vârsta. Împreună cu Bloch descrie placa senilă, descoperire de bază în neurogeriatrie, substratul morfopatologic al demenței senile, pe care savantul german Alzheimer o va individualiza ca entitate clinică și morfopatologică.

Savantul român consacră multe alte lucrări unor probleme ca determinismul general al senescenței organismului, involuția sistemului nervos în îmbătrânire, combaterea cu argumente științifice a teoriilor care preconizau ca posibilă întinerirea.

Într-o teorie obiectivă a gerontologiei românești, în care se impune să se ia în considerare literatura și cercetările internaționale, Gh. Marinescu are contribuția românească cea mai importantă, cea mai consistentă și unanim recunoscută, la patrimoniul și dezvoltarea gerontologiei mondiale. Contribuția savantului român este recunoscută și de străini – Jacques Levy, Philippe Albou și alții.

Un al doilea savant român cu preocupări și realizări importante în domeniul gerontologiei a fost prof. C. I. Parhon. Savant cu mari deschideri – psihiatru, endocrinolog, gerontolog, C. I. Parhon se înscrie printre pionierii și fondatorii gerontologiei și geriatriei din țara noastră, alături de Gh. Marinescu și discipola sa, Ana Aslan. El este întemeietorul unei noi discipline – ilikibiologia (biologia vârstelor – și autor al unui număr impresionant de lucrări asupra involuției senile. În lucrarea sa „Les sécrétions internes" (Paris, 1909), un capitol larg este rezervat involuției senile. În 1925 publică lucrarea „Bătrânețea, senilitatea, psihozele vârstei de involuție, demența senilă, demența arteriosclerotică", în care tratează aspectele psihiatrice ale îmbătrânirii, fiind prin aceasta un precursor al disciplinei care se va individualiza mai târziu ca psihogeriatrie sau gerontopsihiatrie. De altfel, multivalența abordărilor, capacitatea creativă a savantului îl stimulează totdeauna spre nou, angajându-se în domenii care se aflau la început și care-i dau posibilitatea de a se înscrie printre pionieri.

Astfel, este autorul primului tratat de endocrinologie din lume, întemeiază, cum arătam mai sus, ilikibiologia, abordează printre primii relația îmbătrânirii cu psihiatria și are mai multe inițiative care vor marca evoluția psihiatriei și gerontologiei în țara noastră. Împreună cu Gh. Marinescu a fixat problema bătrâneții ca temă a Congresului Societăților Române de Neurologie, Psihiatrie, Psihologie și Endocrinologie, care a avut loc la Sibiu, în septembrie 1933, manifestare care poate fi considerată drept Primul Congres de Gerontologie din țara noastră. În 1948 publică prima monografie românească de gerontologie. „Bătrânețea și tratamentul ei" studiază și evidențiază rolul glandelor endocrine în îmbătrânire.

În sfârșit, trebuie recunoscut rolul profesorului C. I. Parhon în inițierea și lansarea celei ce avea să afirme, începând cu anii '50, ca șefa școlii române de gerontologie și geriatrie, școală pe care avea să o conducă și să o afirme pe plan internațional, pe întreg parcursul carierei sale geriatrice de peste trei decenii, Acad. Dr. Ana Aslan.

Preocupările inițiate de Parhon în domeniul implicării glandelor endocrine în determinismul îmbătrânirii aveau să fie confirmate de elevii săi, Acad. Dr. St. M. Milcu și Prof. Dr. Marcela Pitiș. Acad. Dr. St. M. Milcu elaborează teoria involuției asincrone, asinergice și bifazice, și demonstrează interrelațiile între sistemul endocrin și procesul de îmbătrânire. În 1976, el întreprinde cercetări de cronobiologie endocrină la vârstnici, împreună cu Grațiela Nicolau și subsemnatul, domeniu în care aduce contribuții consacrate pe plan internațional.

Deși contribuțiile unor savanți români de talia lui Gh. Marinescu și C. I. Parhon au depășit granițele gerontologiei și geriatriei românești, ei consacrându-se și pe plan internațional; discipola lor, Ana Aslan, este personalitatea aproape identificată cu școala românească de gerontologie și geriatrie, pe care a condus-o, grație și longevității sale active, timp de aproape patru decenii.

Ana Aslan (1897-1988) se consacră geriatriei, atrasă și încurajată de prof. dr. C. I. Parhon, părăsind medicina internă – profesor titular de clinică medicală la Timișoara (1945-1949) și după un stagiu de șef de secție la Institutul de Endocrinologie (1949-1958), se apropie de C. I. Parhon. Pregătirea de bază de medicină internă, ca și endocrinologia, vor contribui la abordarea domeniului geriatriei, căruia i se consacră în totalitate. Aceasta este o disciplină cu rădăcini esențiale în cele două specialități, ca și în neurologie (Gh. Marinescu a demonstrat-o strălucit în lucrările sale) și în psihiatrie (cum a arătat C. I. Parhon).

Creația sa cea mai importantă a fost evidențierea rolului novocainei în ameliorarea tulburărilor distrofice legate de vârstă. În 1952, prepară vitamina H3 (Gerovital), produs cu acțiune în tratamentul fenomenului îmbătrânirii, precum și în bolile bătrâneții, brevetat în peste 30 de țări, care este lansat oficial pe piața farmaceutică în 1958. Ulterior, împreună cu farmacista I. Polovrăgeanu prepară și introduce în producție un al doilea produs geriatric, Aslavital, brevetat și produs la scară industrială în 1980.

O altă contribuție a sa a fost organizarea și conducerea în calitate de director al Institutului de Geriatrie din București, astăzi Institutul Național de Geriatrie și Gerontologie „Ana Aslan"; institutul se înființează în anul 1952, cu contribuția aceluiași C. I. Parhon și este primul de acest fel din lume, recomandat pentru modul său de organizare, cu includerea a trei departamente – clinic, experimental, gerontologie socială – tuturor institutelor similare, care vor apărea după modelul românesc și în alte țări.

În această perioadă de glorie a „curei Aslan", prestigiul geriatriei românești a crescut foarte mult, dar, din păcate, dispariția în 1988 a Anei Aslan a fost însoțită și de un oarecare recul al terapiei biotrofice și implicit al prestigiului câștigat.

Sarcină grea pentru elevii și continuatorii săi, să readucă geri-
atria românească pe podiumul pe care s-a consacrat prin iluștrii
săi înaintași și fondatori.

La vremea respectivă, Gerovitalul, beneficiind de un bun
marketing, „a ținut afișul" câteva decenii și a contribuit la
afirmarea școlii românești de geriatrie și a autoarei medicamen-
tului. În prezent, alte soluții terapeutice au depășit acest produs
care a făcut istorie. Ana Aslan va trebui să rămână în istoria
geriatriei, nu atât prin Gerovital, ci prin afirmarea geriatriei,
prin faptul de a fi atras atenția lumii asupra problemelor
sănătății vârstnicilor și chiar asupra României, într-o perioadă
de izolare de lumea liberă provocată de regimul politic.

ÎMBĂTRÂNIREA – O SCURTĂ PRIVIRE DIN PERSPECTIVĂ SOCIOLOGICĂ ŞI ETICO-MEDICALĂ

Scopul gerontologiei este de a adăuga viaţă anilor, mai mult decât a adăuga ani vieţii.

Moore

O persoană care îmbătrâneşte trece de la independenţă spre o nouă dependenţă (prima stare de dependenţă a fost după naştere şi în copilărie) şi sfera libertăţii i se restrânge progresiv, odată cu înaintarea în vârstă; pentru a fi liber el trebuie să fie (să rămână integrat), or, două circumstanţe se opun conservării libertăţii şi autonomiei, una de ordin social: excluziune socială, marginalizare, şi o a doua de ordin biologic: regresia psiho-inte-lectuală, în primul rând determinată de îmbătrânirea cerebrală („les rides du cerveaux", C. de Saussure), apoi: tulburările de aferentaţie, de memorie, dificultăţile de mobilitate determină la fel un obstacol pentru libertatea sa.

Bătrâneţea este o perioadă a vieţii în care constrângerile se înmulţesc, o perioadă când trecerea de la pozitiv la negativ poate fi foarte rapidă, câteodată brutală (accident vascular-ce-rebral, fractură de femur, cădere urmată de sindrom de imobilizare etc). Este în acelaşi timp constrângerea autonomiei şi a independenţei, a gândirii libere şi creative, o „diminuare" cum denumea Petre Ţuţea îmbătrânirea, „o existenţă diminu-ată". Depresia pândeşte persoana vârstnică şi ea trebuie să reacționeze, pentru că atitudinea generală a societății noastre tinde s-o marginalizeze, chiar să îi nege existența.

Drepturile sale, chiar cele fundamentale, sunt ignorate, ridiculizate: alegerea unui loc de viață, accesul și consimță-mântul la îngrijiri, independența economică, respectul libertății sale de opinie, de decizie. Nevoile sale nu îi mai sunt recunos-cute spre a putea fi satisfăcute. El suferă de o tendință de infantilizare privind cum este perceput, de deresponsabilizare economică, socială, afectivă, de dezinserție culturală, privare informațională și relațională. De la toate acestea nu mai este decât un pas până la abuzuri, violență fizică și psihologică; violența socială se complică cu cea fizică și psihologică, cărora le devine un nefericit cadru favorabil.

Progresele medicinii au favorizat sporuri de longevitate, care, într-un fel, ar putea fi privite și ca o prelungire artificială a vieții cu ajutorul „protezei" care este medicina (dincolo de tratamentele și prevenirea bolilor, progresele științelor biome-dicale au adus − vaccinarea, antibioticele, stimulatoarele cardiace, transplantul de țesuturi și organe, un fel de înlocuire de piese uzate, protezările diverse, succesele reanimării ș. a.).

Unii autori (C. de Saussure) consideră că la om selecția naturală a operat până în anul 1945, în prezent, o nouă selecție operează la vârste mult înaintate (vârsta „a patra", la această vârstă particulare ar fi variațiile mari, de la individ la individ, ale stării de sănătate).

În societatea noastră contemporană, dreptul la îngrijire pentru orice persoană, indiferent de vârstă nu este discutat în principiul său. Un număr din ce în ce mai mare de persoane sunt private de îngrijire, le sunt ignorate nevoile, fie că sunt excluse social, fie că nu merită (!) irosirea de resurse economice − bolnavi incurabili, vârstnici dependenți, săraci (neasigurați), cazuri „sociale" etc.

Costurile crescânde ale asistenței medicale au făcut să fie încălcate drepturile la asistență și îngrijire al căror principiu prevedea ca orice persoană să primească îngrijiri și asistență cu metodele și mijloacele cele mai eficace ale momentului respectiv. A apărut astfel, restrângerea pentru vârstnici a „medicinii maximale" (rațiuni economice, dar neumanitare, non-etice, non-morale); asigurarea asistenței medicale este azi guvernată de economic și nu cum ar fi firesc în funcție de nevoi, de echitate, accesabilitate neîngrădită, etică, ei urmând să se rezume la o „medicină optimală" și, din nefericire, din ce în ce mai frecvent, la o „medicină minimală" care, în multe cazuri, poate fi asimilată cu o eutanasie pasivă; este aici, în cazul vârstnicilor, o formă de discriminare pe criterii de vârstă – ageismul medical. Noțiunea de bolnav, de pacient a fost substituită de comercialul „client"; azi avem pentru aceleași boli, pentru aceleași nevoi de asistență, pacienți de lux, pacienți de categoria întâi, pacienți de categoria a doua și chiar de categoria a treia, cărora (acestora din urmă) societatea le oferă (nu mai poate) mai nimic. Este o mutație nefericită, regresivă și eticienii se pot întreba dacă este inevitabilă.

De altfel, această discriminare (restrângerea accesului la serviciile medicale) afectează din ce în ce mai multe categorii de semeni ai noștri, persoane defavorizate, afectate de sărăcie, șomaj, diverse handicapuri, și această discriminare are mulți „coautori": statul, sistemele de asigurări, producătorii de medicamente, echipamente, aparatură, și este o realitate în țările bogate, industrializate (era să zic și „civilizate", dar ceva mă oprește); deși ONU, OMS, UNESCO fac eforturi spre a conserva accesabilitatea echitabilă la serviciile de sănătate – UNESCO având în prezent pe agendă o problemă de actualitate – „Responsabilitatea Socială și Sănătatea", economicul, se pare, este mai puternic, devine determinant și, din nefericire, limitează și disloca eticul, altădată suportul atitudinii de venerație și respect față de vârstnici și axiologic al medicinii.

MEDICINA ESTETICĂ

Frumosul artistic – replica mai
desăvârșită și mai pură a ființei.
Frumosul natural – modelul mai frust și
mai imperfect al frumosului artistic.

                                                   Tudor Vianu

Succesele medicinii practice (nu se subliniază îndeajuns) sunt și consecința, dincolo de rolul esențial al cercetării fundamentale în biologie și medicină, în procesul atât de rapid al biotehnologiilor, reflexiei filosofice asupra menirii și menirilor medicinii în dinamica evoluției societății, nevoilor și așteptărilor clienților, cu alte cuvinte, realitățile cererii și efortul de adaptare a ofertei.

Aceasta a făcut ca una din direcțiile de evoluție a medicinii, ca studiu și ca practică, să fie diversificarea și multiplicarea obiectivelor, rolurilor, misiunilor sale. Investită la începuturile sale cu funcții de vindecare, alinare, consolare („medicina vindecă uneori, alină adesea și consolează totdeauna" – observase cu realism Hipocrat), medicina și-a asumat funcții noi, unele atât de importante încât au obligat la delimitări care pot îndreptăți folosirea sintagmei medicini multiple, ceea ce nu contrazice fondul comun și obiectivul general al medicinii – prevenirea și combaterea bolilor, anomaliilor și accidentelor care amenință sănătatea, ci subliniază doar specificitatea acestor medicini diversificate la imperativele cererii oamenilor.

Aceștia pretind medicinii și slujitorilor ei nu numai să-i apere și să-i vindece de boli, ci și să-i facă mai puternici și mai apți pentru diverse activități și solicitări – muncă, sport, activi-

139

tăţi în medii fizice ostile vieţii – adâncime, înălţime, temperaturi şi presiuni scăzute sau ridicate, spaţiul cosmic, să-i facă mai frumoşi, mai integrabili în mediul social, şi chiar să aibă descendenţi, în pofida unor incapacităţi totale sau parţiale de procreere, şi, în plus, descendenţii să corespundă unor dorinţe personale (această din urmă dorinţă fiind încărcată de delicate dileme etice, ca spre exemplu, posibilitatea oferită de achiziţiile actuale ale medicinii reproductive de a decide sexul dorit al viitorului copil).

Medicina, aşadar, capătă noi puteri, rolul şi rolurile ei devin mai importante, puterile sale se amplifică, medicul nu mai este un ajutor al naturii, ci el devine creator de valori fizice, sociale, sportive, estetice şi chiar de viaţă – demiurg – putând influenţa procreaţia la comandă şi potrivit dorinţelor, cum spuneam mai înainte. Valorificându-şi noile puteri, medicina trece de la moderat ajutor al naturii, pe vremea lui Hipocrat, şi mult timp în epoca post-hipocratică, la corector, modelator şi remodelator al naturii, şi chiar cum spuneam, fără a exagera, creator – atribut, până în zilele noastre, doar al naturii.

Aceasta a făcut ca medicinilor clasice – curativă şi preventivă să li se adauge altele şi altele, unele dintre ele justificând un statut propriu – medicina socială, medicina fizică şi recuperativă, medicina naturistă, medicina sportivă, medicinile paralele, medicina paleativă, medicina predictivă (în relaţie cu genetica), medicina reproductivă, medicina estetică.

Cele de mai sus s-au dorit argumente pentru observaţia că medicina îşi datorează performanţele de astăzi nu numai cercetării, dar şi altor domenii – filosofiei şi reflexiei sociologice, istoriei evoluţiei sănătăţii şi bolilor, evoluţiei medicinii, în general, eticii şi bioeticii.

Focalizând acum asupra temei dezbaterii acestei reuniuni ştiinţifice, (lucrare prezentată la Primul Congres de Medicină Estetică, desfăşurat în ţara noastră, Bucureşti, 1999), învăţămintele sunt importante în opinia mea din mai multe puncte de vedere: • este prima reuniune ştiinţifică ce abordează la noi o

astfel de temă, atrăgând prin aceasta atenția asupra unui dome-
niu modern, care răspunde unei cerințe sociale din ce în ce mai
actuale astăzi și în perspectivă, • contribuie la stimularea pre-
ocupărilor, la afirmarea domeniului, în esență, la resurecția
medicinii estetice, considerată mai degrabă ca un domeniu
minor, dispensabil, • orientarea inițiatorilor și organizatorilor
către o abordare modernă inter și multidisciplinară, orientare
care m-a stimulat și pe mine, spre a-mi exprima aceste gânduri
care mă preocupă demult, atât ca gerontolog, cât și ca medic cu
deschideri mai largi, cum încerc și îmi doresc să fiu, multidisci-
plinaritate care s-ar fi impus să fie și mai largă, ceea ce presupun
că se va realiza la cel de-al doilea congres, • în sfârșit, prilejul
de a face mai bine cunoscută activitatea și reușitele specialiștilor
noștri, puțin cunoscute, în ciuda rezultatelor și al cererii pentru
acest domeniu al practicii.

Se poate afirma că aproape nu se poate concepe dezvol-
tarea într-un domeniu sau altul fără multidisciplinaritate,
interdisciplinaritate sau transdisciplinaritate, concepte modern-
e care nu exclud supraspecializarea, specificitatea, sinteza.

Medicina estetică nu putea să nu adere la acest concept
modern care este afirmat chiar din genericul buletinului Soci-
etății Române de Medicină Estetică, care se prezintă ca
„Buletinul interdisciplinar al medicilor din domeniile: derma-
tologie, chirurgie plastică și reparatorie, flebologie, ortodonție,
O. R. L., oftalmologie și nutriție" (un periodic de ținută ști-
ințifică, editat în condiții grafice excelente).

Pentru cei din afara domeniului medicinii estetice, cadrul
acesteia integrează dermatologia (cu 2-3 decenii în urmă înce-
puse să-și facă loc termenul de cosmiatric, care urmărea să se
delimiteze mai bine de cosmetică și cosmetologie și să sugereze
implicarea medicului, a medicinii științifice în acest tip de tera-
peutică asimilată aproape în totalitate profesiei de cosmetician.
Probabil că termenul nu s-a putut consacra datorită confuziei la
care se preta cu un alt domeniu care apăruse între timp, medi-
cina cosmetică și chirurgia plastică și reparatorie, pentru

specialiști o arie mai largă, pe care am menționat-o mai înainte, citând buletinul societății, în sfârșit, pentru subsemnatul, evantaiul disciplinelor este încă și mai larg, familia medico-esteticienilor urmând să fie una și mai mare, în beneficiul impunerii și afirmării acestui domeniu, o necesitate socială (încă necunoscută ca atare), și nu un domeniu minor, facultativ, un lux etc; cum pe nedrept este privit uneori din afara cadrului său specific și multidisciplinar.

Multe alte discipline medicale au și obiective și mijloace, și solicitări de a practica medicina estetică.

Astfel, chirurgia, avantajată de specificul ei corectiv și modelator, chiar chirurgia generală – cu ani în urmă, prof. Pius Brânzeu a scris o carte, de referință astăzi în domeniu, – „Estetica în chirurgie", în care atrăgea atenția asupra necesității de a înnobila actul chirurgical cu deziderate estetice – are obiective și contribuții estetice, dar mai ales specialități chirurgicale, între acestea chirurgia buco-maxilo-facială, ortopedia, chirurgia infantilă; specialități neurochirurgicale cu posibilități de intervenție în modelarea estetică a corpului uman – medicina fizică și recuperarea, medicina naturistă, dietetică, geriatria și chiar psihiatria.

Asupra palierului estetic al ultimelor două, aș dori să stărui în câteva cuvinte.

Există o geriatrie estetică asupra căreia au insistat gerontologii italieni (dar și francezi, americani), la noi, Bălăceanu-Stolnici și subsemnatul. Utilizând mijloace proprii (prevenția și terapii componente ale ceea ce s-a numit antiaging, terapii bio- și eutrofice, hormonale specifice, antioxidante, recuperare și reeducare funcțională geriatrică, protetică, termalism), dar și mijloace specifice celorlalte discipline estetice, geriatria își delimitează cu tot mai multă insistență și necesitate un obiectiv estetic. Fiindcă deteriorarea morfologică (și funcțională) indusă de înaintarea în vârstă este cea mai severă și are repercusiuni importante asupra individului: precipită îmbătrânirea, afectează calitatea vieții, are efecte depresogene.

Îmbătrânirea, se poate spune, implică două componente mari – îmbătrânirea internă, viscerală și îmbătrânirea externă, a înfățișării, vizibilă, și pentru aceasta, criteriul de apreciere a vârstei, al nivelului de îmbătrânire – ortogeră, precoce sau accelerată.

De ce și psihiatria? Pentru că, dacă am avut prilejul să observăm faciesul și ținuta unui bolnav depresiv, „masca depresivă", ținuta neglijentă, corpul neîngrijit etc, și schimbările spectaculoase după terapiile antidepresive eu- sau ortotimizante (azi foarte eficace), farmacologice și non-farmacologice, am găsit răspunsul.

Și fiindcă medicina care face obiectul dezbaterilor reuniunii de față își spune, cu îndreptățire, estetică, câteva considerații de ordin filosofic (estetica fiind o ramură a filosofiei, dar revendicată în mai mică măsură și ca știință), privind valorile și categoriile esteticului, obiectiv specific cu aplicare la corpul uman al medicinii estetice mi se par demne de interes și importante pentru consolidarea doctrinară a acestei noi medicine. După cum se vede, nu-i spun disciplină, fiindcă este mai mult decât o disciplină, integrând multi- și transdisciplinar o serie de discipline subordonate unui unic obiectiv, frumosul anatomic al ființei umane. Știm, pe de altă parte, că practicile medicale au atât în amonte, cât și în paralel cu evoluțiile lor, filosofii proprii și istorii naturale.

Estetica provine din grecescul aisthetikos – sensibil, termenul fiind propus de Baumgarten, la mijlocul sec. XVIII.

Max Bense deosebește esteticii două mari orientări – orientarea galileică (analist-științific-informativ); raportul esteticului cu artisticul trebuie înțeles ca estetic cadrul, respectiv artistic- nucleu, cu alte cuvinte esteticul integrează artisticul.

Frumosul comportă mai multe definiții: frumosul este armonie, echilibru, măsură; este binele care și place; este relevarea unui sens și unei finalități în lume, dincolo de scopurile conceptualizabile; este capacitatea pe care o are uneori obiectul, realul de a-și expune succesiv straturi de profunzime tot mai adânci, în care se ating trăiri și idei tot mai universale și mai aproape de absolut.

Frumosul, care este obiectul esteticii, este un numitor comun pentru sensibil și pentru medicină (de neconceput în afara unei baze de sensibilitate; cine nu este sensibil la suferință, la frumos, la sentimentele umane, nu poate fi eficace în practicarea medicinii).

Din punct de vedere estetic avem frumosul artistic, care este un produs, o operă, o creație, și frumosul natural, care este un element dat; primul, ne spune marele nostru estetician Tudor Vianu (fiu de medic și tată de medic), este „replica mai desăvârșită și mai pură a frumosului natural", secundul – „modelul mai frust și mai imperfect al celui dintâi"; frumosul natural este prima formă a frumosului în artă și decurge din imperfecțiunile realității.

Frumosul în medicină se află la interferența frumosului natural (care reprezintă obiectivul, modelul, canonul) și frumosul artistic (care reprezintă creația, produsul medicului estetician).

De fapt, boala, deficiența, anomalia, handicapul nu sunt altceva decât aspecte ale imperfecțiunii biologice a naturii, medicina fiind investită cu misiunea corectării imperfecțiunilor.

Motivația artei este crearea frumosului. Motivația medicinei (aici se legitimează calificarea drept „artă" a medicinii, în rest, sensul fiind figurat) este nu numai vindecarea, ci și eliminarea sau atenuarea imperfecțiunii și atingerea frumosului.

Demersul spre frumosul natural se face prin operă, prin creație – produs al artei, respectiv al tehnicilor medicale corective și de înfrumusețare.

Privind frumosul natural avem norme – exemplu: tipul cel mai frumos al speciei omenești, normele fiind puțin variabile în timp, factorul de influență – moda – neavând o pondere prea mare. Idealurile de frumusețe, canoanele promovate de Grecia antică, însușite de Roma, au variat prea puțin de-a lungul timpului în civilizația europeană, canoanele fiind diferite și în funcție de factori etno-rasiali și geografici.

Înfrumusețarea (estetizarea) corpului uman (corectarea, modelarea și remodelarea) cu mijloacele specifice medicinii estetice, deși se aplică asupra frumosului natural se apropie de mecanismul de creație a frumosului artistic, iar prețuirea se răsfrânge, ca și în cazul creației artistice și asupra autorului-creator (medicul); de aici arta, virtuozitatea (în termeni medicali competența și eficiența) medicului estetician prețuite și căutate de clienți.

Relația frumosului cu sexualitatea (cu delimitările firești legate de vârstă) a preocupat pe esteticieni. Este, de altfel, semnificativ că Afrodita (Venus la romani) era zeița dragostei și frumuseții, grecii creând și un model de frumusețe masculină (ne-zeu) Adonis. Darwin considera că frumusețea plantelor și animalelor este un instrument al selecției sexuale.

„Când un bărbat găsește frumoasă o femeie și o femeie pe un bărbat, în interesul care susține o astfel de evaluație se amestecă, fără îndoială, și o reprezentare sexuală", observa același Tudor Vianu, iar Stendhal nota: „Frumusețea este făgăduința unei fericiri".

Fără a merge la problema metafizicii schopenhauriene a instinctului, se pare totuși că oricine percepe în frumusețea celuilalt sex acordul posibil a două senzualități, fericirea prin asociere sexuală.

A înfrumuseța chipul și corpul omenesc înseamnă a reda încrederea în sine și puterea subiectului respectiv, a-l face apt pentru dragoste, pentru căsătorie, pentru procreație, funcții vitale psihologice, biologice și morale fundamentale. A fi sănătos, dar diform sau malformat, este un prejudiciu pe toate planurile care anulează starea de sănătate.

Atitudinea estetică în fața vieții și a lumii, perceperea cu plăcere și satisfacție a esteticului este firească, dar trebuie delimitată de estetism – atitudine care suprematizează esteticul ca singură valoare. Unul din exponenții acestui concept a fost

Nietzche, care nega orice valoare extraestetică, aliniindu-se prin aceasta fanatismului estetic: „Lumea nu este justificabilă decât ca fenomen estetic", afirma el. Tudor Vianu, însă, precizează: „Esteticul nu se poate substitui moralului." Estetica kantiană aprecia „contemplația frumosului ca o stare de integrare a sensibilității cu inteligența și a materiei cu forma".

Felul corpului omenesc de a fi frumos este biologic determinat – frumosul natural – dar modelabil și remodelabil, morfologic – frumosul artistic; din zoologic devine omenesc pe măsura „prelungirii" sale funcționale, adecvată unor nevoi reale și cu timpul necunoscute ca atare. El, corpul, „răspunde" acestor imperative diacronic instituite și se reconfigurează prin „ecourile" sale la un mediu determinant și determinat. Sexul, vârsta, culoarea, trăsăturile înfățișării, toate însemnele apartenenței inițiale înmagazinează din ce în ce mai numeroase rosturi corelative, prin care fiecare individ va ajunge din diverse unghiuri „important" pentru ceilalți. Un anume raport al componentelor morfofiziologice se constituie, istoricește, într-o întocmire „armonioasă". Tinerețea sau maturitatea, senectutea, înălțimea sau vigoarea, „aerul", dispoziția, dobândesc felurite sensuri în contextul feluritelor rosturi.

Atracția erotică se întregește prin „afinități elective" suplimentare.

Aceste considerații vor să sugereze natura „suprastructurată" a frumuseții corporale, frumusețe apărută pe baza, dar în prelungirea structurii biologice. De aici decurge atât comunitatea frumuseților de un anumit tip, cât și variabilitatea în timp și spațiu, a tipologiilor respective – fiecare cu determinările ei.

Pentru a fi susținută și gândită, frumusețea trebuie să fi existat mai întâi, neîndoielnic; existența ei se situează de fiecare dată la capătul unei deveniri; ființarea ei este rezultatul unei îndelungi evoluții (să evocăm, de exemplu, primii hominizi).

Exemplul frumuseții corporale este cel mai clar, deoarece este cel mai simplu și direct accesibil și perceptibil. El beneficiază de o mai evidentă statornicie izvorâtă dintr-un temei biologic cu un grad mai redus de mobilitate. De aceea și permite evidențierea unor identități mai cuprinzătoare și mai certe.

Frumusețea adolescentină se păstrează aproximativ aceeași pe întinse secțiuni teritoriale sau temporale. Frumusețea feminină beneficiază și ea de continuitate, în pofida unor discontinuități sociale, etno-rasiale, religioase, regionale sau naționale, care impun modele și tabu-uri. Și în aceste din urmă perspective, femeia pare frumoasă întotdeauna, în măsura în care ea apare, realmente, astfel; impresia pe care un individ sau un grup de indivizi și-o formează despre ea, preia și variază expresia pe care o dobândește prin ea o anumită viață determinată. Textul se definește contextual cu sau fără voia receptorului, a cărui subiectivitate pendulează oricum, între granițe obiective.

Frumusețea corporală a omului transcede în frumusețe sufletească.

În încheiere: medicul înnobilează funcțiile sale de vindecător, de ajutor cu cea de creator, creator de frumos.

BRÂNCUŞI, ARTA SA ŞI LUMEA SA MEDICALĂ

Arta trebuie să odihnească şi să vindece contrareităţile interioare ale omului. Aceste contrarietăţi derivă din însuşi destinul lui şi din tragedia lui... Arta are şi această misiune terapeutică: Să ne amintim numai de catharsisul aristotelic.

Brâncuşi

Cel ce se apleacă asupra biografiei marelui sculptor este surprins să constate, ceea ce s-ar putea numi, „lumea sa medicală"; şi fiindcă întâlnirile sale cu medicina şi slujitorii acesteia nu sunt întâmplătoare, mai mult decât atât, marchează în unele momente drumul creaţiei sale, determină chiar, până la un punct, afirmarea sa. Iar pentru a argumenta această aserţiune vom da cuvântul biografilor şi exegeţilor operei sale.

Prima întâlnire a sa cu medicina are loc devreme, la începuturile activităţii sale artistice, în vremea studiilor, între anii 1898-1901. Iată ce ne spune, relativ la această perioadă, unul din cei mai avizaţi brâncuşiologi, criticul şi istoricul de artă, Barbu Brezianu: „La talentul său înnăscut, la experienţa artizanală dobândită la Şcoala de Meserii din Craiova şi la practica de o vară făcută la Viena, vin să se adauge foarte serioasele studii întreprinse nu numai la Şcoala Naţională de Arte Frumoase, dar şi în sălile de disecţie ale Institutului Medico-Legal şi ale Facultăţii de Medicină din Bucureşti, sub îndrumarea pasionatului profesor de anatomie, Dr. Dimitrie Gerota. Brâncuşi va cunoaşte astfel în cele mai mici amănunte tainele osteologiei și miologiei umane." „Studiul prin disecție", adaugă Petre Comarnescu, „nu făcea parte din îndatoririle unui student obișnuit, ci din căutările unui spirit scormonitor și de largi cuprinderi." Această exigență formativă pe care și-a impus-o tânărul artist, îl alătură celebrilor săi predecesori – Antonio de Pollaiuolo, Leonardo da Vinci, Michelangelo, Rafael, Tizian, Dürer, Rembrandt, artiști care și-au desăvârșit formația artistică aprofundând anatomia umană.

Încercând să explice originile trăsăturilor care definesc operele sale de maturitate, noul adus de el în conceperea și redarea formelor care, simplificându-se, se esențializează („Simplitatea nu este un scop în artă, însă, ajungi la simplitate fără voia ta, apropiindu-te de sensul real al lucrurilor. Simplitatea este în sine o complexitate – și trebuie să te hrănești cu esența, ca să poți să-i înțelegi valoarea" – își autodefinea Brâncuși crezul său artistic), se încarcă de semnificații filosofice, unii dintre exegeții operei brâncușiene consideră că tocmai această perioadă în care a venit în contact cu aspectele neplăcute ale disecției pe cadavre l-a condus la abandonarea reprezentărilor anatomice în sens tradițional în opera sa. Alți brâncușiologi consideră că această interpretare este mai degrabă o speculație, fiindcă Brâncuși, ca și predecesorii amintiți, și-a impus studiul anatomiei în mod deliberat, considerându-l o etapă inițială și obligatorie pentru cunoașterea umană. În timpul acestei perioade de studiu a anatomiei și în vremea imediat următoare, Brâncuși a creat o serie de opere în care detaliul anatomic a jucat un rol important, opere față de care nu a avut o poziție critică, nu le-a regretat.

Brâncuși a ajuns la ceea ce s-a chemat formă pură, esență, nu ca urmare a repulsiei pentru anatomie, ci ca urmare a unei evoluții a gândirii sale artistice și a reflecției filosofice, așa cum au făcut-o și alți artiști care, de asemenea, au abordat la începuturile lor artistice limbajul clasic, reprezentarea mai realistă, mai fidelă modelului, exemplari în acest sens, printre alții, fiind Picasso și Dali.

Prin urmare, drumul său de la anatomie și ceea ce s-ar putea numi figurativ, la arta de maturitate, se caracterizează prin esențializare, nu abstractizare, cum greșit consideră unii; „nebuni sunt aceia care consideră sculpturile mele drept abstracte. Ceea ce cred ei că este abstract, este tot ce poate fi mai realist – căci realul nu înseamnă forma exterioară (a lucrurilor) – ci ideea și esența fenomenelor."

De altfel, interpretările creației lui Brâncuși nu dispun adesea antipodal cu susținători ai unui pol sau al altuia în planuri ca abstract-figurativ, eleatic-heracliteean, geometric-biotic. Și, așa cum se întâmplă de multe ori, critica, interpretările postume complică lucrurile și depășesc adesea intențiile, concepțiile, mesajele creatorilor. Brâncuși a fost însă un artist care și-a comentat creația, reflexiile sale despre arta sa în special, ar fi trebuit poate să lase un spațiu mai redus multiplicării interpretărilor. Astfel, respingerea abstracționismului care i se atribuia, a „simplității" și a „simplificării" (care nu este, de fapt, esențializare) este evidentă în multe din mărturiile sale scrise, exprimate cel mai adesea aforistic „Simplitatea în Artă este, în general, o complexitate rezolvată"; „Eu am pornit întotdeauna de la o idee, de la Natură"; „Arta mea este realitatea însăși"; „Naturalitatea în sculptură constă în gândirea alegorică, simbol sau sacralitate, sau în căutarea esențelor ascunse în material".

Asupra întâlnirii sale cu anatomistul și chirurgul Dimitrie Gerota, este necesar să se stăruie mai mult, pentru ca înrâurirea exercitată de acesta asupra tânărului artist a fost dintre cele mai importante, fiindcă Gerota, departe de a-i fi numai profesor, i-a fost prieten, colaborator (ecorșeul, celebrul ecorșeu, este o operă mărturie a acestei colaborări pe care au semnat-o împreună), protector, mecena; această „întâlnire" a inaugurat o prietenie medico-artistică, durabilă, care ne reamintește de altele, la fel de celebre, stimulatoare atât pentru artiști, cât și pentru medici: Leonardo da Vinci cu anatomistul Colombo, Cellini cu Vidius și Berengario Carpi, Tizian cu Vesalius, Van Gogh cu Gachet, Nicolae Grigorescu cu Carol Davila, Theodor Pallady cu Ernest

Juvara, Ștefan Popescu cu Francisc Rainer, în sfârșit, spre a
încheia seria exemplelor dificil de epuizat, Ioan Cantacuzino,
marele prieten al atâtor artiști și literați care i-au fost contem-
porani.

Ceea ce ni se pare demn de subliniat este intuiția deosebi-
tă a prof. Gerota, care a văzut în tânărul sculptor, înaintea altora,
un viitor geniu al artelor; aceasta l-a determinat să-i poarte de
grijă, să-l sprijine moral și material, să se preocupe să-l pr-
omoveze, să-i asigure comenzi.

De altfel, marele chirurg și anatomist Dimitrie Gerota era
un iubitor și un fin cunoscător al artelor.

Iată ce spune, de pildă, referindu-se la relațiile dintre cei
doi, Petru Comarnescu: „În afară de cei doi sculptori (aluzie la
Ion Georgescu și Vladimir Hegel, profesorii săi de sculptură de
la Școala Națională de Arte Frumoase, nota noastră), Brâncuși
a avut un îndrumător deosebit de stimulator care l-a apreciat și
care i-a purtat de grijă și mai târziu, în doctorul Dimitrie Gero-
ta"; iar V. G. Paleolog, vorbind despre profesorii pe care i-a avut
la Școala de Arte Frumoase arată că influența cea mai puternică
i-a fost imprimată de profesorul de anatomie, Dr. Dimitrie
Gerota, care preda în același timp disciplina de anatomie
artistică la respectiva școală.

Profesorul Gerota este acela care-l determină să se anga-
jeze la execuția „Ecorșeului" – lucrare concomitent artistică și
didactică, moment de referință în creația sa, la care lucrează doi
ani și pentru care este distins cu o medalie de către școală. Ei se
opresc pentru modelul acestui ecorșeu la Antinous, care cores-
pundea unui canon de frumusețe clasică ambigenă, mai degrabă
feminizată, în opoziție cu Doriforul lui Policlet, modelul atletic.
Antinous din Belvedere întruchipa un ideal de frumusețe mas-
culin, căruia i s-au făcut în epocă mai multe statui. Acest tânăr
bythinian, inițial sclav, a devenit favoritul împăratului roman
Adrian, fiul adoptiv al lui Traian și urmașul acestuia la tron.

„Ecorșeul, subliniază Petru Comarnescu, reprezintă în
activitatea lui Brâncuși o muncă îndelungată și anevoioasă,

întreprinsă dintr-o curiozitate științifică, dintr-o necesitate de cunoaștere a tainelor ființei umane, ale biologiei."

Și Comarnescu analizează mai departe această operă de artă, și concomitent, opera științifică și didactică: „Privind «Ecorșeul», operă mai mult științifică decât artistică, dar cu consecințe în creația autorului ei, ne impresionează faptul că, și jupuit, capul lui Antinous are expresie vie, datorită ochilor, nasului, și mai ales zâmbetului. Acest zâmbet ușor îi apare criticului de artă Sidney Geist neobișnuit într-un ecorșeu." Un artist de geniu nu putea face numai un obiect didactic, lăsând de o parte arta sa. De aceea, „Ecorșeul" lui Brâncuși, artistul, la acea dată neavând faima pe care va dobândi-o mai târziu, a determinat un deosebit interes.

„Interesul general pe care această lucrare l-a stârnit în masa mare a publicului bucureștean – în afară de aceea a învățăceilor – a culminat prin cererea unanimă de a fi expus într-o sală a Ateneului", scrie Paleolog (Expunerea a avut loc, precizează Comarnescu, din decembrie 1902 până în iunie 1903). Într-un fel, a fost astfel consacrarea unui absolvent al „Școlii de Arte Frumoase", adaugă Comarnescu și expunerea la Ateneu (Nina Stănculescu scrie că expunerea la Ateneu s-a făcut la îndemnul Dr. Gerota), obținerea comenzii oficiale de achiziționare, multiplicarea sa, au contribuit la cunoașterea tânărului Brâncuși, cele cinci exemplare ale ecorșeului se găsesc astăzi în următoarele instituții: Colecția Colegiului Carol I din Craiova, Muzeul de Artă din același oraș, Muzeul de Anatomie al Universității de Medicină și Farmacie din Iași (dispărut), catedra de Anatomie a Facultății de Medicină din Cluj.

Paleolog urmărește destinul acestei opere: „prin stăruința Dr. Gerota, exemplare din «Ecorșeu» au fost comercializate și destinate școlilor de Arte Frumoase din București și Iași. Un alt exemplar a fost cumpărat de fosta Prefectură Dolj, din Craiova. (Aceasta s-a bucurat de o expunere temporară la cererea Muzeului de Științe Naturale); în noiembrie 1965 s-a găsit la Craiova al cincilea exemplar; „Comercializarea, continuă

Paleolog, a ajutat într-o măsură pe Brâncuși să facă față traiului și decenței vestimentare, gândindu-se chiar să-și găsească o locuință mai spațioasă și mai aptă îndeletnicirilor lui."

Ecorșeul brâncușian era o replică prestigioasă a altor celebre ecorșeuri – cel al lui Michelangelo, al lui Antoine Houdon, al lui Eugène Caudron. Iată cum caracterizează Waldemar George creația marelui artist român: „Această tulburătoare capodoperă anatomică constituie unul din hrisoavele de noblețe cu care Brâncuși se poate pe drept cuvânt lăuda." În aceeași perioadă de începuturi, după terminarea ecorșeului, tot o lucrare cu o temă legată de medicină, a fost destinată să contribuie la cunoașterea lui Brâncuși. Și tot prin stăruința prof. Gerota, Brâncuși obține comanda pentru executarea bustului Dr. Carol Davila; el s-a dovedit un portretist monumental, chiar mai mult decât prin primele opere ce le va face la Paris, înainte de a asimila învățătura lui Rodin și apoi a o părăsi pentru a-și găsi drumul propriu, revoluționând sculptura mondială.

Este semnificativ că bustul lui Carol Davila, ultima lucrare înainte de plecarea în străinătate i-a fost comandat la începutul anului 1903, tot ca urmare a eforturilor și intervenției Prof. Dr. Gerota.

Contactele sale cu lumea medicală au fost aproape permanente, astfel se menționează, din perioada cât au fost în București, de către același Paleolog, următoarele: „Sălășluiau în acele camere prin 1902-1903, o seamă de studenți, viitori medici, 2-3 colegi de la Belle-Arte și însuși povestitorul. Fiind săraci, Brâncuși, Ion Croitoru și Dr. Popescu Gheorghian locuiau în aceeași cameră de la mansardă." Este evocată, de asemenea, figura doctorului Saracany, vecinul său, o figură pitorească a Bucureștilor acelor ani. Momentul plecării la Paris – un moment important al biografiei sale – este, de asemenea, semnificativ legat de ceea ce am putea delimita, cu îndreptățire credem noi, „lumea medicală a lui Brâncuși".

Printre cei care au sprijinit plecarea sa la Paris a fost, nici nu se putea altfel, dr. Gerota; acesta i-a acordat o subvenție lunară de 25 de lei, timp de un an, și a făcut demersuri energice la Ministerul Învățământului pentru a i se acorda o bursă. Toate acestea reies clar dintr-o scrisoare pe care Brâncuși o adresează sus-numitului minister în vederea obținerii unei burse, scrisoare în care afirmă: „apelul făcut Ministerului se datorează gestului mărinimos al doctorului Gerota."

În perioada instalării sale la Paris, primul mecena i-a fost tot un medic de origine română, cunoscut în mediile (artistic și medical) pariziene – doctorul Vaschide – cercetător cu preocupări în domeniul psihofiziologiei, psiholog, filosof și logician, mare iubitor de artă, fin cunoscător al mișcărilor artistice ale timpului; doctorului Vaschide i se datorează primele semnalări în presă ale apariției în saloanele pariziene a operelor lui Brâncuși. Soția doctorului Vaschide i-a pozat ca model pentru unele din portretele sale feminine. La familia Vaschide ajunge prin recomandarea doctorului Gerota și a dr. Ioan Cantacuzino, un alt sprijinitor al artistului, ca și al multor altora.

Dar, de prietenia stimulatoare și mecenatul Dr. Vaschide se leagă un alt moment în creația brâncușiană – cunoscuta lucrare „Somnul", piesă de rezistență care marchează încheierea unei etape și începutul alteia în creația sa.

Toți exegeții operei sale sunt de acord că Brâncuși a ajuns la subiectul „Somnului" adâncit și elaborat ulterior, timp de 10 ani, în ceea ce se cunoaște ca „muze" (se cunosc 10 variante cărora le-a spus fie „Somnul", fie „Odihna" (Le repos), fie „Muza adormită" la impulsul Dr. Vaschide (așa cum puțin înainte, în țară, o făcuse celălalt „medic-mecena", Dr. Gerota), care cerceta în această perioadă subiectul său predilect – „Somnul și visele". Buzoian de origine, ca și Gerota, Vaschide a mijlocit comanda monumentului funerar pentru Petre Stănescu – operă faimoasă, piatră de hotar în creația sa, cunoscută sub numele de „Rugăciunea", comandă la care a contribuit și farmacistul Gerota, fratele profesorului de anatomie.

Relativ la aceasta, V. G. Paleolog scrie: „Prin această lume *medicală* va atinge Brâncuși prilejul comenzii Rugăciunea care va fi capul hotărâtor al destinului său de sculptor."

După moartea lui Vaschide, locul de mentor al încă proaspătului parizian care era Brâncuși, îl ia un alt doctor român, celebrul savant Levaditi, care, după spusele biografului artistului, „își făcea o bucurie trecând de la Institutul Pasteur, din vecinătatea atelierului lui Brâncuși, să-l inițieze pe acesta în taina problemelor fundamentale ale geneticii".

Casa lui Levaditi era deschisă nu numai tinerilor medici, ci și artiștilor (Constantin Brâncuși, Eustațiu Stoenescu și alții). Legăturile afective dintre savant și artist se stabilesc imediat după sosirea lui Brâncuși la Paris. Locurile de întâlnire erau atelierul artistului din l'Impasse Ronsin, casa lui Levaditi și Institutul Pasteur, unde savantul îl invita adesea pe sculptor la „ceai". Levaditi era un iubitor și cunoscător de artă, frecventa cercurile artistice pariziene, iar casa sa era un loc de întâlnire pentru muzicieni și artiști plastici. Idolii săi erau Bach, Beethoven, Wagner, Chopin și Mozart, și el practica muzica de cameră – fiica sa, Marta, la vioară, el însuși vioara a II-a, Jean Bobescu la violoncel și Ștefan S. Nicolau, colegul său aflat la specializare la „Pasteur", alto. Tot în casa sa, Olga Mecinikov, pasionată de pictură, aducea colegii medici ai tatălui său, Ilya Mecinikov, cunoscutul savant, inițiindu-i în arta picturii.

Doctorul Levaditi i-a cumpărat una din variantele în bronz ale „Supliciului" (1907), operă păstrată în colecția fiului său, Jean C. Levaditi. Un alt medic care l-a sprijinit pe tânărul sculptor a fost doctorul Safirescu, profesor universitar la Iași, cuscru al lui Vaschide și prieten cu Levaditi.

În 1910, când de-abia își cristalizase planurile artistice ale monumentului funerar de la Buzău, primi o altă solicitare, și tot din partea unui medic, doctorul compatriot Solomon Marbé, și tot pentru un monument funerar destinat mormântului din cimitirul Montparnasse al logodnicei sale care se sinucisese, prilej pentru elaborarea unei opere reprezentative pentru creația sa de maturitate, „Sărutul", temă predilectă a sculptorului, care va fi preluată într-o formă şi mai stilizată în stâlpii „Porţii sărutului" din ansamblul monumental de la Tg. Jiu.

Din comunicarea lui George Oprescu la „Colocviul Brâncuşi" – Bucureşti, octombrie 1967, extragem alte mărturii inedite ale relaţiilor marelui sculptor cu lumea medicală: În perioada de formaţie a lui Brâncuşi, printre personalităţile române care au fost menţionate în monografiile ce i-au fost consacrate, mai există şi altele, foarte importante, care l-au cunoscut din primii ani ai stabilirii lui la Paris. Între ele aş considera grupul care a avut o contribuţie largă în cultura noastră din acea vreme, cel din jurul profesorului Cantacuzino, începând cu cei care au devenit mai târziu profesori remarcabili în învăţământul medicinii: C. Ionescu-Mihăieşti şi Mihai Ciucă. Cel care l-a cunoscut mai întâi pe sculptor a fost Ionescu-Mihăieşti, în 1910. El se găsea la Paris, la Institutul Pasteur, pentru studiile sale de microbiologie. Şi el, ca şi Mihai Ciucă, se stabilise la Paris pentru o mai lungă absenţă din ţară, în vederea specializării. Prin celălalt doctor, Ciucă, face cunoştinţă cu Brâncuşi, şi tot el îi atrage atenţia asupra sculptorului român lui Cantacuzino, care, după cum îmi aduc aminte, l-a şi ajutat din punct de vedere material. Presupun că prietenia medicilor români cu sculptorul a ţinut până la declanşarea Războiului Balcanic, în 1913, când au trebuit să se întoarcă în ţară."

În sfârşit, prietenia sa cu Modigliani s-a datorat doctorului Paul Alexandre, care l-a prezentat pe pictor sculptorului, în atelierul său de la Paris, prin 1909. Doctorul Alexandre era un pasionat colecţionar de artă, şi ca prieten îi va acorda asistenţă medicală sculptorului român de câte ori acesta va avea nevoie. Fiul doctorului Alexandre, Noel Alexandre, publică în 1994, în Belgia, lucrarea „Modigliani inconnu", premiată de Academia Franceză. Un capitol al cărţii îl constituie scrisorile lui Modigliani şi Brâncuşi către medicul lor („Lettres de Modigliani et de Brâncuşi"), iar un altul conţine reproducerea unui portret literar al lui Brâncuşi, scris de tatăl său: „Era un suflet credincios şi intuitiv, care credea în câteva valori fundamentale. Îi plăcea să vorbească despre artă, în general și despre a sa, și o făcea simplu și cu convingere."

Prietenia dintre cei trei – Modigliani, Brâncuși și doctorul Alexandre – avea, pe de o parte, în comun, pasiunea pentru artă (doctorul Alexandre avea o impresionantă colecție de tablouri, 376 de piese), pe de altă parte, medicul își pusese arta sa medicală în slujba artiștilor, devenind doctorul acestora. Cei trei erau și membri ai grupării artistice „Delta", care luase ființă în cartierul parizian Montparnasse.

Și alte organizații din care Brâncuși făcea parte îl apropie de medici. Traian Vuia crease Frontul Național Român, care grupa mai multe organizații ale românilor din Rezistența franceză. Printre membrii frontului, alături de Traian Vuia, se găseau Nicolae Titulescu, George Enescu, Mihai Ralea, și medicii Ioan Cantacuzino, C. Levaditi și C. I. Parhon.

Dar contactele și prieteniile sale cu medicii i-au fost prilejuite lui Brâncuși și de ipostazele sale de bolnav, care nu au fost puține, ținând cont că sculptorul, dăruit de natură cu atâtea calități, nu o avusese și pe aceea a unei constituții fizice robuste; sunt cunoscute îmbolnăvirile sale, mai puțin medicii care l-au ajutat. Odiseea drumului său parcurs pe jos, în etape, timp de 2 ani, până la Paris, orașul-lumină, miezul creuzetului, unde, la începutul secolului XX se forja dramatic o artă nouă, ale cărei scântei vor reverbera în toată lumea, va impune sacrificii și lipsuri, foame, oboseală, boli. O pneumonie contractată în această perioadă (se afla la Luneville) nu poate fi tratată din motive evidente cu ajutorul medicilor, dar este biruită prin forțele sale proprii și cu ajutorul unor tovarăși de drum, ocazionali, care l ajută. Ulterior se mai știe de o febră tifoidă, tifos în unele mărturii ale biografilor săi), expresie a lipsurilor materiale ale începutului său.

La Paris, sănătatea sa șubredă cedează din când în când în lupta cu bolile, dar de fiecare dată el învinge cu ajutorul medicilor, dar mai ales, cum avea să mărturisească, aruncându-se cu toate forţele în munca sa de creaţie; şi ca şi cum mobilizarea forţelor de creaţie ar stimula şi pe cele de apărare, de vindecare, el îşi înfrânge boala, depăşeşte momentul critic.

Bolnav, îi scrie lui Fr. Stork: „sănătatea mea merge mai bine, dar nu e încă strălucitoare – („ma santé va mieux mais n'est pas encore brillante") cine-i poartă de grijă?." El continuă să cioplească. Lui Ionel Jianu avea să-i mărturisească altădată: „Am fost cândva foarte bolnav. Simţeam cum mă sting, uşor. O senzaţie blândă de lunecare. O abandonare. Mă intoxicasem aproape cu tot felul de medicamente. Într-o zi mi-am dat seama că nu pot să mor... Că lucrul meu nu poate rămâne neterminat, că-i mai sunt necesar. Mi-am spus: trebuie să trăiesc! Şi când a venit doctorul să mă ia la spital, i-am declarat: Nu mai e nevoie, doctore! Sunt salvat."

Dacă am reuşit, prezentând nu atât opinii personale, cât mai ales argumente, mărturii, date biografice fără pretenţii exhaustive, dacă am reuşit, deci, să ilustrăm o latură inedită a biografiei şi creaţiei brâncuşiene – legăturile sale cu medicina şi slujitorii ei, legitimitatea acestei relaţii la geneza unei părţi a creaţiei sale şi chiar, într-o măsură, la afirmarea talentului său ieşit din comun, prin susţinerea materială şi morală, cu deosebire la începuturile mai totdeauna anevoioase ale oricărui suiş spre desăvârşire, atunci satisfacţia strângătorului acestor date este deplină.

PETRE ȚUȚEA – GERONTOSOFUL. REFLECȚII DESPRE ÎMBĂTRÂNIRE ȘI GERIATRIE –

*Ca stejarul cel gros arzând, unii
vârstnici răspândesc dogoare,
încălzesc frunțile juvenile și le exaltă spre
ideile și faptele generoase.
Iar flacăra le dă lor înșile un joc de
umbre rembrandtiene, care îi fac
expresivi și plini de sensuri.*
                              George CĂLINESCU

Tânărul meu coleg, medicul și poetul Alexandru Popes-
cu-Prahovara, în prezent stabilit în Anglia, mă întrebase dacă
nu aș dori să preiau în spitalul în care mai fuseseră îngrijite, în
trecerea de la viață, prin senectute, câteva personalități ale
culturii noastre, pe marele filosof intrat în conștiința noastră la
reala sa dimensiune în ultimii ani post-revoluție – PETRE
ȚUȚEA – aflat atunci țintuit la pat într-un spital bucureștean
apărut după revoluție, destinat să reconcilieze medicina cu
religia, Spitalul „Christiana".
Dar, pentru că mai tânărul meu coleg spunea că la noi,
spital cu o mai veche tradiție în îngrijirea bătrânilor, s-ar putea
face mai mult, chiar o „recuperare", i-am răspuns atunci că în
mod sigur noi n-am putea face altceva decât colegii noștri, în
acest stadiu final al vieții și că dorința noastră, firească, nu poate
schimba cu nimic această realitate a sfârșitului inexorabil; și de
fapt, atmosfera și îngrijirea religioasă din acel spital erau mai
potrivite filosofului profund ortodox. De fapt, cred că se impune

o revizuire a concepției despre bătrânețe nu numai în plan filo-
sofic, dar și în plan medical. În mod greșit, „medicalizăm"
excesiv senectutea, pretinzând că tratăm bătrânețea, că preve-
nim sfârșitul, moartea, ceea ce ar putea sugera că, pe de o parte,
bătrânețea este o boală (concept astăzi abandonat), pe de altă
parte, un tratament bine condus ar putea prelungi la nesfârșit o
existență, contravenind uneia din teoriile moderne ale îmbătrâ-
nirii, care susține că existența fiecărui individ este programată
genetic pentru o anume durată.

Ignorăm încă, dintr-o ineficiență de formare, că actul
medical are și o altă componentă, adecvată stadiilor terminale,
bine conceptualizată de bioetica modernă, din păcate mai puțin
răspândită la noi, „îngrijirea paliativă" cu componentele sale de
nursing, terapia morală, asistența spirituală, incluzând asigura-
rea permanenței umane comprehensive, a comunicării verbale
și non-verbale. Pe de altă parte, cu acest prilej reamintim o altă
realitate a practicii medicinii vârstei a treia foarte puțin cunos-
cută: transferul unui pacient vârstnic dintr-o unitate în alta
poate precipita un sfârșit, fragilitatea sa adaptativă neputând
face față, de cele mai multe ori, stresului mutării, al schimbării
de mediu – familie-spital (cămin-spital), spital-spital.

Mai târziu, aveam să regret totuși șansa de a fi fost mar-
torul unui atât de grandios apus, fiindcă dacă s-a spus în
general, atât de frumos despre un bătrân care moare că este ca
o bibliotecă ce arde, cum s-ar mai putea spune despre stingerea
acestei uriașe flăcări umane atât de vii, de lucide, de o demnitate
christică, rar întâlnită la o persoană asupra căreia o istorie
nedreaptă a prăvălit atâtea nemeritate pătimiri?

Atent la toate aspectele vieții, cărora, cu strălucitorul său
spirit la lumina profunzimii nebănuite, mijlocindu-ne și nouă
percepția și perspectiva sa, marele gânditor și inegalabilul
comentator al vieții, nu putea să ignore cea de-a treia etapă a
existenței omenești, bătrânețea pe care a trăit-o intens, optimist
și creativ, așa cum o fac marile spirite. Și, surprinzător, pers-
pectiva sa nu a fost numai cea filosofică și cea din interior a

CONSTANTIN BOGDAN   *VIAŢA CA DAR*

persoanei aflate, de fapt, dincolo de vârsta a treia, în cea de-a patra, la care deocamdată nu au acces toţi cei ce îmbătrânesc, ci şi una ştiinţifică, cu pertinente definiri, judecăţi şi interpretări asupra disciplinelor edificate de ştiinţă pentru studiul şi ameliorarea bătrâneţii – gerontologia şi geriatria. El a intrat prin aceasta în galeria marilor cugetători asupra bătrâneţii care nu au fost medici sau biologi, dar a căror gândire (gerontosofia) a servit cunoaşterii şi înţelegerii acestei perioade a vieţii – Platon, Aristotel, Cicero, Seneca, Bacon şi alţii, iar la noi, cum au evidenţiat cercetările lui Victor Săhleanu – C. Rădulescu-Motru, Eugeniu Speranţia, Simion Mehedinţi, Constantin Noica – şi care ne-au lăsat gândurile lor de „bătrâni" despre senectute, într-o percepţie individuală, personală, dar cu învăţăminte largi pentru cei ce îmbătrânesc, dar şi pentru cei nevârstnici şi chiar pentru gerontologi.

Şi dacă Petre Ţuţea a fost numit şi Socrate al românilor, cugetările sale asupra senectuţii ne îndreptăţesc să-i spunem şi „Cicero al românilor".

Bătrâneţea, ne spune Petre Ţuţea, „poate fi privită biologic, filosofic şi religios. Ştiinţa o poate considera ca expresie necesară a vieţii, ca anticameră a morţii sau ca o boală, filosofia ca şi ştiinţa, iar religia ca anticameră a nemuririi."

Privind ştiinţa în general şi în particular, ştiinţele care au ca obiect de studiu bătrâneţea, filosoful le întrevede astfel rosturile reale: „Biologia vârstelor şi antropologia ca ştiinţă naturală, trebuie concepute în acest spirit pozitiv al întrebărilor permanente cu intenţia soluţionării problemelor cuprinse în ele. Constatările ştiinţifice, oricât de precise, rămân în anticamera cunoaşterii, dacă cercetătorul nu se întreabă asupra cauzelor, adică a naturii lucrurilor." Indirect, el face aluzie la volumul mare al cercetărilor constatative, dominant sau exclusiv statistice, şi ponderea încă mică a „cercetărilor-răspuns la întrebări". Fiindcă, reflecta gânditorul, lumea sensibilă (şi geriatria este o asemenea lume sensibilă), „prin natura ei opacă impune principiul căutării. Omul de ştiinţă modern caută nestingherit.

Zoroastru, spune o legendă legată de misticul personaj, era să fie pedepsit fiindcă a trăit un moment neliniștea căutării adevărului."

Așa trebuie cercetate problemele geneticii, continuă Țuțea – „zămislirea, nașterea, creșterea, forța plastică de extraindividuare (Bogmoleț), factorii inhibitori care limitează creșterea, ereditatea normală și patologică, genialitatea, talentul, mediocritatea, idioția, deficiențele, malformațiile, toate formele de predispoziție. Nu se mai pot face studii medicale fără genetică, (extraordinară viziune modernă asupra medicinei! subl. autorului); apoi, neputința, boala, accidentul, îmbătrânirea, întinerirea, moartea și nemurirea, toate în același spirit al progresului științific, practic și tehnic."

Revenind la interogație ca motivație și exigență obligatorie pentru cercetător, el continuă: „Nu se pierde nimic dacă se întreabă mereu în direcția absolutului. Este întâlnirea fericită a teologului, filosofului și omului de știință."

Rezultă cu claritate ideea modernă, atât de actuală astăzi și atât de bine exprimată de filosof în repetate rânduri, a concilierii științei, religiei și filosofiei, a căror prim loc de întâlnire-triconfinium – reprezintă întrebările asupra naturii fenomenelor ce ne înconjoară. Fiindcă, ne spune în alt loc: „omul este înzestrat cu facultatea cunoașterii și cu pofta căutării", facultăți pe care cercetătorul le posedă în cel mai înalt grad, și mai departe... „numai dezlegarea misterelor ne apropie de absolut." El se adresează și omului religios care nu trebuie să ignore sau să se teamă de știință, ci dimpotrivă, să se folosească de rezultatele ei: „Un om religios și lucid – a nu se confunda luciditatea care este estetică și profetică cu raționalitatea, care nu depășește prevederea legată de limitele științei și de ipotezele cerute de aceasta – nu disprețuiește știința și se folosește de roadele ei, așa cum a făcut Pascal."

„Nu trebuie înlăturată foamea de concret a filosofului, omului de știință, artistului și omului religios..." Cu o privire critică, analitică, scrutează și filosofia:

„Filosofia urmărește realul și aparentul, adică lucrul în sine, fenomenul. Noi cunoaștem obiectiv, nu obiectic. Dacă exactitatea se păstrează în marginile rațiunii, filosofia cunoaște o pseudoexactitate, un platonism degradat."

Pentru Țuțea, ca și pentru Pascal, omul de știință trebuie să fie și religios, fiindcă, ne spune el, din impasul demersului către cunoaștere nu poate ieși decât un om de știință religios, și, în continuare, citându-l pe H. Schmidt – „... cunoașterea este o cunoaștere a finitului din infinit, acesta din urmă neputând fi cunoscut, ci numai crezut și simțit."

Și nu trebuie lăsată neobservată, dincolo de gânduri, de idei, erudiția filosofului (cu studii de bază juridice și de economie politică) în filosofia științei, biologie, genetică, și cum vom observa în continuare, în medicină!

Referindu-se la geriatrie, gânditorul consideră că aceasta are rost dacă „tratează bătrânețea ca boală, bătrânul ca existență diminuată (frumoasă definiție, n. n.), fiind bolnav, vorbind în limbajul lui Aristotel".

„Prin geriatrie, continuă el, ne situăm în știința pozitivă, ale cărei constatări aproximative pleacă de la fapte, cu valoarea unei formulări utile, cu eficacitate limitată. Știința a înlăturat construcțiile metafizice, iar explorările ei reușite nu depășesc sfera utilului." Și mai departe: „Geriatria ne arată că degradările privesc lumea sensibilă, iar intelectul sau sufletul ca întreg sunt atinse numai dacă admitem unitatea corp-suflet."

Repunerea în drepturi a spiritului, atâta vreme ignorat la noi, devine, în gândirea filosofului, nu numai o necesitate, dar întregește antropologicul la dimensiunile sale reale, prea mult timp diminuat prin ignorarea spiritului și hipertrofia dimensiunii materiale. Și Petre Țuțea, dintr-o perspectivă a echilibrului care a înnobilat frumoasa sa senectute, reacreditează spiritul alături de materie, cerință atât de actuală pentru întreaga noastră medicină și în mod deosebit pentru geriatrie, fiindcă, noi credem, geriatrul nu trebuie să devină sau să rămână numai mecanicul care repară ansamblul de piese anatomice uzate, care este organismul vârstnicului. Dualismul cartezian ne îndepărtează de imaginea „animalului, ca maşină însufleţită", pe care geriatria încearcă s-o repare când este uzată de timp. Şi Ţuţea conchide la acest punct: „toate tehnicile existenţei îmbină spiritul cu materia."

„Geriatria actuală nu este stăpânită de preocupări metafizice, dar nu trebuie să ocolească omul integral. Prin ea se încearcă înlăturarea unor suferinţe legate de bătrâneţe şi prelungirea mizeriei existenţei omului doritor să trăiască cât mai mult, chiar degradat." Petre Ţuţea rosteşte un adevăr, pe care un geriatru cu experienţă îl pricepe foarte bine. Fiindcă imaginea bătrânului care îşi aşteaptă şi îşi doreşte sfârşitul, se întâlneşte, în ciuda afirmaţiilor, destul de rar. O altă reflecţie care atrage atenţia asupra omului integral, idee pe care o regăsim şi la Pascal, care nu separă fizicul de materie, relevă un adevăr: acela al dorinţei omului de a trăi cât mai mult, chiar degradat, asumându-şi destinul biologic nu atât cu resemnare, ci mai degrabă cu luciditate, curaj şi demnitate.

Discursul asupra devenirii umane de la zămislire până la bătrâneţe şi exitus continuă cu aceeaşi elocinţă: „corpul este conceput, se naşte, creşte străbătând vârstele, prin asimilarea substanţelor din ambianţă, se îmbolnăveşte, îmbătrâneşte şi moare. Moare prin extincţie naturală, prin boală, prin viciu, prin accident şi prin sinucidere (interesantă şi completă clasificare a exitusului, n. n.). Totul este straniu şi enigmatic. Termenii destin, hazard, timpul eficace sunt potriviţi aici, priviţi la scară umană. Cronos participă la jocul vieţii şi al morţii şi distruge, iar Zeus păstrează luminând ordonator. Omul de ştiinţă modern a înlocuit miturile cu legi ale naturii."

Se poate observa că în gândirea filosofului îmbolnăvirea este integrată existenţei, potrivit unei concepţii moderne în medicină, care recunoaşte în boală „o alternativă a existenţei". Bătrâneţea, privită prin această concepţie, se circumscrie celor două alternative ale existenţei – bătrâneţea fiziologică (ortogeră, eugeră, n. n.), pe de o parte, și îmbătrânirea patologică grevată de polimorbiditate, pe de alta.

Potrivit crezului asumat, al întrebărilor fundamentale pe care trebuie să ni le punem și să le căutăm răspunsurile prin filosofie, știință, religie, „socratele românilor" își pune asemenea întrebări în domeniul gerontologiei: „Așadar, omul îmbătrânește. Figură, substanță, rezistență și epuizare, cum s-a mai spus. Și degradare inevitabilă. Poate fi reparată la nesfârșit această complicată țesătură supusă degradării? Este bătrânețea necesară sau întâmplătoare?"

Perspectivei materiale (oamenii de știință tratează corpul omului îmbătrânit), celei spirituale instrumentate de filosofie și de religie (eul absolut în sens mistic nu îmbătrânește și deci nu interesează cercetarea științifică, interesată să corecteze natura), filosoful îi adaugă perspectiva diacronică a timpului, în afara căreia nici nu poate fi abordată și înțeleasă îmbătrânirea. Cioran vorbea de „căderea omului în timp". Țuțea este mai explicit, mai analitic: „Timpul poartă neputința, boala, îmbătrânirea și moartea. Omul de știință, prin situarea lui la nivelul lumii sensibile este în luptă permanentă cu timpul."

Este un aspect fundamental al geriatriei: încercarea de a înlătura gerontismul, acest fruct amar al timpului legat de degradarea simțurilor.

Petre Țuțea revine cu stăruință, redefinind condiția, scopurile și limitele geriatriei: „Obiectul geriatriei este individul fizic. Este concretul limitat material pe care știința îl poate identifica și ameliora, nu concretul integral al misticilor și metafizicienilor. Altceva nu poate în afara și pe calea ei. Îndulcește, cât poate, condițiile vieții." Gândirea lui asupra eficacității geriatriei este superioară unor geriatrii care vorbesc de tratamentul... bătrâneții, de prevenirea... îmbătrânirii. Fiindcă gândind și exprimându-ne în astfel de termeni, am putea sugera și „tratamentul tinereții", „tratamentul maturității" sau „prevenirea... copilăriei!" (În ciuda faptului că reiau de ani buni, cu diverse ocazii, această teză, încă destui vorbesc de „prevenirea îmbătrânirii" și „terapia bătrâneții").

Dar filosoful gerontosof întrevede și cadrul exhaustiv al studiului complet al bătrâneții cu „mijloace interdisciplinare", dincolo de cadrul delimitat al gerontologiei și geriatriei și pe care le servește în scopul unei mai bune cunoașteri: „Desigur, un studiu complet al bătrâneții ar trebui să cuprindă: individul cu mecanismul complet al vieții lui – structură, funcțiuni, procese biochimice, fiziopatologice, malformații, vicii de structură, boli incurabile, îmbătrânirea, moartea și nemurirea, viața socială – mecanismul acesteia și funcțiile coercitive utile și nocive (viziunea pluridimensională, n. n.), realul și idealul în sens metafizic și în sens științific, credința legată de miracol și nemurire (viziunea creștină, n. n.), știința ancorată în speranță și în jocul fără ieșire al vieții și al morții, adevărul ca absolut și ficțiunile conștiinței teoretice, cu eficacitate limitată (viziunea filosofică, n. n.), așadar, soluții teologice, filosofice, magice, științifice și tehnice – artele frumoase și artele utile."

Și, conștient de limitele posibilităților umane, dar nu sceptic, filosoful conchide: „Rezultatele științelor și tehnicilor existenței sunt limitate, alunecând peste misterul vieții și al morții", deși ele se întemeiază pe datele științei moderne pure și pe formula cercetării interdisciplinare.

Împreună cu gânditorul care încheie meditațiile sale asupra bătrâneții și geriatriei: „Mișcându-mă printre plăsmuirile închipuirii și controlului riguros al rațiunii, am să încerc să prezint în cele ce urmează, istoric și sistematic, fenomenul bătrâneții – Va urma", punem punct acestor comentarii, nu înainte de a adăuga câteva considerații asupra personalității aceluia care nu a plecat dintre noi până nu ne-a încredințat gândurile sale și asupra bătrâneții, el însuși argumentul unei senectuți vitale și creative până în ultimele clipe.

Lucian Blaga cugetase și el asupra îmbătrânirii: „Cu cât oamenii îmbătrânesc, cu atât spiritul lor devine mai suplu, mai cald, dobândind o înfățișare mai organică. S-ar zice că aproape că pentru spirit – timpul este o dimensiune a întineririi."

Fiindcă acest „Socrate al Bucureștilor" – prietenul său, Emil Cioran, întrebase cu un timp în urmă: „Ce mai face acel Socrate al Bucureștilor – dacă ar fi iubit scriind ne-ar fi lăsat o operă covârșitoare prin profunzimile gândirii sale, dar el a rămas un vorbitor care nu ținuse discursuri, ci gândea sonor."

„Avea atâta indescriptibil farmec, ne spune unul din apropiații săi, Ion Papuc, încât, după câteva zile de conversație (dar conversație e mult spus, căci asemeni lui Socrate, mai degrabă monologa, dominator, cu o strivitoare autoritate asupra interlocutorului, acestuia nerezervându-i-se în conversație decât rolul unui receptacul de înțelepciune), îți venea să-l părăsești brusc, copleșit, și să alergi să notezi totul, să nu se piardă atâta frumusețe și profunzime a gândului, dar și strălucire a expunerilor."

El oferea ca nimeni altul spectacolul elaborării spontane a ideilor, pedagogia cugetării, discursul viu, dinamic, prin care nu numai că-și uimea interlocutorii, dar îi stimula, înălțându-i pe culmile strălucirii sale fiindcă stăpânea cu deplină siguranță maieutica socratică.

Scrisul însemna pentru el izolare, recluziune, și de aceea, ca împătimit al vieții trăite la temperaturile cele mai înalte prin arderea gândului, prefera cuvântul rostit, expresiv prin dimensiunile sale sonore și afective, valorizat de privire, de gestică, el a inventat dictarea, și ceea ce ne-a transmis se datorează și celor ce s-au aflat în preajma sa și i-au captat gândurile sonore spre a le transmite larg contemporanilor și posterității.

El a repus în drepturi oralitatea dinaintea ivirii slovei scrise, oralitatea înțelepciunii anonime, zdruncinând realitatea (nedreaptă) a accesului în istoria culturii numai a celor ce scriu.

Vorbitorii spontani, strălucitori, vii, cuceritori, iată, au astăzi șansa peliculei și a benzii magnetice, pe care prietenii și admiratorii filosofului, într-un demers cu totul lăudabil, au valorificat-o atât de bine în ultimii ani.

Pentru toate acestea, moartea, pentru marele nostru filosof (și iatro- și gerontosof, cum am încercat să argumentăm în aceste rânduri) este, cum ar spune Olivier Clement... o poartă, „o poartă" a trecerii în nemurire.

MEDICINĂ SOCIALĂ ȘI EDUCAȚIE SANITARĂ ÎN SCRIERILE JURNALISTICE ALE LUI PANAIT ISTRATI

> *Educația sanitară face cât jumătate din spitale.*
>
> Nicolae Iorga

În prefața unei cărți semnate de Panait Istrati, publicate în Franța, am fost surprins de următoarea caracterizare a scriitorului român, „marele scriitor francez și marele vagabond român", aluzie la peregrinările sale dincolo de granițele țării natale, care au fost însă și un prilej de a fi descoperit, cunoscut și afirmat ca scriitor.

Cercetând scrierile sale publicistice, răspândite în presa vremii, am descoperit abordări ale unor probleme din domeniul sănătății, preocupări care pot fi identificate și la alți scriitori.

Din cadrul larg al problematicii sănătății, Panait Istrati a fost preocupat de medicina socială și educația sanitară, așa cum reiese din cercetarea unor publicații, cotidiane și periodice, iar o cercetare mai amplă a tuturor publicațiilor în care a semnat în cursul neliniștitei sale existențe de globe-trotter pe meleaguri diverse ar fi mai semnificativă privind aceste preocupări dar, evident, acest lucru nu este ușor de întreprins.

Originile sale, biografia sa l-au făcut deschis și sensibil spre problemele sociale ale vieții, oglindite, de altfel, și în scrierile sale literare, în cadrul acestora sănătatea deținând un loc important. El însuși a avut o sănătate fragilă și fragilizată de nestatornicia modului său de viață.

Un scriitor care se manifestă în două moduri: ca autor de volume literare și ca autor de articole publicate în presă rămâne cunoscut, mai ales, în prima ipostază, scrierile jurnalistice sunt trecute în planul doi de opinia publică, având și dezavantajul risipirii lor în ziare, reviste, și în timp fiind și greu de urmărit în totalitate, deși pot conține opinii și idei valoroase caracterizante pentru conturarea personalității autorului, utile societății, progresului etc. (Mihai Eminescu este un exemplu pentru mulți alții).

Revenind la afirmația de mai sus privind modul în care este definit de francezi, de Franța legându-se afirmarea sa ca scriitor de mare valoare, iată în original, în limba lui Voltaire, sintagmele formulate de francezi: „conteur roumain – ecrivain français"; „vagabond roumain grand ecrivain français". Privind un alt mare creator român, sculptorul Constantin Brâncuși, și el afirmat pe deplin în Franța, pentru că formarea sa și începuturile afirmării avuseseră loc în România, am găsit în presa de artă franceză următoarea sintagmă: „marele sculptor francez de etnie română". Or, Panait Istrati, cu toate peregrinările sale impuse de vicisitudinile vieții și ale vremii, dar, trebuie să recunoaștem, de o predispoziție a comportamentului său (întâlnită, de altfel, și la alți mari creatori, Van Gogh, Eminescu) a rămas prin tot ceea ce a scris un scriitor român, adânc legat de țară și de poporul său care au construit sursele de inspirație, iar reflexiile sale privind problemele sănătății și povețele au fost aproape în exclusivitate adresate poporului său; și articolele sale în mare majoritate a lor au apărut în presa românească a vremii.

Câteva date, o parte mult timp necunoscute, privind activitatea sa ziaristică, mi se pare interesant să fie cunoscută și a culminat cu admirația mărturisită pentru Revoluția din Octombrie și modelul regimului sovietic, demontat însă după ce l-a cunoscut mai bine, urmare și a unei cunoașteri nemijlocite la fața locului. Aceeași admirație o avusese și Albert Camus, la fel, a recunoscut că a fost înșelat de aparențe, exprimând, după aceea, o opinie reală, conformă cu adevărul.

În 1919 debutează în publicistică în limba franceză, publicând un prim articol într-un ziar din Elveția. În presa din Franța, primul articol îi apare în 27 martie 1921, în L'Humanité Dimanche, sub pseudonimul P. I. Delabraila.

Deși el însuși afirmă ca a debutat ca publicist „în anul 1908, cam prin primăvară", cum se exprimă, răspunzând la o anchetă în anul 1955 privitor la debuturile scriitorilor români, debutul său publicistic a avut loc în paginile gazetei „România muncitoare" cu articolul „Regina Hotel", trimis în Constanța și semnat Panait Istrati.

În 1909 are un serial de 4 articole despre stațiunea Lacul Sărat în care, între altele, atacă probleme sociale de viață și de muncă, de sănătate ale lucrătorilor din acea stațiune; aceste articole apar între 14 mai-11 iunie 1909; până la sfârșitul anului 1909 mai publică peste 40 de articole!

În convorbirea cu Frédéric Lefevre apărută sub titlul „Une heure avec P. Istrati, conteur roumain, ecrivain français", în Les Nouvelles Littéraires, la 1 octombrie 1927, scriitorul face referiri și la publicistica sa, făcând aluzii la plăgile sociale ale societății în care includea și problemele de sănătate ale păturilor nevoiașe.

În 1990 este angajat de Constantin Mille, corespondent pentru Brăila al ziarelor „Adevărul" și „Dimineața".

Începând cu vârsta de 22 de ani publică aproape 100 de texte numai în România, între anii 1906-1916, la care se adaugă și unele texte răspândite prin gazetele franceze și elvețiene, aproape toate în presa de stânga, orientare căreia îi rămăsese fidel.

Numai uneori alege să semneze cu numele său Panait Istrati, de cele mai multe ori semnează cu pseudonime diferite, care trebuie cunoscute pentru cel ce încearcă să cerceteze opera publicistică a scriitorului. Iată aceste pseudonime: Leonardo Delapart, L. Delapart, L. Răzvrătitu, Istrian Delabrăila, P. Brăileanu, Andrei Scutaru, sau cu inițiale și prescurtări: P. I., Is., P. Istr. ; de altfel, chiar numele său sub care este cunoscut, Panait Istrati, poate fi interpretat ca un pseudonim, pentru că adevăratul său nume era Gherasim Panait ISTRATE. Să adăugăm aici că se născuse la Brăila în 1884, și că din 1916, de la vârsta de 32 de ani până în 1930, timp de aproape un sfert de veac a trăit în Franța și Elveția. A decedat prematur la vârsta de 51 de ani, în 1935. În afara publicisticii ne-a lăsat scrieri în română și franceză de evocare romantică a peisajului brăilean și a mediului pitoresc oriental din zonă; Romain Rolland l-a numit „Gorki al Balcanilor".

Scrisul său publicistic este al unui militant social angajat în serviciul celor defavorizați, pentru care se lupta cu mijloacele sale spre a li se oferi o viață decentă, suficient de îndestulătoare ca să nu le afecteze sănătatea ca și o asistență medicală, promptă și de calitate; Istrati intuia perfect relația dintre condițiile de viață și starea de sănătate și necesitatea, deziderat modern astăzi al actualității medicale, de promptitudine și calitate a asistenței medicale.

Astfel, el descrie existența bolnavilor într-un sanatoriu pentru tuberculoși, instituție în care el însuși s-a aflat internat ca pacient, în articolul „Din sanatoriu. Reflecțiile unui ofticos. Viața.", publicat în România muncitoare, an VII, nr. 68, 2 noiembrie, 1918.

În alte aricole scrie și descrie condițiile de lucru ale muncitorilor din port, ale petroliștilor, lipsa măsurilor de protecția muncii, condiții care, după cum se exprimă el, „le subminează sănătatea și le scurtează viața"; abordează cu multă clarviziune necesitatea unei bune organizări a asistenței de urgență, însușirea tehnicilor de acordare a primului ajutor.

„Când cade omul în stradă să i se dea ajutor imediat, adică tocmai când i se mai poate lega firul vieții."

Și mai departe, „Când altul vagabondează pe străzi în mizerie, să i se dea azil și să fie învățat să împletească coșnițe" – fragment care prefigurează, parcă, principii moderne de asistență medico-socială și ergoterapie.

În sfârșit, pe linia acelorași moderne orientări medico-sociale, în alt loc afirmă: „Spitale, azile și colonii de muncă pentru șomerii neprofesioniști, asta este definiția orașului."

El însuși cu o sănătate șubredă, cu o boală de piele din naștere – ihtioză, despre care se confesează lui Romain Rolland într-o scrisoare din 1919, apoi bolnav de tuberculoză, internat la Filaret, de pe al cărui pat expediază diverse articole presei din țară și străinătate, este preocupat de sănătatea celorlalți, a celor mulți, dându-le, de câte ori avea prilejul, sfaturi pentru apărarea sănătății, criticând autoritățile pentru nepăsarea generatoare de mizerie socială și boală.

Iată termenii categorici în care condamnă diferențele sociale, inegalitatea economică, caracteristice ale acelor vremuri.

„Ordine socială e aceea când eu plesnesc de foame și înghieț de frig cu ai mei, iar tu te răsfeți în saloane somptuoase, înconjurat de un lux nebun; când rămășițele de la masa ta, pe care le azvârli la câini prețuiesc atât cu cât eu aș putea trăi o lună? Când pe mine mă mănâncă boala, trăind într-un bordei mucegăit, iar tu ocupi palate unde pot locui o sută?"

S-a apreciat că „publicistica lui Panait Istrati are un aspect itinerant, universul ei compunându-se prin insinuarea unei imagini și atitudini rezultate parcă dintr-o goană frenetică și epuizantă prin labirinturile vieții", că, în general, articolele tânărului Panait Istrati foarte puțin și rar cunoscute, aparțin mai degrabă cetățeanului decât artistului, militantului decât scriitorului, înainte de orice pentru că după bunele criterii didactice, sunt aproape integral jurnalistică si nu literatură" (Mircea Pârvulescu – „Spre un alt Panait Istrati").

O lectură atentă, însă, a scrierilor sale jurnalistice relevă pasaje de profundă gândire literar-filosofică, exprimate într-o limbă demnă de cea mai bună literatură. Și dincolo de aceasta, motivația însăși a rândurilor de față-pasaje cu rezonanța aforistică, pline de adevăr, al căror conținut îl constituie stringente probleme de sănătate ale populației.

EMINESCU, MEDICINA, PSIHIATRIA

*Medicul nu este decât un mângâietor al
sufletului.*
                                            Petronius

Multiplele exegeze care i s-au consacrat marelui nostru
poet nu au ocolit nici perspectiva medicală. Asupra relațiilor sale
cu medicina și slujitorii acesteia s-au aplecat critici de renume,
istorici literari sau ai medicinii, medici-scriitori, cercetători
științifici.

„În ceea ce privește medicina, Eminescu avea obișnuința
cu termenii de patologie", observa George Călinescu, iar I. Geor-
gescu-Vâște și V. Săhleanu notau: „Cunoștințele lui Eminescu
transpar din articolele sale de ziar. El folosește comparații din
fenomenologia patologiei și terapeuticii într-un mod atât de
adecvat, încât stăpânirea sensurilor este neîndoielnică." Refe-
rindu-se la erudiția sa construită pe un neobișnuit apetit pentru
cunoaștere, prietenul său Slavici observa: „Nu e ramură de
știință pentru care n-avea, cum zicea, «o particulară slăbiciune»,
și când se înfigea odată într-o chestiune cetea un întreg șir de
cărți privitoare la ea", și subînțelege aici, evident, și biologia și
medicina. „Cu științele umaniste, cu medicina, se familiarizase
încă de la Viena", ne amintește confratele Ion Nica, eminescolog
care trebuie repus în drepturile pe care i le conferă profundele
studii pe care i le-a consacrat poetului și care, în alt loc adaugă:
„Eminescu era dintr-o familie de medici (Șerban și Ilie, frații lui,
studiaseră medicina), el însuși intenționând s-o facă..." În
perioada studenției, poetul audiase cursurile de medicină la
Facultatea de Medicină din Viena, interesul său îndreptându-se

către cursurile de anatomie și fiziologie, biologie, medicină legală. Mai târziu, el a continuat să se intereseze de ce era nou în științele medicale și biologice, alături de astronomie, de psihologie, antropologie, farmacologie, cultura sa bio-medicală depășind pe cea a unui intelectual dintre cei mai informați. Dar fiindcă de aceste aspecte ne-am ocupat, alături de alții, în eseuri publicate anterior (Contemporanul, Luceafărul, Viața Medicală), în încercarea de față ne-am propus o altă latură, cea anunțată, de altfel, în titlul eseului de față.

Trei planuri de analiză înlesnesc expunerea cvasi-exhaustivă a temei propuse:

–Medici care i-au fost prieteni;

–Medici care l-au îngrijit în perioada de boală a existenței sale (printre aceștia psihiatri);

–Medici care au scris despre viața și opera sa, inclusiv scrierile (numeroase, de altfel) tratând patografia, și aceștia, în majoritate, psihiatri.

Printre medicii care i-au fost prieteni există mărturii privindu-l pe doctorul Ioan Neagoe (1849-1910), prietenia datând din anii de școală din Cernăuți; la înmormântarea poetului, în 17 iunie 1989 doctorul Neagoe rostește, ca un vechi prieten, un ultim cuvânt de rămas-bun. Perioada studenției de la Viena și Berlin este un prilej de a lega noi prietenii cu studenții români aflați la studii, între aceștia și cu studenți români la medicină: dr. Ioan Hozan (1846-1909), pe care îl cunoaște prin Ioan Slavici; medicul era pasionat, ca și Eminescu, de muzică, această preocupare comună apropiindu-i și mai mult; despre prietenia lui Hozan, în afara lui Slavici, scrie și George Călinescu, Din aceeași perioadă vieneză datează prietenia cu un alt medic, dr. Sterie Ciurcu (1847-1917); în 1870, ambii membri activi în Societatea Academică Studențească „România jună", și în Comitetul de Organizare a Serbărilor de la Putna. Îmbolnăvindu-se în perioada cât a stat la Viena, prietenul său Ciurcu îl ajută, prezentându-l spre a fi examinat de somități medicale vieneze ale timpului. Este consemnată relația cu Gr. H. Grandea

(1843-1897), un timp medic în serviciul lui Carol Davila, dar cunoscut şi afirmat ca un om de cultură – poet şi prozator, jurnalist; naturalist şi absolvent al Facultăţii de Filosofie din Liège.

Împreună cu Gr. H. Grandea participă în 1869 la înfiinţarea societăţii „Orientul", societate care-şi propunea strângerea basmelor şi poeziilor populare. Cu doctorul Kereszteny, care era membru în conducerea partidului conservator, intră în relaţii în perioada în care a lucrat ca jurnalist la „Timpul". Există mărturii că poetul l-a cunoscut pe doctorul Nicolae Kretzulescu, aflat în acea perioadă ca agent diplomatic român în Austro-Ungaria (Florea Marin, 1990). Un alt cunoscut medic, dr. Wilhelm Kremnitz (1846-1897), de origine germană, care era cumnatul lui Titu Maiorescu, s-a aflat în cercurile apropiate poetului; dr. Kremnitz, se stabileşte la Bucureşti, lucrând la Spitalui Brâncovenesc, fiind în acelaşi timp şi medicul oficial al lui Carol I şi al Curţii Regale; era căsătorit cu scriitoarea germană Mite Kremnitz. Din acelaşi cerc din jurul lui Titu Maiorescu, Eminescu îl cunoaşte pe doctorul Constantin Popazu (1858-1933), văr primar cu marele critic, unul din medicii cunoscuţi ai timpului, cu activitate laborioasă pentru afirmarea medicinei româneşti, activitate consemnată de iatroistoriografia românească; el a colaborat, între altele, la redactarea lucrării monumentale în trei volume, „Enciclopedia Română", apărută sub egida „Astra" la Sibiu, printre ai cărei autori se aflau şi alţi medici cunoscuţi, ca Iacob Felix, Alexandru Şutzu ş. a. Doctorul Popazu, la dorinţa unchiului său, Maiorescu, l-a aşteptat în gara Braşov pentru a-l însoţi la Ober-Döbling (1883). Sextil Puşcariu îl îndeamnă pe Popazu să aştearnă pe hârtie amintirile sale despre poet. Cu doctorul Popazu facem trecerea către al doilea grup de medici – medici care l-au îngrijit şi ajutat pe poet din momentul primelor semne de îmbolnăvire; tot acum îşi fac apariţia în anturajul său şi medicii psihiatri sau cu preocupări în domeniul psihiatriei. Doctorul Popazu îl însoţise la Ober-Döbling la sanatoriul de alienaţi, dar tot el intervine pentru trimiterea poetului pentru o cură sanatorială în Italia. La Ober-Döbling intră în scenă și medici străini care i-au fost doctori curanți poetului și nu numai atât, pentru că, de pildă, dr. Obersteiner, medicul șef al sanatoriului îl invită acasă, îi admiră arta poetică, poetul oferindu-i, cu dedicație, volumul său de poezii scos sub îngrijirea lui Titu Maiorescu. În același sanatoriu în care fusese internat și alt mare poet romantic, Lenau (1802-1850), născut pe meleaguri românești, la Ciata (azi Lenauheim), în Banat, îl cunoaște, avându-l medic curant pe dr. Leidersdorf, colaborator al lui Obersteiner.

Doctorul Gustav Otremba (1833-1891), născut la Cracovia, care se stabilește în Moldova, inițial la Hârlău, apoi la Iași, este citat de George Călinescu, de iatroistoriograful C. I. Bercuș și de muzicologul Viorel Cosma, printre medicii care l-au îngrijit pe Eminescu. „Decizia aducerii lui Eminescu la consulatul de la Iași în 1883 i se datorează lui Gustav Otremba, care era cunoscut ca medic, dar și un apropiat simpatizant al Societății Junimea, și mai ales un prieten al cercului muzical al poetului (Eduard Caudella, Teodor T. Burada, Wilhelm Humpel, Emil Weitzsecker etc)", scrie Viorel Cosma.

Doctorul Otremba a semnat muzica, împreună cu Eduard Caudella la operele comice Olteanca și Hatmanul Baltag și la opereta Dorman sau Dacii și Romanii, și a pus bazele „Societății Lirice" și „Amicii Artelor" din Iași, unde s-a întâlnit cu Eminescu. Pe versurile lui Eminescu, Caudella compusese celebrul său marș „La arme!", iar în memoriile sale, celebrul compozitor face însemnări prețioase despre Eminescu, Maiorescu, Alecsandri, Millo.

„Imaginea legăturilor Luceafărului cu lumea muzicienilor se lărgește cu încă un nume, ascuns până astăzi sub halatul alb al celor care i-au vegheat sănătatea", conchide Viorel Cosma într-un studiu consacrat legăturilor poetului, cu Gustav Otremba (medicul lui Eminescu, compozitorul Gustav Otremba).

Doctorul Gheorghe Brătescu, cunoscutul iatroistoriograf îl menționează pe doctorul Emil Max, care i-a recomandat lui

Eminescu o cură la Sanatoriul Andreievski din Odessa. George Călinescu îi citează pe doctorii din Viena care l-au examinat pe poet, recomandându-i tratamente – Neumann, Nethnagel și Moinert; în Moldova, alături de Otremba, Eminescu a fost examinat și tratat de doctorii Francisc Isac (unul din adepții diagnosticului de sifilis), Bettez, Filipescu Negel și Riegler, care și ei au recomandat tratamente antiluetice într-o localitate potrivită spre a se asocia și tratamentul balnear foarte indicat la acea vreme în foarte multe boli. Se hotărăște ca poetul să plece la Hall pentru băi. Același Călinescu îl menționează pe doctorul Focșa, care l-a condus pentru consult la Viena.

Doctorii Ștefanovici, Heineck și Hajnal au indicat în urma unui consult efectuat în 25 mai 1877, cură la Stabilimentul Breslauer din Viena (dr. Florea Marin, 1990). Dr. Iachimovics este medicul care l-a tratat pe poet când a fost internat la Liman, lângă Odessa (1885).

Din perioadele de agravare a bolii sale, istoricii literari și cei ai medicinii îi citează pe următorii: dr. G. Iuliano, și în special G. Bogdan, care l-au îngrijit la Ospiciul de pe lângă Mânăstirea Neamțului, în perioada 9 noiembrie 1886-10 aprilie 1887.

Dr. George Bogdan era o personalitate a medicinii și nu numai, era între altele și titularul catedrei de Medicină Legală din Iași, profesor la Facultatea de Științe Juridice și autorul primului tratat de medicină legală din țara noastră (au apărut 4 volume din cele 7 proiectate), tratat apreciat de Mina Minovici și de specialiștii domeniului din Franța. Această precizare vine să argumenteze că Eminescu intrase în conștiința națională încă din viață, ca o mare valoare a culturii românești și că medicina românească a timpului, spre onoarea ei, l-a tratat cum se cuvine, cu mijloacele timpului, firește, punându-se în slujba sa prin cei mai mari specialiști; în mai multe rânduri el s-a aflat în atenția unor reputați specialiști din străinătate, în cele mai multe cazuri, la recomandarea și prin strădaniile medicilor săi conaționali. În aceeași perioadă a internării la Ospiciul de lângă Mânăstirea

Neamț este îngrijit de doctorul Ursulescu, titularul ospiciului, care vizita bolnavii de două ori pe săptămână, și de doctorul Balomir. Dar personalitatea cea mai cunoscută care s-a ocupat îndeaproape de poet a fost profesorul de psihiatrie Alexandru Șutzu (1837-1919), somitate a timpului, întemeietorul învățământului de psihiatrie, de care se leagă și alte priorități – umanizarea serviciilor de alienați, începuturile psihiatriei sociale (autorul monografiei „Alienatul în fața societății și a științei", 1887), începuturile introducerii ergoterapiei în tratamentele psihiatrice, în sfârșit, un prodigios autor de literatură medicală – coautor al „Enciclopediei" deja amintite, redactor al Gazetei Medico-chirurgicale a spitalelor; ca și alți mari clinicieni români (inclusiv psihiatri, ex. Al. Obregia), Șutzu avea o solidă formație de anatomo-patolog. Director al Institutului „Caritatea", l-a avut în îngrijire în două rânduri, când a fost internat, în 1883 și 1889, din această ultimă internare ne-au rămas observațiile asupra evoluției stării sale clinice consemnate de doctorul N. Tomescu. În sfârșit, în ultima perioadă, martie-iunie, care s-a încheiat, în urma unei tragice suferințe, cu trecerea sa în neființă, și concomitent, în istoria și în conștiința poporului care l-a născut și pe care l-a îmbogățit, a fost îngrijit de dr. V. Vinas.

Dar cel mai plin de interes capitol al temei pe care ne-am propus-o îl constituie „Medicii care au scris despre Eminescu", fie că aceștia au adus contribuții la cunoașterea unor aspecte puțin știute sau ignorate ale vieții și operei sale, contribuții pe nedrept încă ignorate (exemplul cel mai convingător fiind al doctorului Ion Nica, plecat în 1999 dintre noi, nu înainte de a-și vedea tipărită ultima lucrare (asupra căreia voi reveni) – „Eminescu – Vis Animi", apărută la Editura Eminescu în decembrie 1999, cu puțin înaintea morții sale survenită în aceeași lună).

Circa o duzină de medici cu preocupări literare sau interesați de patografia poetului, au scris despre Eminescu, consacrându-i trei volume de scrisori, fie studii și eseuri importante publicate în periodice de prestigiu.

A existat chiar o reacție contestatară a criticii oficiale sau profesională față de „imixtiunea" medicilor, considerată (incorect, de altfel) neavenită, și presa timpului păstrează acele polemici, George Călinescu fiind unul din „criticii critici" ai opiniilor literare sau privind sănătatea poetului, a unora din medicii care s-au aventurat în a scrie, potrivit percepțiilor lor și a pregătirii lor de specialitate în problemele de sănătate-boală, despre Eminescu (între aceștia sunt cunoscute reacțiile unei părți a criticii literare la lucrările doctorilor Constantin Vlad și Ion Nica. Spațiul nu ne permite să reluăm aceste polemici, ci numai să le evocăm, ținând cont de tema eseului prezent și pentru că ele sunt cunoscute și există în presa literară a timpului. Una din explicații o constituie și „tabuizarea" impusă de regulă asupra părților întunecate ale vieții și operei unuia sau altuia din marii creatori, socotindu-se un sacrilegiu, de către unii, abordarea, de pildă, a unei probleme de sănătate (cazul lui Eminescu), cu atât mai mult cu cât aceasta privește sănătatea mentală; fanaticii acestei „tabuizări" merg până la a nega sau respinge orice referire la o asemenea temă în ciuda evidenței, a argumentelor și chiar a explicării și descifrării unor zone ascunse, neexplicate, ale vieții sau creației personalității în discuție. Această intoleranță a fost, cum se știe, foarte accentuată în regimul totalitar.

Primul medic despre care se cunoaște că ar fi scris despre Eminescu a fost un contemporan al său, dr. E. Dăianu, care publică în 1902 „Eminescu la Blaj"; acest autor, pe lângă prețioase date biografice privind această perioadă se lansează în analize literare ale poeziilor lui Eminescu și face aprecieri critice respinse de alții. Ion Nica (în „Eminescu – Vis Animi") apreciază: „Surprinde gratuitatea afirmațiilor contemporanului său, doctorul Dăianu, care, mărind corul detractorilor scria în 1902: „Eminescu de la 1883 nu ni se înfățișa nici religios, cum eram obișnuiți și îi vedeam pe poeții noștri mari, nici profesând cultul național, căci, în afară de Doina și Satira III, abia avem un accent mai propriu românesc."

Se poate lesne observa că lui Eminescu i se reproșa între altele... lipsa de naționalism... Gheorghe Marinescu a susținut retroactiv în 1914 diagnosticul de paralizie generală progresivă. Dr. Notnagel, ca și dr. Obersteiner susținuseră varianta unei boli psihice de natură ne-luetică.

În 1931, dr. V. Vineș publică: „Câteva date asupra ultimelor zile ale lui Mihai Eminescu" (Revista Medicală Română).

Constantin Bacaloglu (1871-1942), morfopatolog de renume, promotor al anatomiei clinice, profesor universitar și om de cultură, publică în 1936 la București „F. Chopin și Mihai Eminescu", o paralelă între destinele celor doi mari romantici și geniali creatori. În plan patografic, C. Bacaloglu este adeptul sifilisului și a P. G. P. (paralizie generală progresivă). În anul următor revine cu lucrarea „Câteva precizări din punct de vedere medical asupra lui Eminescu" (Editura Fundațiilor Regale, anul IV, nr. 6, 1937). În 1939, într-un volum editat de Academia Română, C. Bacaloglu reia problema, incluzând puncte de vedere noi. Dar lucrările cele mai interesante care i s-au consacrat având autori medici, chiar dacă unele controversate și contestate pe nedrept sau dimpotrivă, au fost cele care au tratat trăsăturile personalității sale din perspective psiho-genetice psihiatrice, psihanalitice, cele care au încercat să pună diagnostice retroactive studiindu-i biografia, antecedentele ereditare și colaterale, relatările, mărturiile scrise, producțiile sale literare, scrisorile și alte multe izvoare pe care le-au studiat cu rigoarea cercetătorului și le-au considerat demne de a fi luate în considerație. Dr. Gh. Vornica, în teza de doctorat, având drept coordonator pe prof. Iuliu Moldovan tratează „Biopolitica eminesciană" (Teză de doctorat, Cluj, 1939).

În 1934, psihiatrul Constantin Vlad se lansează într-o serie de ipoteze patografice, în cartea sa pe care o publică în București, „Mihai Eminescu din punct de vedere psihanalitic", Editura „Cartea Românească". Din punct de vedere diagnostic doctorul Vlad avansează ipoteza unui tablou clinic complex: „nu-i e greu unui medic să-și dea imediat seama că Mihai

Eminescu a prezentat în tot timpul – până la izbucnirea menin-
go-encefalitei (luetice, n. n.) – tabloul clinic al unui bolnav care
era continuu în pericol de a deveni schizofrenic, o maladie denu-
mită și demență precoce." Grandomania, narcisismul, reflexul
complexelor infantile, despicarea orizontală a eului, mizofilia,
masochismul, introversia ș. a. sunt trăsături identificate de dr.
Vlad din studiul operei eminesciene – din poezii și proze.

George Călinescu, adept al diagnosticului de sifilis, atacă
în mai multe rânduri tezele doctorului Vlad, negându-i chiar
acestuia dreptul de a avea opinii privind patografia poetului. În
mod deosebit, respinge abordarea psihanalitică: „Psihanaliza se
bizuie pe cercetarea subconștientului și oricum, a eului activ.
Literatura este un produs al eului contemplativ, total desprins
de instincte. Cel mai lucid moment al sufletului nostru este actul
creator, căci el are o finalitate și o tehnică, adică elementele cele
mai înalte ale vieții conștiente (deducții psihanaliste din actul
creației care e act conștient)... Psihanaliza nu are ce căuta în
domeniul conștientului sublimat și finalist. Ea poate explica
obsesiile din stările subconștiente și atâta tot", scrie George
Călinescu, polemizând cu doctorul Vlad, și criticul continuă:
„Chestiunea e dacă opera de artă poate fi explicată de psi-
hanaliză. Eu susțin că psihanaliza urmărește decuplarea
complexelor subconștiente pe dedesubtul afecțiunilor și impul-
surilor noastre, în vreme ce opera de artă este un produs al
conștiinței pure... Chiar numai pe cale deductivă trebuie să
respingem examenul medical al operei de artă, căci altfel,
operele s-ar împărți automat în sănătoase și nesănătoase, ceea
ce ar răpi libertatea stării estetice."

Marele critic ignora, se pare, „metabolismul" creației la
suprarealiști (dicteul automat, onirismul) și ignora, de aseme-
nea, arta psihopatologică (studiată între alții, în profunzime, de
Volmat), care este însă, în foarte multe situații, artă veritabilă;
pe de altă parte, nu trebuie trecut sub tăcere faptul că au existat
creatori cu opere intrate în universalitate (Van Gogh, Dosto-
ievski, Mozart ș. a.), care au lăsat culturii creații memorabile,

unele elaborate și în perioade când echilibrul lor psihic și existențial nu era optim.

Alți psihiatri – dr. Zosin, dr. Șunda se referiseră anterior la „Nevroza lui Eminescu", „echivalența epileptică cu delir tranzitoriu de gelozie" (1905, 1906).

În 1972, doctorul Ion Nica marchează un moment important în ceea ce s-ar putea numi „contribuția medicinii și a medicilor la cunoașterea deplină a poetului", publicând o carte care, la vremea respectivă, a declanșat o adevărată furtună printre adepții tabuizării amintite mai înainte: „Eminescu – structura somato-psihică", Editura Eminescu.

Un alt psihiatru care i-a consacrat studii lui Eminescu a fost Alexandru Olaru. În 1968 a publicat în revista Ramuri, Craiova, nr. 12, 15 dec. „Eminescu – pretext psihosomatic" și în 1969, în România Literară, an II. Nr. 7(19), 13 feb., „Din nou despre portretul inedit Eminescu". Ca și doctorul Constantin Vlad susține ipoteza schizofreniei, ipoteză la care se raliază și un alt psihiatru, Ion Vianu, care și el a abordat patografia eminesciană („Biografia geniului" în Luceafărul, 17 martie, 1973). Cel mai prolific eminescolog dintre medicii care au scris și au studiat viața, bolile și opera poetului și nu numai, a fost doctorul Ion Nica. Scrierile sale sunt aproape exclusiv consacrate poetului, medicul manifestând o adevărată pasiune pentru tema eminesciană și au la bază studii îndelungate și aprofundate, tonul este adesea polemic atunci când ia în discuție ipotezele patografice ale altora. În 1969, Ion Nica publică în Ramuri „Marginalii la un portret". Peste trei ani, în 1972 semnează o carte importantă și controversată – „Eminescu-structura somatopsihică". Un „studiu pe marginea unei scrisori inedite" este publicat în Opinia Studențească Iași, 1975, și, în sfârșit, o ultimă lucrare de proporții, care îi apare la Editura Eminescu, cu puțin timp înainte de a trece în neființă, în decembrie 1999, „Eminescu Vis Animi". Ion Nica susține ipoteza psihozei afective bipolare maniaco-depresivă, ca dezvoltare secundară a unei personalități dizarmonice distimice.

Această ipoteză e susţinută de mai mulţi psihiatri (Paul Cortez, Constantin Romanescu), şi se pare, cu argumente superioare celorlalte două ipoteze – sifilis, paralizie generală progresivă şi schizofrenie, ipoteză la care, „proportion gardée", aderă şi subsemnatul. La încheierea unei existenţe dedicate în cea mai mare parte poetului naţional, Ion Nica povesteşte şi argumentează: „M-am oprit acum asupra personalităţii umane şi artistice a aceluia care a atins cu aripa vie a gândului toate apele cugetării"... de data aceasta abordând şi opera, ca răspuns la reproşurile lui Şerban Cioculescu şi Ion Vianu, care apreciau că viaţa nu poate fi judecată în afara operei pe care o determină şi o explică.

Diferite eseuri apărute în reviste literare i-au consacrat, între alţii, V. Săhleanu, Florea Marin, Corneliu Ionescu, subsemnatul.

În 1989, doctorul Corneliu Vuia semnează lucratrea „Mihai Eminescu, 1889-1999", Coressi, Viangelo. Acelaşi revine în 1996 la Editura Paco cu lucrarea „Misterul morţii lui Eminescu", şi în 1997 cu studiul patografic „Boala şi moartea lui Eminescu", Editura Făt-Frumos, Bucureşti, 1997.

Interesul pentru patografia creatorilor, oamenilor politici, personalităţilor, în general, este în totalitate justificat. Boala (bolile) în aceste cazuri ajutându-ne de multe ori să le înţelegem opera, opţiunile, deciziile, să le descifrăm meandrele existenţei. Fiincă boala (bolile) nu sunt decât alternative ale existenţei şi nu stigmate repudiabile. Mai mult, pe timpul bolii se păstrează sau se amplifică capacitatea de creaţie şi imboldul către aceasta; cultura universală e plină de exemple în acest sens. Stabilirea, însă, retroactivă a unui diagnostic, cu cât perioada în care a trăit subiectul este mai îndepărtată, plasându-se înaintea epocii moderne (sec. 20, de pildă) caracterizată prin performanţele medicinii, este o operaţie dificilă, fiindcă diagnosticul rămâne inerent prezumptiv şi se realizează deductiv-retroactiv. Aşa s-a întâmplat şi în cazul lui Eminescu cu două din principalele prezumţii patografice.

Sifilisul (agentul bolii, Treponema pallidum a fost descris la începutul secolului 20, în 1905, iar serodiagnosticul, reacția Bordet-Wassermann, în 1906), după moartea sa, nefiind deci posibilă confirmarea certitudinii prin teste etiologice și interpretarea psihanalitică care a fost necesar să se bazeze pe deducții din scrieri, relatări etc. (psihanaliza a fost introdusă de Freud, în 1895). Cât privește celelalte două supoziții – schizofrenia și psihoza maniaco-depresivă, balanța prezumțiilor se pare că înclină către aceasta din urmă. Interpretările privind boala și decesul poetului nu au fost ocolite nici de teoriile conspirației, tot mai agresive în ultimul timp în foarte multe domenii; privindu-l pe poet, este de citat teoria năstrușnică a implicării lui Titu Maiorescu în dispariția poetului.

Abordările patografice ale personalităților epocii moderne, caracterizată prin dezvoltarea medicinii nu mai pune aceleași probleme. S-a mai fisurat între timp și „filosofia" tabu-urilor în cazul unor diagnostice considerate rușinoase, nedemne, incompatibile (?) cu o mare creație sau defăimătoare (bolile mentale, sifilisul, alcoolismul, toxicomania). Dacă pătrunderea și a acestor date în cultura publicului larg nu este întotdeauna bine interpretată și deci nu e benefică, nu există niciun motiv să se interzică cercetării, istoriei literare, acest demers.

EMINESCU ȘI ȘTIINȚELE BIO-MEDICALE

Știința este partea cea mai însemnată a fericirii.

Sofocle

În ultimul timp, imperativul unei cunoașteri și restituiri integrale a poetului național a stimulat studii temeinice, cu deosebire poetica și în cazul acesteia lirica, atât de mult cercetate. Aceasta a făcut ca să se alăture criticului și istoricului literar și filologul, filozoful, istoricul și omul de știință, acestia aducând cu ei instrumentele specifice formației lor, spre o mai deplină comprehensiune, necesară, cum spuneam, unei restituții integrale a geniului creator în deplinătatea dimensiunilor sale.

Față cu această firească, și la urma urmei, obligatorie datorie, s-au ridicat și unele voci care au pledat și pledează pentru păstrarea numai a imaginii de „poet" a geniului, pledoarie care, oservăm, nu servește cunoașterii în totalitate nici măcar poetului, necum a geniului creator în întregime și nu este în ultimă instanță nicio poziție pe deplin culturală. Fiindcă, se poate pune întrebarea, cui servește înălțarea și luminarea numai unei părți a personalității și creației geniului eminescian, fie aceasta și cea mai importantă, și ignorarea altora pe care poetul le-a cultivat cu pasiune și a căror cunoaștere permite o mai amplă și profundă înțelegere chiar a creației sale poetice.

De altfel, ne amintim că s-a subliniat deja, că studiul formației sale filosofice, al erudiției sale în astronomie, ca să luăm aceste două exemple, au contribuit la mai buna cunoaștere și înțelegere a operei poetice. Adăugăm că, tot așa, cunoștințele sale de fiziologie și biologie de pildă, au servit, alături de alte cunoștințe, evident, gândirii și concepției sale antropologice, sociale, politice, atât de strălucit ilustrate în opera publicistică, în jurnalistică. Și fiindcă am menționat publicistica, după cercetarea cu atenție a acesteia, au fost exegeți care și-au pus îndrăzneața (aparent) întrebare: „gazetarul Eminescu a fost cel puțin tot atât de mare cât poetul Eminescu?" Dar argumentele unei aprofundări globale și totale a personalității lui Eminescu sunt cu mult mai multe, și credem, irefutabile.

Iată, de pildă, servindu-ne de analogii, procedeu cultivat și practicat de Eminescu în toate scrierile sale, doar două exemple dintre multe altele care pot fi invocate: ar fi suficientă și corespunzătoare realității o imagine a unui alt geniu (cu care Eminescu se înrudește prin multivalența creativă), Leonardo da Vinci, ca pictor, „numai ca pictor chiar dacă e creator al Giocondei și al Cinei cea de taină?" Mai departe: „ne-ar satisface și ar fi conformă cu realitatea, reducerea personalității multivalente goetheene numai la poetul Goethe?" și acesta, ca și cei amintiți, personalitate creatoare complexă de tip renascentist.

Și după această introducere pe care am socotit-o necesară, să încercăm sondarea unei mai puțin cunoscute laturi a genialității eminesciene, din ce în ce mai mult întregite printr-o imagine de tip renascentist care, fie integrează poetul, fie îl proiectează mai strălucitor în înalturi, luminându-i sorgintea și descifrându-i înțelesurile.

Fiindcă Eminescu a onorat cu interesul său și științele bio-medicale – biologia, fiziologia, anatomia, psihologia, antropologia, pe care le-a inclus în formarea sa din perioada studiilor universitare, reînnoindu-și continuu apoi cunoștințele cu noutățile care apăreau, cultura sa în aceste domenii impresionând contemporanii, și de fapt, cum vom putea observa și noi, cei de astăzi. Se poate pune întrebarea: s-a datorat întâmplării, curiozității, aplecarea sa spre acest domeniu, ca de altfel spre științe, în general? Un alt răspuns îl dă un alt geniu românesc multivalent, Mircea Eliade, într-un discurs rostit la Academia

Belgiană, cu care prilej aducea un strălucit omagiu culturii românești, în 1977, într-un spațiu european, așa cum a făcut-o, servind prestigiul țării pe atâtea meridiane:

„Aparțin unei tradiții culturale care nu acceptă incompatibilitatea între investigarea științifică și activitatea literară."

„Numeroși mari savanți români – Cantemir, Hașdeu, Iorga, Pârvan, Ioan Cantacuzino, în aceeași măsură străluciți scriitori, creatori în cultură; cel mai ilustru poet român, Mihai Eminescu, a fost de asemenea un filosof original și unul din marii erudiți printre contemporanii săi. În ceea ce mă privește, consider că există o analogie între munca științifică și imaginația literară." Un eseu admirabil pe tema legăturilor dintre știință și artă avea să publice în anii '70, Victor Săhleanu.

Și apoi, științele bio-medicale, atât de concret specifice ființei umane, nu puteau să nu capteze interesul unui geniu care s-a dăruit prin toată creația sa, atât de total semenilor săi.

Pe de altă parte, începuturile formației sale cultural-științifice coincid cu avântul științelor exacte, în acest cadru, al biologiei și medicinii – darwinismul și epoca pasteuriană – cu o epocă de înflorire de noi concepții și descoperiri.

Din studiul caietelor sale manuscrise se poate extrage răspunsul la întrebarea „Ce științe sau discipline exacte și probleme științifice îl interesau pe Eminescu?"; iată această largă paletă: matematica, fizica, astronomia, mecanica, chimia, anatomia, fiziologia, medicina, psihologia, sexologia, farmacologia, paleontologia, antropologia, economia politică, sociologia, statistica și demografia.

Citām o mărturie semnificativă privind convingerile sale în legătură cu necesitatea studiului anatomiei și fiziologiei, extrasă dintr-o scrisoare trimisă din Charlotenburg, la 26 februarie 1874, lui Titu Maiorescu, ca răspuns la îndemnul acestuia de a-și lua doctoratul în filosofie:

„Ar trebui deci să studiez mai întâi anatomia și fiziologia cel puțin timp de un semestru, ca să știu atât cât, rezonabil se cuvine ca prolegomene ale fiziologiei..."; el era încredințat, așa cum arată George Călinescu, că și filosofia trebuie să aibă un temei pozitiv, să pornească de la științele exacte.

Colegi ai săi din perioada studiilor universitare de la Viena și Berlin atestă în amintirile lor interesul lui Eminescu pentru științele exacte, inclusiv pentru cele bio-medicale. Iată ce ne spune în „Amintiri", prietenul său Ioan Slavici:

„Se înscrisese Eminescu la Facultatea de Filosofie, nu însă a se pregăti pentru o anume carieră; audia, deci, și la Facultatea de Drept, precum și la cea de Medicină, unde câțiva dintre cei mai însemnați oameni de știință, cum era Ihering, Stein, Hyrtl, Brücke etc. țineau discursuri, pentru el foarte interesante. Mai asista și la experimentele tehnice pe care Nicolae Teclu ni le făcea nouă, tinerilor români, la Academia Comercială." Și, în același volum, în alt loc, Ioan Slavici mai notează: „Între altele, încă fiind la Viena, Nicolae Teclu îl îndrumase spre chimie, iar la lecțiunile de anatomie ale lui Hyrtl și la cele de fiziologie ale lui Brücke prinsese slăbiciune pentru fiziologie."

Și un alt prieten al său, T. V. Stefanelli își amintește că Eminescu asista la Viena la cursurile de medicină legală ale lui Gatscher, ca și la disecțiile pe cadavre; profesorul avea „o deosebită metodă de a ne preda acest obiect și a ne iniția în tainele trupului omenesc..."

La Universitatea din Berlin audiază un semestru cursurile lui Emile du Bois Reymond, fiziolog german, creatorul fiziologiei experimentale, și, de asemenea, cursurile lui H. Munk (fiziologia nervilor), ca și ale lui H. Von Helmholz (fizică), acesta, cum se știe, de formație medic, celebru între altele prin descoperirile sale în fiziologia organelor de simț.

Pregătirea sa biologică includea cunoștințe temeinice din opera și concepțiile lui Lamarck, Linné și îndeosebi ale lui Darwin, la ale cărui lucrări și concepții se referea adesea. Iar temeinicia studiilor sale, cultura științifică, fertilizate de o gândire genială, trecute prin discernământul său riguros, exigent, fac ca el să preia critic unele concepții în vogă ale timpului, cum era teoria lui Malthus, de pildă. Pe de altă parte, aceeași

cultură și gândire științifică îl fac să respingă o altă teorie la mo-
dă, cea a magnetismului animal, a medicului german Mesmer,
Eminescu persiflând mesmerismul și practicarea lui, și consi-
derând pe autor drept șarlatan.

Dar cu aceasta am trecut în ceea ce s-ar putea denumi
„aplicațiile formației sale științifice naturiste bio-medicale în
gândirea, concepția și creația sa". Pentru că Eminescu nu s-a
aplecat asupra științelor exacte numai din curiozitate și din sete
de cunoaștere, ci și dintr-un impuls formativ, pragmatic. Fiindcă
un studiu atent al operelor sale – poezie, proză, publicistică,
însemnări-manuscrise („Fiziografie", „Fragmentarium"), cores-
pondență – relevă pe de o parte, cunoștințele sale în științele
naturii, biologie și medicină care i-au servit drept instrumente
de gândire și înțelegere a lumii, a fenomenelor și proceselor
naturale, a legilor generale care dau unitate universului și vieții,
(weltanschaung-ul eminescian), pe de alta, modul cum a înțeles
să restituie către oamenii săi această înțelegere, în forme
accesibile și convingătoare, purtând pecetea spiritului său stră-
luminat și de o erudiție universală de tip enciclopedic neegalată
la noi.

Mai întâi, să vedem în propria sa gândire care este valoa-
rea formativă pentru personalitate a culturii științifice, a
științelor exacte și a aplicațiilor lor, într-o disciplină a interdis-
ciplinarității. Și, semnificativ pentru demonstrarea acestei
concepții, îl alege pe medic! Cât de actuale sunt opțiunile sale
pentru interdisciplinaritate în demersurile formative ale
personalității, cititorul poate observa cu ușurință: „... Astfel,
medicul va trebui să studieze nu numai știința boalelor și-a
vindecării, ci și științele naturale, anatomia și fiziologia, mai
departe chimie și botanică și mai departe fizică și matematică
și iarăși într-altă parte din filosofie – psihologie și logică s. a. m.
d." (viziune modernă asupra formării medicului, anticipare
genială în acel timp!); și, continuă: „... cum că toate științele stau
într-o legătură ca o rețea și cum că fără o singură săritură putem
propăși fiecare punct al științei până la totalitatea ei. Precum

medicului îi trebuiesc și alte științe, de exemplu psihologia, tot
așa și psihologul va trebui să studieze o parte a medicinii, cel
puțin boalele spiritului și ale nervilor, și spre a le pricepe pe
acestea el va fi silit a se familiariza cu tot cercul medicinii, se
înțelege că în ondulațiuni din ce în ce mai ușoare..." (manuscri-
sul nr. 2255). De altfel, gânditorul Eminescu teoretizează în mai
multe manuscrise, cu maturitate și clarviziune asupra impe-
rativului interdisciplinarității pe care el însuși o adoptă, astăzi
concept modern și obligatoriu.

Pregătirea sa în științele naturii, cu largi deschideri spre
biologie, antropologie, medicină poate fi evaluată urmărind atât
în manuscrise, cât și în publicistică referirile și incursiunile pe
care le face privind operele unor savanți ale căror idei, concepții,
descoperiri le citează, le comentează aprobativ cel mai adesea,
alteori critic. Astfel, găsim referiri la fiziologul Flourens, sunt
citate lucrări și concepții ale lui Bichat și Virchow, ale lui J. R.
Mayer, autor al principiului conservării energiei, cu formație
inițială de medic, Lotze și Wundt afirmați în filosofie, dar și de
formație medici, Goethe care e citat ca naturalist etc.

Influențat de pozitivismul lui August Comte, care înce-
puse să cucerească spații ale gândirii europene, Eminescu își
edifică o concepție și o viziune pozitivistă, de esență biologică și
organicistă, ca instrumente de înțelegere nu numai a naturii și
legilor ei, ci și a societății.

Astfel, în scrierile sale politice cu caracter polemic el își
mărturisește aderența la o înțelegere și interpretare apelând la
științe: „Ne mărginim la constatarea de fapte exacte și la rezu-
marea lor în adevăruri generale; metodul nostru e cel urmat de
științe, în general, în cele naturale, îndeosebi."

Viziunea sa sociologică este organizată în spiritul lui
Hobbes și Spencer, un organism însă care are la bază cele mai
noi cuceriri ale biologiei. Iată câteva citate culese din scrierile
sale politice, care reprezintă argumentele organicismului său
aplicat sociologiei: privind statul, pe care nu îl asimilează cu
suma abstractă de indivizi, ci cu un organism, Eminescu scrie:

„Manierele de a vedea sunt atât de deosebite, încât în ochii liberalilor statul nu e cu mult mai mult decât o mașină, în ai noștri el e un organism viu, susceptibil de sănătate și de boală, de înflorire și de decadență..."; „Echilibrul în stat e ca sănătatea în corp"; „Principial, statul, intrând în seria faptelor biologice..."; „Fiind o ființă care se naște, se dezvoltă și moare..." La Eminescu statul, societatea corespund unui organism, clasele – organelor componente, procesele sociale – proceselor organice.

Proceselor organicist-fiziologiste asupra statului și societății, Eminescu îi adaugă o concepție „patologistă" a disfuncțiilor: „Patologia societății noastre" (Timpul, 4 ianuarie 1881). De altfel, scrierile sale polemice, satira politică abundă în terminologie medicală din domeniul patologiei folosite cel mai adesea figurat pentru caracterizarea unor situații politice, sociale, economice etc.: „boală morală", „boală obștească a spiritului public", „boală economică", „epidemii spirituale", „daltonismul minții", „daltonismul intelectual", „decădere fiziologică și anatomică", „negi sociali", „vertebre morale', „vertebrele societății', „hidro- și microcefalia stau în raport de cauze fiziologice în formațiunea partidului..."; „înmuiere de creier și atrofia vaselor craniului", „...înmulțirea prin anume sistem, a bacteriilor în corpul unei națiuni" etc...

Invocarea medicului în comparații și analogii revine adesea în stilul său publicistic: „adevăratul om politic e văzut ca medicul care nu se va opri la simptomele exterioare ale unei boale, el va căuta cauza lor internă", „medic al societății ca... Napoleon I", „arta politică e ca arta medicului" etc.

„În ceea ce privește medicina, Eminescu avea obișnuința cu termenii de patologie", observase cu îndreptățire George Călinescu.

Cel ce se apleacă asupra publicisticii sale, mai ales dacă este medic, poate constata cu surprindere că gânditorul și ziaristul Eminescu avea, și, privind medicina, o gândire și idei pe care astăzi le considerăm moderne și actuale. Astfel, el pleda pentru o medicină socială dominant-preventivă, apreciind că guvernanții timpului înainte de a construi spitale, ar trebui să acționeze în sensul îmbunătățirii condițiilor de trai social-economice-culturale ale populației. Privind starea de sănătate, el îi întrevedea relațiile cu factorii de mediu, intuind rolul mediului social în această relație; aceste idei sunt reluate în multe dintre articolele sale.

Răsfoind însemnările manuscrise găsim observații de mare valoare științifică, validate astăzi de cercetare. Eminescu sesizează rolul psihicului în îmbolnăvirile somatice; apariția îmbolnăvirilor ca reacție a organismului la stimuli ai lumii exterioare: „boalele se nasc din reacția contra lumei exterioare, că influențează sau au influențat asupra organismului, iar nu din natura intrinsecă a acestuia." Astăzi denumim aceste concepții patogenetice – concepția psiho-somatică, patologia de stres. La alte scrieri publicate, ca și în manuscrise, găsim idei și convingeri privind relația între păstrarea și întărirea sănătății și conservarea mediului ambiant (ecologie și sănătate, am zice astăzi), privind rolul sanogen al activității musculare, al practicării exercițiilor fizice. În sfârșit, scrisul și însemnările sale, ne informează că respingea empirismul medical demasca șarlatanismul, având față de actul medical o poziție științifică bazată pe o temeinică cultură medicală, din care mulți ar avea de învățat și astăzi. Spațiul nu permite de a adânci și întregi toate acestea și cu fragmente citate din scrierile sale publicate în manuscrise.

Alte revelații privind nivelul surprinzător al cunoștințelor sale medicale ni le oferă studiul corespondenței. Pentru medic sunt impresionante acuratețea și rigoarea descrierii simptomelor, înlănțuirea lor fiziopatologică; el face logice prezumții etiologice, folosește, după caz, în funcție de cui i se adresează, fie terminologia medicală a timpului, fie corespondentele acesteia în limbajul popular.

Iată un fragment semnificativ adresat de la Viena, în 1872, la 10 februarie (poetul împlinise, deci, 22ani), părinților săi în țară: „Scumpii mei părinți, ies pentru prima oară din casă după o troahnă îndelungată şi după o desăvârşită lipsă de apetit care a ţinut mai douăzeci de zile. Înainte de două zile am început a avea: apetit mai bun şi acum intru în obişnuinţele de mai înainte şi în traiul ce-l duceam înainte de boală. Mă simt mai tare şi gălbinarea e şi ea dispărută de pe piele şi din faţă, numai în albul ochilor se mai vede... Doctorul mi-a spus că principala cauză a boalei mele a fost izolarea deplină în care trăiesc şi încunjurarea societăţii şi a oamenilor. Eu nu cred să fie asta..."

Simptomatologia descrisă de poet pare să sugereze că ar fi prezentat la acea dată o formă uşoară de hepatită virală. Este interesant, pe de altă parte, dezacordul poetului cu explicarea cauzei acestei îmbolnăviri pe care i-o oferă medicul, care, după cum se pare, era departe de un diagnostic etiologic.

Peste cinci săptămâni poetul revine cu o nouă epistolă către părinţi (Viena, 18 martie 1872); iată şi acest text la fel de interesant, deoarece, ca şi precedentul, se referă exclusiv la starea sa de sănătate încercată din nou; pare să fie vorba fie de o nouă îmbolnăvire, fie de o recădere în legătură cu boala precedentă: „Scumpii mei părinţi, anul acesta e într-adevăr un an nefast pentru mine. Abia am scăpat de catarul de stomac şi de gălbinare şi m-a cuprins o aprindere de maţe care-a ţinut trei săptămâni şi era să mă coste viaţa. Şi această boală a fost unită cu o lipsă deplină de apetit, astfel încât, părăsind patul după trei săptămâni de zăcere, arăt mai mult a mumie decât a om. În vremea din urmă am mai căpătat durerea de urechi care-am mai avut-o când am locuit la Blanchin în Cernăuţi."

Poetul evocă cum se vede catarul de stomac şi gălbinarea de care abia scăpase şi vorbeşte de o „aprindere de maţe", ceea ce înseamnă, desigur, o enterocolită acută, cronicizată (n. r.), în lipsa unui tratament corespunzător, ţinând cont de durata mare (trei săptămâni); aflăm, de asemenea, de o nevralgie otică, sechelă probabil a unei otite vechi.

Din alte scrisori (către Titu Maiorescu din Charlotenburg, la 26 februarie 1872) aflăm episodul unei anchilozări reumatice a mâinii drepte, afecţiune reumatică ce recidivează în noiembrie

1874, pe când se afla la Iași (scrisoare adresată lui Al. Samur-
caș), sub forma unei aprinderi la încheietura piciorului, care se
vindecă foarte încet și e foarte dureroasă.

De remarcat ritmarea meteotropă a puseelor reumatice
apărute în sezonul rece, așa cum rezultă din datarea scrisorilor
(februarie, noiembrie). În sfârșit, din alte scrisori adresate Vero-
nicăi Micle (1880, 1882) desprindem relatarea unor referințe
episodice, dar recidivante, cum sunt cefaleea și depresia, rela-
tarea având același stil precis bazat pe largi cunoștințe de
specialitate.

Dar influențe ale cunoștințelor sale științifice, inclusiv în
biologie și medicină, pot fi constatate și în poezie – „Biologia
poetică" eminesciană – (cele de filosofie și astronomie fiind
demult studiate), și mai ales în proza literară (psihologie, psiho-
fiziologie, tanatologie, patologie, farmacologie). Acestea pot fi
remarcate în romanul Geniu Pustiu, în nuvela fantastică Săr-
manul Dionis, în Avatariile faraonului Tla, și mai ales în nuvela
Ioan Vestimie. Este adevărat, multe sunt elemente specific-ro-
mantice, numai că o lectură atentă relevă că Eminescu, spre
deosebire de romantici, în general, așază adesea materialul său
literar pe un suport științific care sugerează amplele sale cunoș-
tințe de fiziologie a nervilor, de psihologie. El utilizează uneori,
cum vom vedea, o terminologie medicală precisă, puțin obișnu-
ită ca utilizare în afara unor cărți de specialitate. Astfel, eroii săi
adorm și visează, somnul și visul fiind ipostaze existențiale la
romantici, dar și stări fiziologice, favorabile unor manifestări
fantastice, ieșirilor într-o lume imaginară, diferită de realul
cotidian, limitativ al stărilor (comune) de veghe, resemnificând
acest real prin intermediul simbolurilor.

El atribuie momentelor hipnotice și onirice ale eroilor săi
o etiologie organică, somatică, ceea ce dovedește înclinația spre
biologie și îndepărtarea de metafizică, și, în același timp, o seri-
oasă cultură medicală. Astfel, Visul lui Toma Nour este pus în
legătură cu o stare congestivă a creierului, sau o vătămare cardi-
acă. Un alt vis al aceluiași erou are drept cauză o asfixie. Aceeași

cauză este invocată și în cazul unui alt erou, Ioan Vestimie. Tulburări psihologice și psihiatrice sunt deduse din comportamentul eroilor săi, care, deși nu întotdeauna, sunt numite ca stare, ne înfățișează autoscopia, halucinațiile hipnagogice, dedublarea personalității, depresia; și acestea uneori sunt puse în relație cu disfuncții somatice.

Pentru exemplificare, cel mai la îndemână este textul nuvelei Ioan Vestimie care abundă în situații medicale și în termeni semiologici. Astfel, eroul resimțind la un moment dat un deficit al memoriei încearcă să-și explice aceasta ca putând fi expresia unei „afazii parțiale", sau a unei modificări în „vasele craniului", în urma cărora o umflătură îi „apasă creierul" (ceea ce, traducând în termeni de fiziopatologie neuro-vasculară ar putea fi identificat cu tulburări generatoare de edem cerebral), în fine, conchide autorul, „și multe idei ipocondrice îi veniră lui Ioan Vestimie. Opinia noastră însă este că Ioan închisese prea de timpuriu cahla de la sobă și că-l durea poate capul" (intoxicația sistemului nervos cu gaze de la sobă). Dar incursiunile poetului într-o patologie somatică demonstrează aceleași cunoștințe precise, căci iată câteva fragmente semnificative din acest punct de vedere: „În pulsațiunea și în bătăile inimii sale se întâmplau foarte des iregularități" (aritmie cardiacă, n. n.). Eroul este, deci, cardiac, comentează George Călinescu, și Eminescu precizează foarte medical și originea bolii de inimă: reumatismul (posibilă sechelă cardiacă a unui reumatism cardio-articular, n. n.). Eroul resimte și „senzații de amorțire", de „paralizare parțială", de „pietrificarea brațului drept, ușoară durere în tâmpla dreaptă" („cefalalgii", notează G. Călinescu). Ceea ce evocă o posibilă criză cardiacă și un posibil spasm cerebral.

Un alt moment existențial asupra căruia se oprește adesea poetul în scrierile sale literare, este cel care încheie de fapt ciclul ontologic – moartea. Nu vom relua mulțimea de considerații și comentarii, unele controversate, făcute de autorizați exegeți ai viziunii și concepției eminesciene asupra morții, ci vom exprima opinii potrivit unei înțelegeri din perspectivă medicală. Ni se pare că Eminescu, potrivit formației sale amintite, avea o viziune biologică și asupra acestui eveniment al existenței. Thanatosul eminescian nu este unul mistic, metafizic, spiritist, supranatural. Conținutul noțiunii de moarte la Eminescu nu se identifică pur și simplu cu disoluția, cu distrugerea, moartea fiind premiza perpetuării viului, sau altfel spus, aspirația spre nemurire, țel nobil, dintotdeauna a spiritului uman. Marele fiziolog Claude Bernard spunea: „viața este moarte", iar Goethe nota: „Mori, pentru a deveni!", ceea ce exprimă, de fapt, o gândire biologică ce integrează moartea în viață, într-un ciclu al reînnoirii continue. Fiindcă fără moarte nu ar exista nici viață. Cu alte cuvinte, moartea generează viață, este condiția ei, tot așa cum viața generează moarte.

De altfel, Eminescu notase în însemnările sale următoarele: „cum știm că în copilul inocent, chiar, fiecare pulsațiune e un pas spre dezvoltare, dar și unul spre mormânt. Viața e germenul morții – moartea germenul vieții." Mai aproape de noi, Paul Valery observase și el că moartea este o proprietate a vieții tot atât de inseparabilă ca reproducerea.

Iată suportul unei atari concepții a lui Eminescu în două fragmente din poeziile sale: „Din sânul vecinicului ieri/ Trăiește azi ce moare,/ Un soare de s-ar stinge-n cer/ S-aprinde iarăși soare.

Părând pe veci a răsări/ Din urmă noaptea-i paște/ Căci toți se nasc spre a muri/ Și mor spre a se naște." (Luceafărul); și într-o altă strofă: „Moarte și viață, foaie-n două fețe:/ Căci moartea e izvorul de viețe,/ Iar viața este râul ce se-nfundă/ În regiunea nepătrunsei cețe." (Rime alegorice).

Desigur, cele de mai înainte au încercat să argumenteze cunoștințele de biologie și medicină, dimensiunea erudiției sale și în aceste domenii, modul în care gândirea și poziția sa socială, pe de o parte, creația literară pe de alta, au reflectat această extraordinară erudiție.

Fiindcă Eminescu şi-a făurit o cultură pe măsura geniului său, cultură cu funcţie formativă, nu numai de cunoaştere, opera sa inestimabilă reprezentând expresia geniului fertilizat, valorificat prin cultură.

Iar în cadrul acestei neobişnuit de pluridisciplinare formaţii, ştiinţele naturii, biologia şi medicina au avut un loc important, după cum se poate constata cercetându-i opera şi după cum a mărturisit-o de altfel, însuşi poetul.

TEME DE SĂNĂTATE ŞI MEDICALE ÎN JURNALISTICA LUI MIHAI EMINESCU

În ceea ce priveşte medicina, Eminescu
avea obişnuinţa cu termenii de patologie
G. Călinescu

O latură importanta a creaţiei eminesciene – opera jurna-
listică, a stat mult timp în penumbra creaţiei sale poetice, şi pe
nedrept. Fiindcă, Eminescu, Poetul Naţional (şi universal) a fost
un gazetar strălucit, cu o dotaţie pentru această îndeletnicire
ieşită din comun, articolul de ziar, cu larga şi prompta sa răs-
pândire, fiind calea cea mai potrivită către sufletul şi mintea
cititorului, pentru a transmite fierbintele său patriotism, dorinţa
sa pentru mai binele poporului şi al ţării; iar mesajele pornite
din opera sa ziaristică au vibrat la aceeaşi înaltă intensitate, cu
mesajele operei poetice, cum arătam, cu mult mai larg cunos-
cută, aceasta explicându-se şi prin perenitatea simţirilor poetice
în comparaţie cu fireasca conjuncturalitate a unor scrieri jurna-
listice care se refereau la evenimente şi probleme specifice ale
vremii respective. Numai că, la Eminescu, acea parte a creaţiei
ziaristice a cărei actualitate constituie o trăsătură esenţială, în
timp, este apreciabilă ca întindere şi valoare, şi ţine, între altele,
de genul previzionar al poetului.

A fost necesar să apară o altă nouă personalitate a culturii
româneşti – George Călinescu – pentru a ni se dezvălui şi alte
laturi ale creaţiei eminesciene, polivalente la acelaşi înalt nivel,
între acestea, creaţia ziaristică.

Iată cum este caracterizată aceasta de marele critic: „Gazetăria lui Eminescu, cea mai înaltă din istoria scrisului românesc și încă neajunsă la alții"; și în alt loc, referindu-se la conținutul și structura acesteia: „Ridicată de pe o schelă solidă de idei, cu toate treptele emotivității, caracterizând abstractiv și speculând concret, gazetăria lui Eminescu este o operă ideologică și poetică, totodată, trainică literar tot atât cât și poeziile, deși purtătoare de erori, acuzabile prin vremea când au fost făcute."

Valoarea scrisului său jurnalistic, atât în conținut, cât și ca stil, este atât de mare, încât astăzi legitimează o întrebare care, punându-se nu mai surprinde pe cel ce adâncește studiul operei sale de ziarist: Eminescu, a fost mai mare gazetarul decât poetul?

De altfel, în prezent, asistăm la o valorificare a „gazetăriei" (cum îi spune Călinescu) de către o pleiadă de avizați eminescologi, care-i pun în evidență axiologic și analitic – conținutul, actualitatea, nu numai în contemporaneitatea poetului (și chiar a zilelor noastre), patriotismul, viziunea politică, inspirația și obiectivele sociale, extraordinar de mare arie tematică, stilul literar inconfundabil.

Înainte de a aborda latura pe care ne-am propus s-o relevăm din scrierile sale gazetărești, să rememorăm succint scurta, dar densa biografie de gazetar. Aceasta începe sistematic în anul 1876, când este numit redactor pentru partea neoficială și corector la „Curierul de Iași".

Silit însă să scrie lucruri în care nu credea, la începutul toamnei 1877, demisionează. Dar renumele său, calitățile sale, nu numai ca poet, ci și ca ziarist, sunt deja cunoscute și recunoscute, și în același an, în octombrie, e numit redactor la ziarul „Timpul", unde începe o activitate intensă, dând întreaga măsură a talentului său jurnalistic. Urmare firească, în 1880 devine „redactorul șef" al cotidianului bucureștean. Concomitent cu activitatea de ziarist continuă să scrie literatură – acestei perioade corespunzându-i și poezia sa de maturitate

(„Scrisorile" și „Luceafărul", „O, mamă", „S-a dus amorul...",
„Când amintirile...", „Ce e amorul?", „Pe lângă plopii fără soț"
etc.).

În 1883, în urma unor divergențe cu conducătorii par-
tidului conservator, nemulțumiți de atitudinea radicală a
redactorului șef, Eminescu se decide să demisioneze de la
Timpul, fără însă ca demisia să-i fie primită.

Între timp, în 1881, vizitează pe Ion Creangă, care se afla
internat la Spitalul Brâncovenesc.

Cultura sa vastă, interesul pentru cele mai variate dome-
nii ale vieții sociale, cunoștinlele științifice, incluzând, încă din
perioada de formație universitară – biologia, anatomia și fizio-
logia, medicina legală, psihologia, cunoștințele reînnoite în
permanență prin lecturi însoțite de conspecte ale lucrărilor
științifice, îndreptățeau presupunerea că problemele medicinii,
ale sănătății și bolii nu-i mai puteau fi străine lui Eminescu; și
unde ar fi putut fi acestea mai potrivit abordate decât în presă,
deși, o exegeză atentă le poate semnala și în proza sa literară și
chiar în poezie, ca să nu mai vorbim de corespondență, în
special, ca și de alte însemnări, de caietele sale manuscrise. Și,
într-adevăr, pornind de la aceste premise, cel ce se apleacă cu
atenție asupra operei sale gazetărești, este surprins de a regăsi
medicina, problemele bolii și ale sănătății, printre preocupările
poetului-ziarist, ceea ce, dacă ne gândim la gazetăria totală pe
care a practicat-o cu nobilă pasiune, cu devotament și cu același
genial talent, care a înnobilat tot ceea ce el a încredințat scri-
sului, nu mai poate surprinde. Fiindcă, abordând dintr-o
perspectivă largă – politicul, socialul, economicul, culturalul, nu
putea omite problemele sănătății, parte integrantă a fiecăruia
dintre acestea, și, într-un fel, măsură a nivelului de evoluție a
situației politice, sociale, economice; a nivelului de cultură al
unei țări, la un moment dat. Fiindcă, știm astăzi, că nivelul de
sănătate („starea sanitară" într-o terminologie mai proprie
perioadei sale de creație) al țării este un efect al orientării politi-
co-sociale, al gradului de dezvoltare economică pusă în slujba

celor mulţi, al nivelului de cultură al populaţiei şi a accesibilităţii acesteia la cultură.

Cercetarea fenomenului medical în opera ziaristică a lui Eminescu ne-a permis să propunem următoarele observaţii privind preocupările, ideile şi demersurile sale în ceea ce priveşte problemele medicale, ca parte componentă a scrierilor sale gazetăreşti, incluzând aici aspectele de sănătate şi boală, aspectele demografice legate de starea de sănătate, igiena şi protecţia sanitară a mediului, protecţia muncii, antropologia.

Dominante pe linia acestor preocupări rămân observaţiile sale fondate pe o temeinică documentare privind starea sanitară a populaţiei rurale, a ţărănimii, a păturilor muncitoreşti şi nevoiaşe de la oraş. El demască lipsa de îngrijire a cercurilor politice ale vremii faţă de sănătatea populaţiei ţării, lipsa de mijloace materiale necesare apărării sănătăţii, lipsa cunoştinţelor trebuincioase aceluiaşi scop. Cere îmbunătăţirea asistenţei sanitare la sate şi înfiinţarea de farmacii săteşti.

Iată rânduri definitorii pentru orientarea sa spre îmbunătăţirea situaţiei sanitare a populaţiei sanitare de la sate, ca şi a muncitorilor de la oraşe.

„...Chipul unui ţăran român, om de la ţară, trăit în aer liber, seamănă cu al uvrierului stors de puteri din umbra fabricilor. Cine a umblat prin satele noastre, mai ales prin cele de câmp şi baltă, a putut constata că abia din trei în trei case se găseşte o familie care să aibă un copil, mult doi, şi aceia slabi, galbeni, lihniţi şi chinuiţi de friguri permanente."

De altfel, şi din acest fragment şi din altele rezultă şi preocupările sale privind evoluţia demografică la acea dată, la câteva decenii de la Marea Unire, când întărirea şi propăşirea naţiunii române se impunea, când independenţa ţării era ameninţată, descreşterea populaţiei i se părea primejdioasă...

În mod deosebit, se arată îngrijorat de evoluţia mortalităţii, în creştere în acea perioadă, în sânul ţărănimii lipsită de mijloace materiale şi de un nivel de cultură minimal, care să includă şi necesarele cunoştinţe de apărare a sănătăţii şi de prevenire a îmbolnăvirilor. Fiindcă, iată ce scrie în octombrie 1876, în „Curierul de Iaşi", la rubrica „Noutăţi", subintitulată „Prelecţiuni publice": „...De aceea mortalitatea va fi foarte mare între ţărani şi numărul lor va scădea. În 1873 numărul morţilor în ţara întreagă întrecea cu 226 pe cel al născuţilor."

Gândirea şi cultura sa largă i-au permis o concepţie ştiinţifică, modernă de interpretare a demografiei, pe care nu o analizăm decât în strânsă corelaţie cu aspectele sociale, social-economice-culturale şi sanitare, unica soluţie de înţelegere deplină.

O lucrare a doctorului în medicină V. I. Agappi – teză de doctorat susţinută în 13 iulie 1876 la Facultatea de Medicină din Bucureşti, tratând probleme demografice, spinoase, şi în special jenante pentru autorităţi, este prompt şi amplu comentată de Eminescu într-un articol publicat în serial, în patru numere consecutive ale „Curierului de Iaşi" – numerele 90, 91, 92, 93, apărute în luna august.

Deşi din comisie făceau parte medici cunoscuţi ca A. Marcovici, Ghe. Alexianu, George Atanasievici, Iacob Felix, Ghe. Petrescu, aflăm din comentariul lui D. Vatamaniuc, autorul închină lucrarea sa lui D. Brândză, profesor la Facultatea de Ştiinţe a Universităţii din Bucureşti, Facultatea de Medicină, pe baza referatului comisiei de examen, descărcându-se de orice răspundere faţă de problemele puse în discuţie... cu alte cuvinte, cum se mai zice în astfel de cazuri, ideile reprezintă numai opiniile autorului... Numai că nu e vorba de opinii personale, subiective, ci, teza concretiza într-un studiu ştiinţific riguros, adevăruri şi realităţi care păcătuiau numai prin aceea că erau incomode pentru autorităţile care ignorau stările de lucruri aduse în discuţie.

Redăm mai pe larg unele fragmente din articolul lui Eminescu spre a putea aprecia mai bine interesul, cunoştinţele, competenţa şi vederile sale asupra unor fenomene atât de implicate în sănătatea populaţiei: „Sub titlul de «Cercetări demografice asupra populaţiei României şi în special al districtului şi oraşului Iaşi», dl. Dr. med. V. I. Agappi, servindu-se de datele, altfel de neajunsuri ale statisticii noastre, ne face o înspăimântătoare dare de seamă despre starea sanitară a poporului românesc. D-sa supune acele date unei critici îndestul de precaute, încât, pretutindeni, concluziile, în loc de a fi exagerate, sunt poate încă sub icoana realităţii.

Ajuns la capăt, autorul justifică neajunsurile de care a trebuit să sufere, şi care sunt imanente izvoarelor statistice de care s-a servit. Cu toate acestea, lucrarea sa nu este însemnată din toate punctele de vedere şi ar fi de recomandat ca un astfel de „memento mori" tuturor acelora care cred că prin teorii frumoase, cuvinte sunătoare şi legi traduse din franţuzeşte se poate îndrepta starea unei ţări...

...Ca medic, autorul nu vorbeşte decât de cauzele fiziologice ale acestei pierderi continue a poporului românesc. Dar aceste cauze nu sunt totdeauna decât efectele altor cauze şi mai generale, efectele presiunii generale asupra claselor de jos, a lipsei de cruţare, a barbariei cu care pleba scribax tratează la noi poporul. Ea a subminat orice autoritate dumnezeiască şi omenească, a sleit în douăzeci de ani toate izvoarele de puteri ale ţării, a deschis porţile tuturor vagabonzilor din câteşi patru unghiurile lumii, pentru ca să aibă în aceştia avizi aliaţi pentru exploatarea ţăranului... Expresia cristalizată a acelor epidemii spirituale şi fizice sunt temniţa şi spitalul. În caracterele degenerate ale celei dintâi, vezi lipsa de religie, lipsa de conştiinţă de drept, născute prin subminarea bisericei; în organismele decrepite ce ni se prezintă-n spital, ni se arată jărtfele presiunii economice."

V. I. Agappi se plânge de faptul că statisticile sale nu puteau fi complete, şi asupra acestui lucru insistă şi poetul. Lacuna cea mai mare a lor o constituie lipsa unei evidenţe exacte a populaţiei.

O altă dovadă a interesului lui Eminescu pentru starea demografică a populaţiei, ne informează acelaşi D. Vatamaniuc, o constituie faptul de a se fi găsit printre manuscrisele lui

Eminescu, numeroase tabele privind sporul populației pe județe și ani.

Iată, într-un alt fragment al unui articol publicat de Eminescu în „Curierul de Iași", nr. 39 din august, 1877, sub titlul „Pelagra din districtul Neamț. Simptomele. Cauzele posibile. Mijloace ce trebuie a-i opune", abordarea unei importante probleme de sănătate a populației acelui timp, abordare după cum apare chiar în titlu, exhaustivă, adică, incluzând date statistice; simptome; cauze posibile; mijloace de combatere, ceea ce sugerează pe de o parte pregătirea sa, viziunea sa integralistă asupra unei probleme de sănătate prezentată sub raportul manifestării bolii, cauzelor – inclusiv cele sociale – și prevenirii (de asemenea, inclusiv mijloacele sociale), ceea ce îl aliniază pe poetul ziarist și posturii de popularizator și educator al sănătății.

Și articolul la care ne referim reprezintă un comentariu larg și competent al unei lucrări a unui medic apărute în „Revista științifică"; Eminescu își probează din nou inteligența gazetărească prin opțiunile sale asupra subiectului ales și a extracțiilor dintr-o revistă de circulație mai restrânsă și valorificarea în folosul cunoașterii mai largi, prin publicarea într-un ziar de circulație, la aceasta adăugându-se și comentariul său prin care noțiunile devin mai apte înțelegerii și însușirii de către populație.

„D. dr. Dimitrie Cantemir din Piatra face în „Revista Științifică" o dare de seamă asupra unei cumplite boale, întrucât el a avut ocazia a o constata și trata în ținutul Neamțului. Din darea de seamă care urmează, cititorul va vedea ușor c-avem a face c-un nou dușman al nefericitei populații agricole, care și-așa e decimată în fiece an de-o mulțime de boale epidemice.

Noi am zis adică, că înmulțirea pe măsură a ramurilor neproductive din clasa de mijloc, nu se face decât pe socoteala bunei-stări și a sănătății claselor, cari cunosc într-adevăr; că cu cât se-nmulțește clasa celor ce consumă numai fără a produce, cu atâta clasa celor ce produc va da mai tare înapoi, se va hrăni mai rău, va fi supusă la boale mai numeroase, se va stinge chiar.

Că cel dintâi trăiește totdeauna pe seama și în socoteala unui altuia, care acesta e cu atât mai nenorocit, mai plin de grije și mai espus la boale, pe cât cel dintâi e nenorocit, lipsit de grijă și ferit de boale...

Între mijloacele de-a combate boala, d-nul dr. propune îngrijirea autorităților sanitare și locale. Nouă această îngrijire ni se pare cu totul stearpă; ea seamănă cu îngrijirea societății biblice engleze pentru moralitatea populației lucrătoare din Londra. În loc de pâne li se-mparte lucrătorilor biblia, pe când adevărata cauză a demoralizării este mizeria, nicidecum lipsa de credință.

Adăugăm numai că în spitalul Sf. Spiridon din Iași provin asemenea numeroase cazuri de pelagră, că aicia boala s-a constatat a fi necurabilă, și că desigur afară de ținutul nostru și cel al Neamțului, ea va fi provenind în toate județele Moldovei, căci cauze (sociale) identice produc efecte identice."

Un alt comentator al scrierilor lui Eminescu – Vasile C. Nechita, în „Note și comentarii", notează, referindu-se la problema abordată de Eminescu în articolul amintit (ne informează același autor în alte articole care ne sunt semnalate).

„Știrea declanșării unei asemenea maladii printre locuitorii satelor din Moldova și din districtul Neamț, în mod deosebit, a reprezentat pentru gazetar un prilej de dezbatere publică a uneia dintre cele mai arzătoare chestiuni socio-economice ale timpului..."

Eminescu, „avid de cultură și capabil să uite de sine când era vorba de aceasta, cum îl caracterizează Vasile C. Nechita, n-a pierdut niciun moment și n-a precupețit niciun efort pentru a se informa asupra a tot ce era mai nou, captivant și interesant la acea dată..." Informându-se, informa la rândul său, pe calea scrisului la gazetă, luând poziție totdeauna, expunându-și opiniile care se distingeau prin dezvăluirea adevărului, prin luciditate, prin soluțiile pe care le întrevedea în corectarea socială, în schimbarea politică.

Cu deosebire, scrisul său social și politic se remarcă în ciclurile de articole „Bătrâni și tineri" și „Icoane vechi și icoane nouă", analizate de exegeții săi și retipărite de mai multe ori.

Dar imaginea ecourilor medicale în opera sa ziaristică, inclusă astăzi în „Opera politică", „Scrieri politice", ar fi incompletă dacă nu am ilustra-o și cu alte exemple.

E preocupat, cum arătam mai înainte, și de problemele de organizare sanitară, de asistența spitalicească, de rezolvarea acesteia. Iată spre edificare un alt fragment de articol reprodus sub titlul – De la Epitropia Sf. Spiridon – publicat în „Curierul de Iași" nr. 4, din 17 aprilie 1877 (rubrica „Noutăți") și reprodus în „Timpul" nr. 93, din 23 aprilie 1877 (rubrica „Varietăți"):

„Față cu cererile autorităților sanitare ruse, Epitropia spitalelor Sfântului Spiridon cedat pentru bolnavii armatei imperiale jumătate din localul spitalului central și toate încăperile Spitalului Pașcanu din Tătărași. Căutarea bolnavilor precum și administrația este cu totul aparte, de aceea a Spitalului nostru civil. Epitropia au avut motive destule să cedeze cererilor ce i s-au făcut, pentru că spitalele noastre au în Rusia moșii în întindere de peste 30 000 de fălci, a căror venituri le-au încasat pân-acum în mod regulat, încât se poate admite cum că Epitropia nici nu va primi chiria ce se zice că i s-ar fi oferit (în sumă de 16 000 de franci), și va ști că prin servicii aduse militarilor să întărească și mai mult bunele relații între ea și guvernul imperial.

Pe de altă parte, auzim cum că numărul reglementar de paturi a spitalului nostru nu va fi scăzut, ci, făcându-se o economie rațională în distribuirea încăperilor disponibile, numărul de bolnavi în căutarea spitalului va fi același ca și pân-acuma. Auzim cum că medicii secundari, un farmacist și alte persoane a căror prezență nu este absolut necesară înlăuntrul casei vor căpăta un adaos în bani pentru a-și închiria locuințe private și a lăsa în seama bolnavilor camerele pe care le ocupaseră pân-acum. Afară de aceea mai sunt 8 camere ce rămăseseră neocupate de mai nainte, saloane mari în cari se țineau ședințe sau se făceau operații, adică multe încăperi cari pot fi întrebuințate. Cu o dispoziție mai economică a încăperilor, numărul reglementar de paturi va fi cât de curând incomplete. Materialul adus de intendența sanitară rusească nu lasă nimic de dorit, atât e de îndestulător și de bun, încât, în această privință, Epitropia nu este chemată a face niciun sacrificiu."

În alte articole analizează critic situația spitalelor rurale („Timpul", 20 august 1881). Alteori, se ridică împotriva consumului exagerat de medicamente, pe care unii medici le practicau cu ușurință, într-un fel automat, neținând cont de toleranța și răspunsul bolnavului. „... odată diagnoza făcută, acest din urmă e condamnat să beie seria întreagă de decocturi prescrise de discipolul lui Ipocrat. Zvârcolindu-se cât o pofti, meargă-i cum i-a merge, hapurile trebuesc înghițite, fumurile trebue înhalate pentru că așa scrie la carte..." („Timpul", 2 sept. 1879).

Recenzia unor cărți scrise de medici îl tentează adesea, mai ales atunci când cărțile respective tratează mari probleme de sănătate.

Astfel, în „Timpul" din 5 sept. 1881, prezintă cartea tânărului medic pe atunci, Constantin I. Istrati, viitorului mare chimist și medic – „O pagină din istoria contemporană a României, din punctul de vedere medical, economic și național", subliniind că „mizeria produsă prin greutăți publice, parte dă naștere la diferite boale, parte favorizează răspândirea lor".

Apariția unei lucrări intitulată „Despre cosmeticurile nuisibile sănătății" îi revoltă pentru terminologia abundând în barbarisme și neologisme inutile, prilejuindu-i un amplu comentariu privind stilul scrierilor științifice și de popularizare: „Dacă conchidem stilul scrierilor științifice natural, de medicină, de ce-o fi, ne ia ochii lipsa de respect pentru limbă, primirea de termeni străini fără trebuință și numai de lene de a căuta echivalentul românesc...Își poate închipui fiecare în ce stare e ameninţată să ajungă limba prin preţioşii oameni de ştiinţă ("Timpul", 6 mai 1880).

Atent la evenimentele vieţii, ziaristul Eminescu ne relatează şi faptul, mai mult sau mai puţin "divers", ne referim la cel cu conţinut medical, nemulţimindu-se cu relatarea seacă, impersonală, ci, luând poziţie, oferind soluţii, interpretând sau trăgând învăţămintele educative, după caz.

Iată o notă inserată la rubrica "Diverse" în "Curierul de Iaşi", nr. 100, din 8 septembrie 1876, care este reprodusă de D. Vatamaniuc, sub titlul "O diagnoză superficială":

"Se zice că, sunt acu două săptămâni, o domnişoară din hotelul Rusia, simţindu-se în stare anormală, a chemat şi consultat pe dl. dr. Otremba, care a constatat o graviditate cam de trei luni; în urmă, consultând pe dr. Max, acesta fără a ţine seamă de împrejurări au întrebuinţat un instrument metalic care a provocat avortare. Fătul, productul concepţiunei, se păstrează şi astăzi la dl. dr. Tatcu, unde se poate vede.

Dacă acesta este adevărat, parchetul ar trebui să nu stea inactiv, căci faptul constituie un delict pedepsit de lege. În caz contrar să se constate că doctorul nu este culpabil şi că este o acuzaţiune nefondată ce i se aduce, ce(e)a ce nu trebuie să esiste."

Un mare ecou asupra publicului cititor a avut relatarea unei sinucideri, a tânărului Petru Kuzminscki, personaj cu o carieră militară apreciată pentru actele sale de vitejie. Tânărul sinucigaş, despre care se zicea c-ar fi fiu natural al fostului împărat Alexandru al II-lea, era şi prieten foarte bun cu poetul. Folosise prilejul unei vizite la Iaşi a familiei imperiale spre a cere graţierea suveranului, care, potrivit unor legi militare ale ţării sale, îl considera dezertor.

Iată fragmente din relatarea acestui fapt care a produs o vie impresie în Iaşiul acelor timpuri, şi nu numai în capitala Moldovei, relatarea publicată iniţial în "Curierul de Iaşi" nr. 55, din 27 mai 1877, la "Noutăţi", este reprodusă sub semnătura autorului în "Vestea" nr. 55, din 30 mai 1877, "Românul" nr. 30, din 31 mai 1877 (Felurimi), „Telegraful" nr. 1540. din 31 mai 1877 (Știri din țară), „Timpul" nr. 123, din 31 mai 1877 (Știrile zilei): „....În genere toată purtarea sa arăta neliniștitoare simptome patologice...

...în urma refuzului, nefericitul, retrăgându-se câțiva pași de la vagonul imperial, își străpunse inima cu un stilet. Dus la moment de către doi medici în sala de așteptare, a mai trăit încă vreo douăzeci de minute, neputând vorbi un singur cuvânt.

...stătea întins pe o simplă masă de brad într-o ogrăgioară a Spitalului Sf. Spiridon. Era aproape neschimbat la față, cu aceeași răceală și liniște militărească. Actul de sinucidere nu răpise nimic din eleganța și frumusețea întregei figuri. Astfel stătea lungit, învălit într-o manta neagră și numai ochii, rămași deschiși și pierzându-și strălucirea umejunei vitale, îi dădeau aparența c-ar fi cuprins de un adânc somn magnetic. D. N. Heck au fotografiat pe mort.

Ieri la 9½ ore dimineața s-au făcut autopsie cadavrului de cătră mai mulți medici militari ruși. Stiletul cu două ascuțișuri au intrat cam de 5 centimetri în vârful părței drepte a inimei și în direcția verticală. Lovitura de moarte și-a dat-o cu o extraordinară răceală și tărie, căci au fărâmat coasta a cincea întreagă și a patra parte din a șasea. Cercetându-se creierul, s-au găsit în partea dreaptă a mengnei, adică a membranei ce învelește creierii, mai multe corpuscule dure osoase care ne lasă să judecăm că toată purtarea sa estravagantă trebuie atribuită și existenței unei cauze patologice..."

Precizări în plus aduce comentariul lui Vatamaniuc. „Eminescu comentează sinuciderea lui Kuzminski cu ochii judecătorului de instrucție, chemat să cerceteze cazul și să pronunțe verdict de absolvire sau continuare. Interesant de observat că poetul figurează ca jurat la Curtea de Jurați din Iași în sesiunea din martie 1877. Știm, pe de altă parte, că la Viena urmează cursul lui Joseph Hyrtl (1810-1894) de anatomie descriptivă și cursul lui Ernest Brücke (1819-1892) de fiziologie și anatomie microscopică și participă la disecții... Nu este o întâmplare ce descrie, o face ca un profesionist.

George Călinescu, referindu-se la cunoștințele sale medicale, ne spune: „La Viena știa că asista la cursul de medicină legală al lui Gatscher și la cel de fiziologie al lui Brücke. În ce privește medicina, Eminescu avea obișnuința cu termenii de patologie."

Și rubrica „Revista externă" inserează știri cu caracter medical scrise de Eminescu; este vorba de boala Papei Pius al IX-lea, care e comentat scurt, spre informarea publicului cititor. „Starea sănătății Papei e din ce în ce mai îngrijorătoare. El au pierdut grei în urma unei paralizii a limbei și picioarele-i sunt foarte umflate. Medicul așteaptă pe ceas moartea sa" („Curierul de Iași" nr 69, din 29 iunie 1877).

Dar parcurgerea unei mari părți a scrierilor jurnalistice ale lui Eminescu, acoperind o largă arie tematică, așa cum ne este astăzi pusă la dispoziție de competenții și devotații săi exegeți, ne-a permis și o altă observație care, singură, ar putea face obiectul unei comunicări și ar putea, eventual, să se constituie într-o contribuție la cunoașterea mai deplină a stilului literar și a limbajului eminescian, novator și în proza gazetărească.

Pornind de la informația sa largă în domeniile biologiei și medicinii, ca și de la forța sugestivă a noțiunilor proprii acestor discipline care definesc organe, funcții, procese vitale, pe de o parte, pe de alta, categoriile sănătate, boală, îmbolnăvire, relații interumane în cadrul actului medical etc., Eminescu adoptă adesea în stilul articolelor sale, pentru o mai deplină și sugestivă caracterizare a diverselor subiecte, fenomene, evenimente, analogia cu termeni, noțiuni, fenomene aparținând domeniilor biologiei și medicinii.

Săhleanu și Georgescu-Vîște au arătat în studii anterioare analogia dintre sistemele tehnice și organismele vii, așa cum rezultă din însemnările sale manuscrise, caracterizarea organelor corpului omenesc prin metafore care sugerează o viziune biocibernetică.

Noi subliniem, îndeosebi, modul frecvent în care poetul apelează fie la termeni proprii bio-medicinii, fie la noțiuni din domeniul practicii medicale pentru a caracteriza mai bine aspecte sociale și politice pe care le analiza.

Iată un fragment semnificativ pentru această idee pe care încercăm s-o ilustrăm, care, dincolo de această semnificație, ne prezintă și o alta asupra căreia vom reveni. Fragmentul respectiv, în forma unei frumoase interogații care apelează la „medical" pentru a caracteriza mai bine „politicul", face parte din suita „Icoane vechi și icoane nouă – bătrânii și tinerii" și a apărut în „Timpul" nr. 281, la 14 decembrie 1877:

„Cum numim însă pe aceia care zic c-au descoperit o singură doftorie pentru toate boalele din lume, un leac fără greș, care, de ești nebun, te face cuminte, de-ai asurzit te face să auzi, în sfârșit, orice-ai avea, pecingine, chelie, ciupituri de vărsat, degerătură, perdea la ochi, durere de măsele, tot c-o alifie te unge și tot c-un praf te îndoapă?

Pe un asemenea doftor l-am numi șarlatan."

Aluzia prin intermediul unei realități negative din practica medicală vizează și caracterizează, cum nu se poate mai plastic, politicianismul demagogic.

Cealaltă semnificație desprinsă din acest fragment ne prezintă un Eminescu cu o concepție științifică, pozitivă, fireas-că asupra medicinii, a asistenței medicale, concepție de la care ar avea de învățat și astăzi mulți dintre cei care acordă cu ușurință credit vindecătorilor empirici de tot felul, care proli-ferează, încurajați uneori de ziariști cu o pregătire și o etică sub cerințele unei misiuni ca a lor.

Iată și alte exemple de analogii în care unul din cei doi termeni care servește de comparație, aparține domeniului bio-medicinii: „Echilibrul în stat e ca sănătatea în corp": „.... el e un organism viu, susceptibil de sănătate și boală, de înflorire și decență".

Dacă ar fi formulat numai „înflorire și decadență", definiția ar fi fost mai puțin sugestivă, lipsită de plasticitatea inspiratei comparații.

Tot privind statul și societatea, un alt fragment desprins din scrierile sale politice:

„Introducând legile cela mai perfecte și mai frumoase într-o țară cu care nu se potrivesc, duci societatea de râpă, oricât de curat ți-ar fi cugetul și de bună inima.

Și de ce asta? Pentru că – întorcându-ne la cărarea noastră bătută – orice nu-i icoană, ci viu, e organic și trebuie să te porți cu el ca și cu orice organism. Iar orice organic se naște, crește, se poate îmbolnăvi, moare chiar. Și precum sunt deosebite soiuri de constituții, tot așa lecuirea se face într-alt fel, și, pe când Stan se însănătoșează de o buruiană, Bran se îmbolnăvește de dânsa și mai rău."

De altfel, cum bine s-a stabilit în sociologie, Eminescu este organicist în spiritul lui Spencer și Hobbes. El aseamănă societatea cu organismul, procesele sociale cu cele ale vieții organice, normo- sau disfuncționale, statul cu un organism viu stabil, cu o „fiziologie" precisă. Se poate observa că Eminescu avea o viziune biologică asupra societății și aceasta se poate explica prin temeinicele sale studii de biologie și fiziologie, din perioada studiilor universitare, reînnoite continuu prin lecturi și conspecte a noutăților care apăreau în aceste domenii.

UN MEDIC, FONDATORUL PRIMEI GAZETE: THÉOPHRASTE RENAUDOT (1586-1653)

Trebuie să îndrăznești totul, ca să câștigi totul.

H. de Balzac

Existența omului modern aproape că nu poate fi concepută astăzi în absența banalului ziar, factor indispensabil al existenței sale sociale; fiindcă, într-adevăr, omul – cea mai complexă ființă, multidimensională: biologică, psihologică, socială, culturală – are nevoie pentru a exista la nivelul unei condiții vitale optime, nu numai de factori naturali – oxigen, hrană, apă, mișcare – ci și de factori sociali și socio-culturali, și aceștia implicați într-o măsură importantă în antropogeneză. Căci, e lesne de închipuit, omul n-ar putea fi astăzi ceea ce este, dacă istoria dezvoltării sale n-ar fi inclus factori normativi socio-culturali – printre cei mai importanți: munca, creativitatea, cultura, în cadrul acesteia stimulii informaționali – care au format și modelat ființa umană desăvârșind biologicul și înnobilându-l cu virtuți specific umane, recreând ceea ce numim homo sapiens.

Într-adevăr, într-atât de vitală a devenit nevoia de informație încât un gerontolog observa, cu multă dreptate, că multe persoane ajunse la vârsta senescenței se deteriorează mai rapid din momentul în care nu mai pot coborî la chioșcul de ziare, spre a-și procura cotidiana gazetă. Cercetările științifice au evidențiat rolul esențial în menținerea tonusului vital, a ceea ce s-a numit angajare socială, a stimulilor sociali, culturali, informaționali.

Am invocat aceste truisme spre a sublinia impactul asupra noastră al familiarului, al banalului ziar, primul și cel mai răspândit instrument al mass-mediei, atât de firesc integrat astăzi existenței noastre zilnice, încât, așa cum se întâmplă îndeobște cu toate lucrurile aparținând de firesc, omitem să ne mai întrebăm, de pildă, când au apărut primele ziare? Cine au fost inițiatorii inspirați sau cei ce s-au luptat să materializeze aceste inițiative?

Toate cele de mai sus s-au vrut o introducere la încercarea de a da un răspuns întrebărilor amintite, de a evoca una din paginile acestei interesante istorii. Puțini știu că familiara gazetă, cu sinonimele sale ulterioare ținând de ritmul de apariție – ziar, jurnal, cotidian, săptămânal heptomadar, bimensual, mensual – cum le mai spunem atât de fireștilor foi de hârtie care ne formează informându-ne, apropiind distanțele și topind barierele lingvistice, a apărut în urmă cu patru secole sub forma străvechii gazete, la ideea și stăruințele unui medic francez care a trăit în vremea Renașterii (iată, Renașterea, alături de înflorirea culturii, științelor, artelor ne-a dăruit și un instrument de informare comună și operativă) – THÉOPHRASTE RENAUDOT, personalitate ciudată (o personalitate accentuată, am zice astăzi, psihiatrizând cu K. Leonhard), spirit viu, neliniștit, scormonitor, inventiv și creator, care, depășind limitele epocii sale, și-a iritat și contrariat în permanență contemporanii, rezervându-și pentru sine o existență zbuciumată, o suită de lupte cu multe înfrângeri și mai puține victorii, acestea din urmă însă, dintre cele mai prețioase. Și aceasta pentru că acest medic neliniștit, pasionat, încăpățânat, emanând continuu idei și inițiative, contrariind și ignorându-și contestatarii, va declara război imobilismului, dogmatismului, inerției, obscurantismului în variate domenii ale vieții sociale, ideile sale novatoare care zdruncinau misoneismul epocii, ținteau starea socio-economică

215

a populației lipsită de mijloace materiale, asistența socială și asistența medicală, învățământul medical și general, și cultura.

Théophraste Renaudot, cel care avea să devină nemuritor prin fondarea primei gazete, si, ca urmare, considerat primul gazetar sau ziarist al Franței, părintele acestei bresle – deși celebritatea sa ca medic nu a fost departe de cea prin intermediul căreia a intrat istorie – s-a născut în 1586, la Loudun, orășel fermecător din provincia Poitou.

Studiază medicina la Montpellier, celebra școală de medicină, unde dobândește diploma care-l autorizează, conform permisiunii papale, să exercite profesiunea de medic în orice loc din „hic et ubique terarum". Este devotat exercițiului medical pentru care manifestă vocația necesară, dar, ca mulți medici, se dedică și altor activități din domeniul social, politic, cultural.

Este interesant de știut că în aceeași perioadă, în secolul XVI, se afla ca student al Facultății de Medicină din Montpellier, cel care avea să devină domnitorul Moldovei, Despot Vodă, și care, se cunoaște mai puțin, a avut studii de medicină.

Parcurgerea studiilor medicale o face cu strălucire, în 1606, la 20 de ani devenind „Doctor Montpelliensis medicus". Considerând că pentru formația sa este nevoie să cunoască cât mai mult din practica artei medicinii, înainte de a-și începe practica de medic călătorește mult în Franța și în afara granițelor țării sale.

La început, practică medicina în orășelul său natal, la Loudun, dar visează să se instaleze în inima țării, la Paris, aspirație care în vremea aceea nu era deloc simplu să se materializeze pentru un absolvent al facultății din Montpellier, cunoscută fiind marea rivalitate dintre cele două celebre facultăți de medicină franceze.

Obține susținerea unui mare prelat, Père Joseph, reprezentant al puternicului cardinal și om politic Richelieu, reușind să cucerească favorurile acestuia și devine, ca urmare, unul din consilierii medicali ai monarhului Franței din acea vreme, Ludovic al XIII-lea.

Obținând această importantă poziție care-i conferea și o anumită putere și influență, dinamicul medic își propune să reformeze învățământul medical, atacând Facultatea de Medicină din Paris, instituție închistată în dogmatism și scolastică, atât în ceea ce privește învățământul, cât și modelul de practică a medicinii pe care-l recomandă viitorilor medici.

Acest conservatorism era promovat și apărat de puternicul său decan din acea vreme, Gui Patin, strălucit om de cultură, dar impermeabil la schimbare într-un domeniu supus progresului continuu, dinamicii de nestăvilit a științei, cum este medicina.

Este o primă acțiune care îl impune pe Renaudot opiniei publice, dar care îi aduce și multe animozități, adversități, contestări. Intervențiile lui sunt însă, așa cum își va uimi contemporanii și cu alte prilejuri, susținute și viguroase, și fac, potrivit istoricilor și cronicarilor acelei perioade „să tremure facultatea de medicină", întregul aparat birocratic al acesteia, privilegiile.

Aceste inițiative ale curajosului și energicului medic, plecat din micul orășel Loudun al provinciei Poitou, și ajuns spectaculos în cele mai înalte cercuri oficiale ale Parisului primelor decenii ale secolului al XVII-lea, se materializează în câmpul profesiei sale, medicina – învățământul și practica medicală – și țintesc introducerea noului, desțelenirea cărărilor progresului, obiective pentru care se luptă cu o neobosită fervoare.

Își extinde și diversifică inițiativele în interiorul profesiei și atacă și domeniul terapeuticii, prefigurând farmacochimia sintetică, într-o perioadă când arsenalul terapeutic era bazat exclusiv pe plante. Nemulțumit de imobilismul corpului medical al Facultății de Medicină din Paris, care se opunea introducerii substanțelor chimice în terapeutică, Renaudot nu se dezminte ca deschizător de drumuri și în acest domeniu și luptă pentru introducerea în terapeutică a primei substanțe chimice, antimoniul. Această luptă, dincolo de presupusa eficacitate a acestei

substanțe, semnifica și prefigura ceea ce va deveni baza tera-
peuticii în medicină – medicamentele chimice de sinteză, astăzi
componenta dominantă a terapeuticii, fără de care medicina ar
fi de neconceput. Introducerea substanțelor chimice în terapie,
respinsă în acea vreme de oficialitățile corpului medical, a revo-
luționat terapeutica, aducând inestimabile beneficii sănătății.

Demersurile curajoase și insistente ale lui Renaudot au
rămas cunoscute în istoria medicinii franceze ca „disputa anti-
moniului" („la querelle d'antimoine"), care, la acea vreme, s-a
constituit într-un simbol al luptei dintre cele două doctrine
terapeutice ale Renașterii în domeniul medicinii. „Războiul anti-
moniului" a durat 100 de ani și a evidențiat dificultățile pe care
le întâmpina la acea epocă introducerea progresului și atât de
răspândita atitudine misoneistă. Antimoniul va fi eliminat din
terapeutică, dar va rămâne împreună cu tenacele și ambițiosul
său promotor, ca un deschizător de drumuri în farmacochimie.
Un efect benefic al acestei lupte se materializează printr-o altă
realizare a lui Renaudot: îmbogățirea învățământului medical
cu prima catedră franceză de chimie, care propagă introducerea
în terapeutică a medicamentelor pe bază de substanțe chimice.
În 1640 înființează și un laborator de chimie pentru a dezvolta
terapeutica chimică și a îmbogăți arsenalul terapeutic.

Dar neliniștea creatoare și inventivitatea, slujite de în-
drăzneala și tenacitatea acestui mare medic, cu o neobișnuit de
puternică personalitate, se vor manifesta – dincolo de medicină,
învățământ, practica medicală, terapeutică – și în alte domenii.

Preocupat și de largi probleme sociale se apleacă cu
înțelegere asupra nevoilor populației sărace; visează la eradi-
carea pauperismului (reflexiile privind acest obiectiv le include
în scrierea „Traité des Pauvres", idealuri pentru care luptă cu o
extraordinară fervoare; astfel, vine în ajutorul celor sărmani,
înființând faimoasele sale „birouri de adrese", care sunt, de fapt,
centre de ajutor social și medical, urmărind facilitatea unor
schimburi de informații. Din aceste oficii de adrese pleacă foi
volante în care se pot găsi oferte și cereri de serviciu. Foile devin

foarte solicitate de oamenii nevoiași, ajutându-i să-și rezolve multe din grelele lor probleme: găsirea unor locuri de muncă, îngrijirea sănătății etc. Ca urmare, drumul spre ceea ce avea să devină gazeta așa cum o cunoaștem astăzi, va trece prin asistența socială, un alt câmp de interes și inițiative ale medicului Théophraste Renaudot.

Aceste foi imaginate de Renaudot, succesul lor, interesul cu care sunt căutate de populație fac să încolțească în mintea iscoditorului și neliniștitului doctor o idee care se va dovedi genială: lansarea unor foi zilnice care să informeze publicul asupra unei largi game de evenimente din Paris și din întreaga Franță. Din acest moment, noțiunea de ziar fusese lansată și nimic nu i se mai putea opune; se impunea să fie concretizată; și aceasta a fost opera lui Renaudot cea mai importantă. Medicul devenit celebru prin inițiativele sale medicale devine și celebru ziarist, intrând în istorie mai ales cu această aureolă. Foile lui Renaudot, botezate la început „Les Nouvelles Ordinaires" primesc denumirea „La Gazette", etimologia acestei denumiri consacrate astăzi și atât de răspândite, provenind de la „gazetta", care era o mică monedă venețiană din secolul al XVI-lea, ce reprezenta costul unei foi informative. Se dă deci obiectului cumpărat numele monedei care servește la plătit. Data de naștere a „Gazetei" este 30 mai 1631, dată istorică, dată care-l consacră pe Théophraste Renaudot ca fondator și redactor. Medicul jurnalist obține pentru foaia sa un privilegiu regal și înfrânge o altă opoziție – aceea a librarilor parizieni. Succesul gazetei depășește de la început orice previziune; este foarte căutată, adună colaboratori de prestigiu și atrage un public plătitor din ce în ce mai numeros.

La început, „Gazette" era un heptomadar de patru pagini de format in quatro al cărui tiraj inițial însuma 800 de exemplare.

La începutul fiecărui an se publică sumarul gazetelor anului precedent, acest model de retrospectivă pe care-l vom regăsi în jurnalistica modernă, fiind o altă inițiativă a unui creator de geniu.

Dincolo de informație, „Gazeta" își deschide porțile literaturii și filosofiei, publicând texte literare, conferințe, dezbateri pe teme variate.

Personalitățile de primă dimensiune ale Franței din acel timp colaborează la ziar: Ludovic al XIII-lea, Richelieu, Mazarin, „La Gazette" devenind organul oficios al guvernului francez. Doctorul Renaudot, devenit „marele gazetar francez" se va stinge din viață la Paris, în 1653, lăsând eternității o operă complexă, marcată de originalitate, îndrăzneală creatoare și umanism.

Gazeta lui Renaudot va supraviețui tuturor frământărilor epocilor, pe lângă privilegiul priorității, cucerindu-l și pe acela al perenității. Fiii și nepoții săi îi vor continua opera fără a-i atinge celebritatea. Ea a apărut timp de aproape trei secole. În plus, va impulsiona și apariția altora în Franța și în alte țări.

La 1 ianuarie 1762, Ludovic al XV-lea oficializează ceea ce era numai oficios: ziarul devine organul oficial al guvernului, luând titlul de Gazeta Franței („Gazette de France"). În timpul Revoluției își schimbă de mai multe ori numele și devine după 10 august 1792 (căderea regalității) – „Gazette Nationale de France". La 1 mai 1792 – ziarul devine cotidian. Încetează definitiv să apară în 1914, după o longevitate tricentenară – gazeta considerată în mod simbolic ca un veritabil strămoș al publicisticii franceze și nu numai a acesteia, dar avea deja succesori și o mulțime de „frați".

Dincolo de toate, Renaudot nu va uita niciun moment că este medic, și ca urmare, se luptă pentru ajutorarea sărmanilor și bolnavilor. Astfel, creează – într-o anexă a „biroului de adrese" – consultații gratuite, unde distribuie, de asemenea gratuit, remedii.

Prestigioasă și demnă de respect și admirație, cartea sa de vizită include medicul, chimistul, jurnalistul, filantropul, istoricul, reformatorul, consilierul politic pentru învăţământ şi pentru afaceri sociale.

Scurgerea vremii a făcut să se mai uite istoria „primei gazete", autorul ideii şi al punerii în practică a acesteia, fiind şi el uitat şi arareori pomenit în vreo lucrare de istorie, de circulaţie restrânsă. Moştenirea sa impunea însă mai multă recunoştinţă din partea posterităţii, şi acest act de dreptate, de restituire culturală a fost consfinţit în 1925, la iniţierea unui grup de literaţi francezi care şi-au propus să cinstească şi să perpetueze memoria celebrului medic-ziarist, într-un domeniu în care perenitatea unei cinstiri îşi găseşte cel mai bine locul, în acela al literaturii. Ei au fondat un premiu literar „Premiul Renaudot", destinat să recompenseze autori ai unor lucrări literare, premiul acordându-se pe genuri – pentru roman, nuvelă, povestire, versuri. Acest premiu va sluji memoria lui Théophraste Renaudot în chipul cel mai strălucit, devenind unul din premiile prestigioase, care, chiar dacă nu a atins notorietatea celuilalt mare premiu al literaturii franceze, premiul Goncourt, va fi foarte râvnit de cei ce aspiră la gloria scrisului, fiind al doilea ca importanţă, într-o ordine care include premiile Goncourt, Renaudot, Femina, Medicis, Mallarmé, Interallié.

ANTON CEHOV – UN SCRIITOR DE GENIU CARE A ALES SĂ PRACTICE ȘI PROFESIA SA DE MEDIC

Medicul îngrijeste, natura vindecă.
(Medicus curat, natura sanat.)
Hipocrate

Este de notorietate că foarte mulți medici și-au construit și o carieră literară, unii din ei afirmându-se și dincolo de granițele țării natale; unul dintre cei mai cunoscuți este Anton Cehov, alături de alții ca Rabelais, John Keats, Schiller, Duhamel, Bulgakov, la noi – Vasile Voiculescu, Ion Biberi, Aurel Baranga, Augustin Buzura, C. D. Zeletin și alții.

Unii dintre aceștia, cei mai mulți, după ce s-au afirmat în literatură, au renunțat la practica medicinii. Cehov se află printre cei care au rămas fideli și profesiei sale, în legătură cu cele două pasiuni afirmând: „În afară de medicină, soția mea legitimă, am avut și o amantă, literatura, dar nu cred că cei care trăiesc în ilegalitate vor muri în ilegalitate", și adaugă: „....când mă plictiseam de una înnoptam la cealaltă..."

Se naște în 1860, într-o mică localitate pe țărmul Mării Azov; copil fiind, își ajuta tatăl la vânzări în băcănia în care acesta lucra. Ce antecedente din copilărie să-l fi putut îndrepta spre studiul și practica medicinii? Se întreabă unul dintre cei mai cunoscuți biografi ai săi, Henry Troyat (1985), care identifică unele premise pentru imboldul de a se dedica „nobilei profesii" care este medicina. Astfel, pe la vârsta de 15 ani a suferit un episod abdominal acut calificat, probabil exagerat, peritonită; suferința pricinuită, contactul cu medicina pentru prima dată, consulturi repetate la un medic în condițiile unei familii fără posibilități materiale, au făcut poate ca medicina să reprezinte atât posibilitatea ascensiunii rapide pe scara societății, având șansa de a deveni celebru și respectat în timpul vieții, cât și perspectiva unei securități materiale, independența de veniturile părintești. Aceste așteptări l-au îndreptat pe tânărul Anton să aleagă studiile medicale pe care le-a absolvit cu succes pentru a putea începe să profeseze și să-și ajute familia. Terminând studiile, și-a exercitat profesia cu competență, generozitate și devotament, aducând o contribuție dincolo de medicina clinică și la ceea ce se va numi mai târziu medicina socială. Astfel, a participat în repetate rânduri și cu succes la campanii de prevenire a holerei în regiunea în care a locuit. S-a preocupat de medicina în școli. A proiectat construirea unui sanatoriu pentru bolnavii suferind de tuberculoză (boala de care va suferi el însuși), din Rusia țaristă, bolnavi care erau numeroși în acea regiune. La Yalta, un stabiliment destinat bolnavilor mai nevoiași îi va purta numele.

S-a ilustrat ca „medic al muncii" într-o perioadă când această disciplină medicală, „medicina muncii", nu exista, determinând patronii unei uzine să reducă orarul de muncă al lucrătorilor. S-a implicat într-o anchetă în care s-au demonstrat condițiile inumane de detenție într-un penitenciar din Insula Sahalin, contribuind la îmbunătățirea acestor condiții. A fost poate influențat în aceste demersuri de predecesorul său, Lev Tolstoi, căruia îi purta o prietenie și un respect aparte, dar, neezitând să-i adreseze și critici, cum a fost, de pildă, critica insuficientelor cunoștințe medicale rezultate din examinarea textului Sonatei Kreutzer: „Concepțiile sale despre sifilis, despre asistența publică, despre repulsia femeilor pentru amorul fizic... trădează un ignorant care nu s-a învrednicit să citească două sau trei broșuri scrise de specialiști." Azi știm că marele Tolstoi nu era în relații bune cu medicina și cu medicii, așa cum au fost sau vor fi și alți scriitori, Voltaire, Molière, Bernard Shaw, Arghezi.

Intervine pentru salvarea unei reviste medicale aflate în pericol, „Analele chirurgicale".

Concomitent cu aceste activităţi începe să scrie literatură şi să publice cu succes, sprijinind cu scrisul său şi sănătatea şi mai târziu, inspirându-se din practica medicinii, din experienţa proprie. De fapt, debutul său ca scriitor avusese loc la 20 de ani, când i-a apărut prima povestire într-o gazetă din Moscova; au urmat scrieri, proze scurte, povestiri din viaţa ruşilor în timp ce urma studiile Facultăţii de Medicină, răspunzând unei chemări interioare, înnobilată de o vocaţie puţin obişnuită. Scria cu uşurinţă, cu plăcerea scrisului şi s-a îndoit un timp că va mai fi citit „peste şapte ani". În afara „reportajului" despre realităţile întâlnite în Insula Sahalin mai publică o operă, „Mojicii", inspirată direct din suferinţele pricinuite oamenilor de îmbolnăviri. Multe din nuvelele sale redau întâmplări trăite de un observator care ştie să reflecteze, folosind trăirile propriilor experienţe. De exemplu, o autopsie după un asasinat îi inspiră o carte, „Cadavrul", în care personajele sunt doi ţărani care veghează corpul defunctului o noapte, în pădure. Schimbând registrul, abordează stilul dramaturgic, scriind una din primele sale piese de teatru „Ivanov", în care personaj este doctorul Lvov, medic onest, dar neîndemânatic, un „imbecil virtuos".

Teatrul său se va impune nu numai în ţara sa, ci şi peste hotare, „Livada cu vişini", „Unchiul Vania", „Pescăruşul" sunt cele mai jucate texte dramatice şi se numără printre capodoperele literaturii universale.

Succesul stabil, şi de fapt, în creştere, al teatrului său la peste 125 de ani de la primele reprezentaţii se datorează măiestriei cu care se apleca asupra suferinţei omeneşti, profunzimii cu care sonda universul omenesc, sensibilităţii şi farmecul sufletului slav.

În scrierile sale transpar calităţile umane, de observator, spiritul de clinician şi de psiholog al medicului, practica medicinii fiind una din determinantele caracterelor operei sale. În general, evită angajările politice, cu excepţia angajării în apărarea lui Zola şi Dreyfus, în timp ce s-a aflat într-un sejur în Franţa, la Biarritz şi apoi la Nissa, în 1897-1898.

Activ şi creativ pe două fronturi, medicină şi literatură, Cehov nu s-a bucurat de o sănătate bună; dimpotrivă, a avut mai multe suferinţe, unele cu debut precoce şi durată cronică. Patografia sa începe cu acel episod abdominal din copilărie, când avea 15 ani, care se pare că a trenat ca evoluţie şi ar fi recidivat. Continuă cu hemoroizi care l-au însoţit şi chinuit toată viaţa, şi, în sfârşit, cu tuberculoza de care se îmbolnăveşte la vârsta de 24 de ani şi de care avea să moară 20 de ani mai târziu, nemiloasa boală, greu vindecabilă în acea epocă, avea să curme prea devreme o viaţă şi o operă care, sigur, ar fi continuat cu alte capodopere. Îşi pierde unul din fraţi, bolnav de aceeaşi boală şi o hemoptizie care i se întâmplă îl marchează şi îl sperie: „sângele curgând pe gură, ceva sinistru ca un incendiu". Îşi analizează cu luciditate clinică evoluţiile bolii, trăirile şi reflectă: în perioada de declin − „inconştienţă fericită", alteori clarviziunea competenţei sale medicale: „fiind medic, ştiu că viaţa mea va fi scurtă", îi mărturiseşte unui prieten cu trei ani înainte de a se sfârşi, iar cu trei zile înainte de moarte dă ordin unei bănci de a-i trece toate veniturile soţiei sale, „aşa, pentru orice eventualitate..."

Ca şi alţi medici bolnavi, s-a neglijat privind tratamentele de care ar fi putut beneficia la acea vreme − cura climatică şi regimul dietetic, considerând că acestea s-ar cuveni în primul rând asigurate bolnavilor săi. Nu a urmat sfaturile de a renunţa sau a-şi restrânge activitatea medicală şi deplasările neindicate, dăunătoare, ceea ce i-au agravat boala.

Henri Troyat, biograful său francez, consideră conforme cu personajul condiţiile ultimelor sale clipe, marcate de luciditate şi puterea de distanţare a medicului. Când se asfixia noaptea într-o cameră de hotel şi medicul chemat căuta oxigen, Cehov remarca: „Chiar înainte de a-l aduce eu voi fi cadavru." Atunci, medicul a adus o sticlă de şampanie din care Cehov a băut cu o plăcere deosebită un pahar înainte de a readormi pentru a i se opri definitiv respiraţia câteva clipe mai târziu...

MISOIATRIA LUI VOLTAIRE

Doctorii toarnă medicamente despre
care nu știu mare lucru în boli despre
care de asemenea știu foarte puțin
pentru oameni despre care nu știu nimic.
                                                          Voltaire

Voltaire (pseudonimul anagramă al lui François Marie Arouet, 1694-1778), scriitor și gânditor francez, promotor al raționalismului, se înscrie, prin poziția sa critică și ironică la adresa medicinii și slujitorilor acesteia, printre scriitorii pe care subsemnatul, cu peste două decenii în urmă, i-a prezentat în cadrul unui studiu intitulat „Iatrofobie-misoiatrie" la unii scriitori celebri, la Societatea de Istoria Medicinei, între aceștia, în afara lui Voltaire, se aflau Molière, Lev Nicolaievici Tolstoi, Virginia Woolf, George Bernard Shaw, Tudor Arghezi, George Călinescu.

În legătură cu acesta din urmă, deschidem o paranteză, pentru că această latură a marelui critic e mai puțin cunoscută, comparativ, de pildă, cu cea a autorului „Seringii", Tudor Arghezi.

Marele nostru critic George Călinescu nu avea o părere bună despre medici, așa cum reiese din unele scrieri ale sale în care face referiri la această breaslă. Medicofobia lui nu este însă totală, fiindcă oferă credit și respect doar acelora „cu vocație", care, înțelegem, în opinia sa, sunt foarte puțini printre ceilalți, foarte numeroși.

Este cunoscut în istoria literară războiul inițiat de doctor împotriva doctorului C. Vlad, psihiatru și psihanalist, autorul lucrării „Mihai Eminescu din punct de vedere psihanalitic", scandal care a dezlănțuit spiritul polemic atât de cunoscut al acerbului critic.

Din păcate, din textele referitoare la medici reiese mai degrabă o nedreaptă generalizare a percepției negative a acestora. Iată un exemplu edificator în acest sens: „Oricine (subl. n.) a avut prilejul să constate inaptitudinea intelectuală, lipsa de subtilitate și incapacitatea de gânduri a medicului în genere", („România literară", I, nr. 45-24 dec. 1932).

Și, mai departe, în același articol: „Pe medic îl interesează numai boala și într-asta se aseamănă mult cu antreprenorul de pompe funebre."

Reflexiile lui Voltaire despre medicină sunt numeroase și apar risipite, ca un leit-motiv în întreaga sa operă, în scrierile filosofice, literare, și cu deosebire, în corespondență. Tonul este cel mai adesea critic și ironic, alteori apar ca butade, remarcile unui om sâcâit de probleme de sănătate, nemulțumit de remediile existente în epocă și mai degrabă prost îngrijit, ceea ce ar justifica neîncrederea în medicina (vremii sale) puțin eficace la acea dată.

De altfel, e posibil ca ceea ce am numit misoiatria să aibă explicația obiectivă în lipsa de eficacitate a medicinii epocii în care a trăit; străluciții medici ai Franței vor apărea în secolul următor: Claude Bernard, Bichat, Laënnec. Nu trebuie omis faptul că Voltaire era un adept al raționalismului, un adversar declarat al prejudecăților, esoterismului, supranaturalului, or medicina timpului său apela și la mijloace pe care știința medicală de astăzi le-a abandonat, înlocuindu-le cu mijloace validate științific. Se poate spune, exagerând puțin, că Voltaire, prin neîncrederea în medicina timpului său, a fost un precursor al conceptului modern de astăzi – „medicina bazată pe dovezi". Apoi, fiind o ființă mai fragilă, mai bolnăvicioasă, suferea mult de pe urma acestei neșanse și avea rareori satisfacțiile vindecării și ameliorării.

Dincolo de ceea ce apare în scrieri, filosoful rostea aprecieri, apropo-uri în cercurile de prieteni, multe pierdute, dar unele reproduse în diverse scrieri, de prietenii şi admiratorii săi.

J. Bréhant, care a publicat studii asupra relaţiilor lui Voltaire cu medicina, apreciază că, deşi acesta ironiza incertitudinile şi vicisitudinile artei medicale a timpului său, nu o făcea niciodată cu înverşunare; făcea mai mult o satiră decât o caricatură. Atunci când era bine îngrijit, ceea ce i se întâmpla câteodată, o recunoştea cu plăcere. Pe dr. Tronchin din Geneva, care l-a îngrijit satisfăcător, îl numeşte „divinitatea" lui. Iar când i se adresează în scris începe întotdeauna cu „mon cher Esculap". Ce poate fi mai relevant?

Referirile sale oscilează între formule categorice şi ironii uşoare. Iată un exemplu din prima formulă: „din o sută de doctori nouăzeci şi opt sunt şarlatani", şi în continuare: „Molière avea dreptate să-i satirizeze".

În „Essai sur les moeurs" afirmă: „medicina este o artă conjuncturală, care ajută uneori natura, alteori o distruge."

Liber cugetător, cunoscut pentru ireligiozitatea sa, era evident şi un sceptic, scepticismul său fiind o atitudine mai generală, care nu viza doar domeniul medicinii... „în toate problemele de pe lumea asta trebuie să începi prin a te îndoi. Cel mai sigur dintre toate este să nu fii sigur de nimic", şi în mod natural adaugă: „nici în cer nici pe pământ".

Scepticismul său se adresează şi direct medicilor, ca în însemnarea: „Nu mă întâlnesc cu doctorii decât din plăcerea de a face conversaţie, atunci când au spirit. Aşa cum mă văd şi cu teologii, fără să-i cred, nici pe unii, nici pe ceilalţi."

Deşi suntem tentaţi să acordăm scepticismului o valoare negativă, lucrurile nu stau tocmai aşa, fiindcă scepticismul şi îndoiala au stat la baza multor descoperiri sau au prevenit unele evoluţii negative.

Printre critici, ironii, persiflări, unele justificate de moravurile unor slujitori ai medicinii timpului său, identificăm şi idei favorabile medicinii: bolnav de varicelă, la 29 de ani, emite idei de prevenire a îmbolnăvirilor, valabile și astăzi, fiind numit pentru aceasta și pentru susținerea naturii în întărirea sănătății „unul din părinții medicinii noastre preventive", într-o epocă în care medicina nu era preocupată de prevenire, ci doar de vindecare, totdeauna spectaculoasă și valorizantă, cu atât mai mult cu cât în acea epocă vindecarea era rară.

El susține că medicina nu trebuie să contracareze natura, ci să o secondeze; critică medicii care nu cooperează și care sunt mai preocupați să se denigreze reciproc; anticipează ceea ce medicina, mai târziu, avea să formuleze printre principiile de bază ale deontologiei medicale, relațiile dintre medici (invidia).

Era un apărător al naturii înainte cu mult de a se edifica conceptul de ecologie, făcea legătura între natură și sănătate recomandând exercițiul fizic în natură, regimul de viață ortobiotic, cum i-am zice astăzi.

Este un adept și un promotor al principiului dominant în medicină: „nu există boli, există numai bolnavi".

„Aud mereu un raționament pe cât de fals, pe atât de funest. Acest om, se zice, s-a vindecat pe o anumită cale: am aceeași boală, deci trebuie să iau același remediu. Câți oameni nu au murit pentru că au raționat așa! Nu vor să vadă că bolile care ne afectează sunt tot atât de diferite ca și trăsăturile fețelor noastre."

Dar percepția negativă a medicinii și medicilor rămâne dominantă, chiar dacă nu înverșunată (J. Brehant).

Iată ce mai spunea despre medicii timpului: „ei administrează droguri pe care nu le cunosc unor organisme pe care le cunosc și mai puțin", opunând medicilor idei ca: „trebuie să fii propriul tău doctor"; „regimul – în sensul de igienă – merge mai bine decât orice medicament".

Îi aprecia însă pe chirurgi poate pentru că munca lor era mai concretă, mai vizibilă, și, de asemenea, pentru că în acea vreme se afirmaseră puternic chirurgi celebri: La Peyronie, La Martinière, Lieutaud, Chopart; Daviel reușise prima operație de cataractă prin extragerea cristalinului, ceea ce avea să-l umple de admirație pe Voltaire: „Să nu trecem sub tăcere cea mai utilă dintre toate artele, în care francezii depășesc toate națiunile lumii, vreau să vorbesc despre chirurgie, în care progresele au fost atât de rapide și celebre în acest secol, încât se vine la Paris din toate colțurile Europei pentru orice tratament sau intervenție care necesită o dexteritate neobișnuită."

Comparativ cu alte personalități a căror patografie este greu de cunoscut în detaliu, Voltaire, frecvent aflat în ipostaza de bolnav, vorbește mult și scrie despre suferințele sale, referirile sale la medicină și medici având la bază această resursă bogată a multimorbidității sale, iar slaba eficacitate a artei medicale a timpului să fi alimentat percepțiile sale critice despre acesta.

Se spune că, mai în glumă mai în serios, s-ar fi apucat să-și numere bolile pentru a-și distra cercurile de prieteni. A găsit că avea... „patruzeci și două", „din care patru mortale". Contemporanii considerau că exagerează, că i se potrivea și calificarea de „bolnav închipuit", fiindcă se plângea în mod exagerat de suferințele sale.

Genial și sclipitor, dar adesea și teatral în manifestări, farseur și versatil, cum l-au caracterizat unii din contemporanii săi, care nu i-au negat însă niciodată genialitatea, Voltaire a fost un personaj cu multe chipuri.

Patografii săi consideră că la Voltaire trebuie separate bolile reale de ceea ce era exagerare sau simulare; pentru că folosea adesea boala ca un pretext când nu avea chef să primească pe cineva, când voia să se consacre scrisului. Munca, scrisul, aveau pentru Voltaire întâietate absolută: cele 24 de ore și le petrecea astfel: 15 ore de muncă, 4 ore de repaus, de companie sau promenade, 5 ore de somn; așa a putut scrie în cursul vieții sale o sută de volume.

Se pare, după unele opinii, că ar fi fost născut prematur, ceea ce ar putea explica într-o anumită măsură fragilitatea sa constituțională. Fragil și bolnăvicios, a trăit totuși 84 de ani, depășind cu mult durata medie a vieții din timpul său; și poate că și medicina, așa ineficace cum o considera să fi contribuit cu ceva la atingerea acestei vârste puțin obișnuite atunci, deși afirmă: „Nu cred decât foarte puțin în doctori, cred doar în remediile care m-au ușurat." Când suferă, ajunge să spună, afirmație nedreaptă, evident – „Medicina e cel mai ridicol lucru pe care l-au inventat oamenii" sau că el este „victima tiraniei ignorante a medicilor". De remarcat că atunci când se simte mai bine spune cu o înțelegere mai apropiată adevărului, a realității că: „e bine să le mai ceri câteodată sfatul, având grijă să nu îi crezi orbește."

În corespondența sa apar multe plângeri privind starea de sănătate și suferințele pe care le îndură, în exprimări ironice, autoironice, metaforice sau pline de umor.

Reumatismul dureros și invalidant îl chinuia – „asediază mâna scriitoare".

Zgomotele în urechi îl incomodau continuu, în final instalându-se o surditate.

Multe suferințe se localizează la ochi – conjunctivite și blefarite recidivante, orgeleturi care îl făceau să sufere, împiedi-cându-l să scrie; atunci dicta și semna cu ironie „Voltaire orbul".

O boală de piele rebelă, recidivantă, un fel de eczemă generalizată îl supunea unor chinuri greu suportabile.

Atribuia, greșit, slăbirea accentuată și căderea dinților – scorbutului.

Digestiile dificile, meteorismul, durerile abdominale, constipația sunt acuzate frecvent în plângerile sale, ca și insomnia.

De altfel, bolile la modă în secolul XVIII erau colicile, constipația, „umoarea scorbutică", în cele mai multe cazuri obsesii ipohondrice, nosofobii.

Suferințele intestinale au fost de departe patologia domi-nantă a lui Voltaire; era și foarte preocupat de funcționarea bună a digestiei, pe care o considera esențială. Patografii săi vorbesc de o enterocolită cronică de care a suferit toată viața și care explică faptul că era foarte slab în ciuda faptului că mânca foarte bine, un mod de alimentație care astăzi duce la obezitate. Nu-i mai puțin adevărat că terapia administrată de medici în acea perioadă nu numai că nu vindeca tulburările digestive, ci le și întreținea – clismele și purgativele, spălăturile cu apă și săpun erau terapii la modă.

Deși sceptic în privința terapiilor recomandate, aduna o mulțime de medicamente, inclusiv din voiajele pe care le făcea, și lua totdeauna ceea ce apărea ca nou; acest comportament față de medicamente explică și cronicizarea și agravarea tulburărilor sale dispeptice care, apreciază același J. Bréhant, recunoșteau și un mecanism psiho-somatic.

În ultima parte a vieții a suferit mai multe accidente vasculare ischemice tranzitorii, pe care le numea „apoplexiile mele", și intuind relația între obezitate și accidentul vascular cerebral se întreba: „Este ridicol că am atacuri de apoplexie fiind atât de slab cum sunt."

În sfârșit, ultima suferință care avea să-i aducă sfârșitul în 1778, vine din partea prostatei, un adeno-carcinom, probabil, numit în epocă, datorită tulburărilor de micțiune, „strangulare".

Biografii și patografii săi au investigat partea somatică, însă cel puțin tot atât de bogată va fi fost partea psihică a acestei personalități cu vivacitate maladivă, cu sensibilitate exacerbată, cu un comportament puțin obișnuit, care ar impune analizele unui psihiatru, oferindu-se posterității o întregire a portretului acestui „prinț al spiritului" pentru care avem doar o percepție parțială – scriitor și filosof de geniu.

Am încercat, răsfoind unele scrieri ale lui Voltaire, cercetând studii care i s-au consacrat, biografice și patografice (J. Bréhant) să prezentăm atitudinile filosofice față de medicină și medici, dominant negative și prezentând patografia sa bogată să oferim explicații pentru aceste atitudini.

PATOGRAFIE ȘI CREAȚIE DE GENIU – VAN GOGH

Ce frumos e galbenul!
Van Gogh

Studiul bolilor de care au suferit marii creatori a devenit o preocupare distinctă pentru unii medici, și chiar pentru biografi și exegeți.

Interesul studiilor patografice privește eventualele interrelații între boală și creație, multe dintre aceste studii aducând mai multă lumină asupra înțelegerii unei creații sau alteia, asupra mecanismelor procesului creativ, asupra motivației și stimulului pentru acest domeniu specific activității umane.

În mod deosebit, psihopatografiile sunt interesante, psihicul fiind mai ales implicat în creație, deși, uneori, și patologia somatică poate influența, într-un fel sau altul creația.

Există o ambivalență a atitudinilor față de acest interes: de o parte, medicii, psihologii, chiar și sociologii interesați de relația boală (dezechilibru psihic, psiho-somatic) – creativitate, și mai rar, biografi, critici literari și de artă, de cealaltă parte, aceștia din urmă – istoricii culturii, esteticienii, creatorii înșiși, o mare parte a publicului larg consumator de cultură, care consideră bolile creatorilor ca ținând de o intimitate ce trebuie tabuizată, care nu trebuie cercetată, făcută publică, deoarece ar dăuna imaginii creatorului, ceea ce, până la un punct, ar putea apărea ca o atitudine firească, numai că eforturile și rezultatele cercetărilor, patografilor, în multe cazuri, au contribuit la înțelegerea și cunoașterea metabolismului intim al creației și au contribuit la destigmatizarea bolii. Fiindcă persistă o prejude-

233

cată foarte răspândită privind boala, care ar fi stigmatizantă și discriminantă, ar fi ceva impudic care trebuie ascuns; și mai mult, boala ar fi incompatibilă cu creativitatea cu valențe axiologice. În realitate, o opinie la care și subsemnatul aderă cu toată convingerea, aducând și argumente, privește boala ca pe o alternativă a existenței. De-a lungul vieții putem exista ca sănătoși (uneori doar aparent – de multe ori „sănătosul" fiind doar un bolnav care se ignoră, un „sănătos"neinvestigat, pe de altă parte, nu avem un etalon perfect al sănătății, al normalului, cu deosebire pentru componenta psihică) sau ca bolnavi; fiecare în cursul vieții va parcurge și perioade de boală, mai scurte sau mai lungi, mai ușoare sau mai grave.

În plus, istoria creativității argumentează asupra unei realități puțin conștientizate; ceea ce considerăm normal, de fapt, mai bine zis, normativ, adică o medie majoritară a indivizilor cu caracteristici comune, cu alte cuvinte, ceea ce am putea numi echilibru, nu este totdeuna favorabil creației, îndeosebi în artă – literatură, muzică, arte plastice.

Marile creații și autorii lor se regăsesc mai ales printre personalitățile pe care eufemistic le numim „accentuate", uneori chiar purtătoare a unor abateri de la o psihologie comportamentală larg admisă, și boli cronice în sfera psihică, mai ales, dar și somatice invalidante, care induc uneori ruperi ale echilibrului psihic, reacții compensatorii, refulări în artă. Exemplele sunt la îndemână și dintr-o lungă listă îi vom aminti pe: Mozart, Beethoven, Schubert, Chopin, Michelangelo, Van Gogh, Toulouse-Lautrec, Baudelaire, Rimbaud, Oscar Wilde, Salvador Dali, Eminescu și mulți alții, cei mai mulți cu aspecte clinice marginale – nevroze, psihopatii, depresii ș. a.

De multe ori, și reacțiile criticilor literari și de artă sunt foarte dure la adresa medicilor care inițiază studii și aprofundări patografice; personal, am fost în mai multe rânduri criticat că aduc în discuție bolile artiștilor.

Amintesc demonizarea doctorului Constantin Vlad care a susținut unele ipoteze privind patologia lui Eminescu, criticile dure ale lui George Călinescu la adresa acestuia și a altui medic, Ion Nica.

Studiile de patografie întâmpină dificultăți în cazul personalităților care au trăit în trecut, în urmă cu cinci-șase decenii, și în special cu un secol sau mai mult, contemporane cu o medicină având limitele timpului respectiv, pentru că între timp, medicina a înregistrat progrese prin noile achiziții ale cercetării științifice, și se impune, firește, încadrarea datelor din timpul vieții celor studiați, în contextul noilor concepte, clasificări, descoperiri.

Cu deosebire este intens dezbătută patografia psihopatologică, psihiatrică, din rațiuni lesne de înțeles, ținând de specificul acestei patologii – Mozart, Beethoven, Eminescu, Schubert, Dostoievski, Wilde, Rimbaud, Dali și alții – sunt argumentele psihopatografiilor mult cercetate.

Această mai lungă introducere a fost necesară pentru abordarea din această perspectivă a vieții și creației marelui pictor olandez Van Gogh, pentru că întreaga sa operă este strâns legată și determinată de zbuciumata sa viață, și mai ales de seismele impuse existenței sale de oscilațiile echilibrului psihic atât de încercat pe parcursul unei existențe scurte, de doar 37 de ani.

Van Gogh a pictat frenetic, „cu furie", intuind parcă un sfârșit prematur, nedrept, și, de asemenea, parcă spre a lupta, spre a încerca să învingă un destin marcat de boala de natură psihiatrică al cărei diagnostic (diagnostice) prilejuiește și astăzi, la peste 124 de ani de la trecerea sa în neființă, dezbateri aprinse. Un destin nedrept, dar, poate, benefic pentru arta sa dăruită culturii universale, umanității.

Cazul lui Van Gogh aduce în discuție o teză pe care am susținut-o în mai multe rânduri: nu există incompatibilitate între boală și creativitate, chiar, dimpotrivă, boala poate reprezenta un imbold, un stimulent pentru creație, o sursă de inspirație prin trăirile pe care le prilejuiește sau, creația poate fi o compensare pentru suferințe, având semnificația unei victorii asupra suferinţei; istoria culturii – literatură, muzică, arte plastice, prin multitudinea de exemple, aduce argumentele necesare susţinerii acestei teze.

O altă lecţie legată de această realitate a bolii este aceea că bolnavii nu sunt o categorie repugnabilă, stigmatizabilă, bolnavii suntem noi la un moment dat al existenţei, fiindcă cine poate afirma că în timpul existenţei n-a fost o dată, un timp mai scurt sau mai lung, bolnav?

Cu mai mulţi ani în urmă, în anul în care Olanda, şi, de fapt, nu numai ţara sa natală, ci şi întreaga lume recunoscătoare moştenirii lăsate de genialul pictor, celebrau 150 de ani de la naştere, am efectuat o călătorie pe urmele lăsate de el în Franţa, ţara de adopţie de care se leagă o mare parte a creaţiei sale, şi Olanda, ţara sa natală şi a începuturilor zbuciumatei şi nefericitei sale existenţe. Am avut privilegiul să admir, ocazie unică, un număr impresionant de opere adunate cu acest prilej din toată lumea, în expoziţia omagială deschisă la Haga „Le choix de Vincent". Interesul meu, ca medic preocupat de patografiile marilor creatori, dincolo de satisfacţia de a admira în original un număr impresionant de capodopere şi locurile care l-au inspirat, care i-au fost modele, a fost să aflu mai multe detalii despre boala (bolile) lui, despre evoluţia şi impactul acestora asupra artei sale. Am vizitat însoritul Arles, am văzut, cu emoţie, seara, lumina galbenă (culoare atât de căutată de pictor) a cafenelei celebre „Terasse de café", pictată noaptea, în 1888, Saint-Remy de Provence, azilul Maison Saint-Paule-de-Mausole („Etablissement privé, consacré au traitement des aliénés de deux séxes").

Viaţa, capacitatea şi forţa sa de creaţie în ciuda suferinţei, sau poate stimulată de aceasta, au făcut ca, dincolo de exegeţii valorii excepţionale a picturii sale, critici de artă, oameni de cultură, un număr foarte mare de, în principal, medici contemporani, care l-au îngrijit sau pe care i-a consultat, psihiatri în general, care şi azi continuă să se aplece asupra cazului său, încercând să descifreze cât mai mult din complexitatea suferințelor sale, să-l încadreze în diagnostice potrivit nosografiei actuale.

Nu se poate nega că în stabilirea unui diagnostic cât mai aproape de realitate, la o persoană care s-a săvârșit din viață în trecut, într-o epocă în care medicina avea cunoștințe la nivelul vremii respective și încadrarea în nivelul actual al cunoștințelor medicale câștigate între timp prin evoluția științei, a cercetărilor și descoperirilor întâmpină dificultăți. Este un diagnostic actualizat, mai ales deductiv, cumulând date din timpul vieții, simptome ale vremii, mărturii și documente ale medicilor, anturajului, acte de comportament sugestive pentru anumite contexte morbide, antecedente familiale ș. a.

Un argument care nu poate fi trecut cu vederea sunt antecedentele sale heredo-colaterale, probe pentru o predispoziție genetică pentru îmbolnăviri psihice, printre membrii familiei sale găsindu-se depresii, tentative de suicid, chiar suicid finalizat, epilepsie.

La Van Gogh, ideile depresive și morbide apar încă de la vârsta de 24-25 de ani, însoțite de ideație suicidară.

Fusese un tânăr taciturn și solitar, introvertit, bizar, dar studios: era pentru cei din jur ciudat, nesociabil, instabil, neliniștit, adesea cverulent, inadaptabil, fantezist, melancolic, exaltat, contrariindu-și și scandalizându-și anturajul, familia, colegii, dascălii. În scurta sa viață va vagabonda neliniștit și inadaptabil, nereușind să rămână mai mult de câteva luni, maximum 2 ani în 22 de localități (adesea revenind de unde a plecat), răspândite în patru țări: Olanda, țara natală, Belgia, Anglia, Franța. Schimbă școli, ateliere, locuri de muncă, până să se stabilească în sudul Franței (o astfel de „cranță" întâlnim și la alte personalități, cum au fost la noi, de pildă, Eminescu sau Panait Istrati).

Fratele său îl îndrumă spre cariera artistică creativă după ce eșuează în cea religioasă și ca negustor de artă.

Vincent reacționează pozitiv și începe să picteze cu forță, cu furie pozitivă: „j'ai retrouvé mon calm d'ésprit et l'énérgie me revient de jour en jour", avea să mărturisească în 1880.

Este interesant că evoluția bolii (bolilor) sale, sau a oscila-țiilor echilibrului psihic, poate fi urmărită ca într-o oglindă, corelând picturile, temele, maniera punerii pe pânză, cu trăirile sale, acest lucru fiind deja realizat de mulți dintre exegeții și biografii săi.

Se va stabili, în sfârșit, în sudul Franței, și se consacră picturii, dar pentru mai puțin de doi ani, deoarece starea sa de sănătate precară, fragilitatea psihică, se agravează și închide ochii pentru totdeauna la 30 iulie 1890, urmare a autorănirii în scop de suicid, împușcându-se în piept.

La venirea jandarmilor el spune cu calm: „Ce que je fait, ne regarde personne. Je suis libre de faire de mon corps ce que je veux", și mai târziu fratelui său Theo, venit în grabă să-l vadă: „je ne pleure pas, je l'ai fait pour le bien de tous" (suicid altruist).

Studiul suferințelor sale a pornit de la observațiile și diagnosticele avansate de medicii care l-au îngrijit (tributare stadiului cunoștințelor și conceptelor psihiatriei sfârșitului de veac 19) la care s-au adăugat și interpretat antecedentele heredocolaterale, familiale.

Diagnosticele invocate de-a lungul timpului pornind de la cele două premize menționate au fost: schizofrenie, melan-colie, epilepsie, intoxicație cronică (excese alcoolice, absint, terebentină – o intoxicație cu terebentină și soarele puternic al sudului la un nordic – dr. Gachet), manie cu halucinații vizuale și auditive (tăierea urechii), dr. Peyron, manie acută cu delir generalizat, dr. Urpar (6 diagnostice!). Și, de fapt, au fost și altele și poate vor mai fi opinii, supoziții, ipoteze între acestea, și interpretări psihanalitice.

Greu de decis asupra diagnosticului princeps de bază, putând fi, evident, și vorba de asocieri.

Privind antecedentele familiale se pot reține: elemente evocatoare, pe linie paternă, de melancolie și acte suicidare, epilepsie pe linie maternă.

Fratele său Theo – la 2 luni după decesul lui Vincent – își pierde rațiunea; amenință să-și ucidă soția și fiul. Moare 4 luni mai târziu într-o clinică psihiatrică; ipoteze, diagnostic de deces: stare depresivă majoră cu tentativă de suicid altruist, extins asupra membrilor familiei într-un context de melancolie severă; stare confuzională hiperuricemică, urmare a unei patologii renale.

Tatăl – rece, rațional, inafectiv – rigiditatea de spirit respinsă doar de Van Gogh.

Un alt frate, Cornelius Vincent (1867-1900) mort la Pretoria – Africa de Sud, suspectat și el de suicid.

Dincolo de diagnosticele formulate, ca și în sprijinul acestora, au mai fost inventariate observații, simptomatologie, date extrase din numeroasele scrisori (în afara elaborării picturilor, Van Gogh a scris mult, scrisori adresate familiei, prietenilor).

S-a evocat astfel personalitatea colerică, viața afectivă cu puține satisfacții, marcată de eșecuri în dragoste, frustrante și dureroase, comportament relațional inadaptat, marcat de rupturi și rejectări, violențe fizice, automutilări; perioadele de inhibiție și sterilitate creatoare care durau de la câteva zile la câteva săptămâni alternau cu perioade de exaltare și hiperactivitate; în aceste perioade pictează mult (1880-1890) – 879 de tablouri, din care 227 uleiuri; 189 picturi și 100 desene la Arles, în 14 luni, 83 picturi și 30 de desene în 67 de zile la Anvers sur Oise; în sfârșit, nu mai puțin de 650 de scrisori în 4 limbi stăpânite perfect. Din textul scrisorilor a reieșit: tristețe și melancolie, angoasă, perioadele de exaltare și delir cu predominanța halucinațiilor acustic-verbale și vizuale, crize evocatoare de delir cu crize post-delirante, crize de pierderea cunoștinței cu amnezie secundară, faze de întoarcere la normal.

Câteva zeci de medici s-au pronunțat privind diagnosticele lui Van Gogh. Printre aceștia, în afară de cei menționați, pot fi citați: Rey, Parot, Dounay, Brunner, Maire, Khoshbin, Gastaut, J. F. Beer, medic și pictor, și alții. Jean Marc Boulon, psihiatru din 1988 la Maison Saint-Paul-de-Mausole, biograf și patograf al pictorului, formulează concluziile diagnostice cele mai recente:

Tulburare bipolară (psihoză maniaco-depresivă atribuită și lui Mozart și lui Eminescu), cu alternanța fazelor melancolice cu manii delirante, câteodată halucinatorii.

Crize de epilepsie temporală supraadăugate, agravate de perioadele de denutriție, surmenaj, alcool.

Consecințe acute și tardive ale intoxicațiilor repetate: absint, digitală, terebentină, monoxid de carbon.

Cafeism și tabagism exagerate.

Tulburări de personalitate.

Pe pământ francez, la Auvers sur Oise se termină călătoria sa terestră începută în Brabantul olandez; era 30 iulie 1890, când pictorul se sinucide, împușcându-se.

MUZICIENI CELEBRI ȘI BOLILE LOR – PSIHOPATOGRAFII

*Fiecare durere are țipătul ei, numai
sănătatea e mută.*

Am tratat și prezentat în eseuri anterioare relațiile dintre boală și creativitate; de altfel, această temă deosebit de interesantă a fost punctul de plecare a numeroase studii patografice care au atras din ce în ce mai mulți cercetători; prejudecata de a privi boala ca un eveniment exclusiv negativ, un accident pe parcursul existenței, ca având un sens doar involutiv și ca fiind incompatibilă cu variatele forme ale creativității, a fost definitiv îndepărtată cu argumente irefutabile: au făcut-o medici, între aceștia mai ales psihiatri, apoi psihologi, psihanaliști (Freud, Abraham, Rank), dar și filosofi, critici și istorici ai artelor, esteticieni, și, de fapt, mai direct și mai demonstrabil, biografiile și operele multor creatori.

Mai întâi, se cuvine să amintim axioma, rezultat al unei reflexii lansate în urmă cu mai multe decenii, într-o formulare aforistică, de percept – boala nu este altceva decât o alternativă a existenței. Starea de boală este integrată existenței noastre care se derulează prin stări de sănătate (din fericire, dominante ca durată în timp) și stări de boală, mai episodice sau mai persistente. Căci, cine poate spune că a fost tot timpul în stare de sănătate, de la naștere până la încheierea existenței biologice?

Ca urmare, relația biografie-operă a devenit mai complexă, adăugându-se și studiul relației boală-operă, aceasta din urmă divizându-se la rândul său: boală, (suferință) somatică – operă, boală (suferință) psihică – operă sau, mai pe scurt, patografie, psihopatografie, întregind bio (sănătate) grafia și explicând, ceea ce s-ar putea numi creatografie.

De menționat că studiul patografiilor creatorilor (a se înțelege că deși, în primul rând, a creatorilor în cultură – literatură, muzică, arte, dar și în domenii politice, militare ș. a.) a preocupat în special pe cei cu pregătire medicală și psihologică, din rațiuni lesne de înțeles, a interesului, în primul rând, pentru cercetarea științifică, și mai puțin pe ceilalți specialiști ai culturii care nu văd cu ochi buni studiul bolilor creatorilor, de pildă, care li se pare stigmatizant. Subsemnatul, participant la unele dezbateri culturale, când am încercat să ating această latură a creației, am fost uneori oprit, interpelat („Ce vreți să spuneți?"... „insinuați că artiștii sunt nebuni?"... etc).

„Boala și suferința sunt factori care pot exercita o influență determinantă asupra existenței. Este normal ca un medic, datorită formației sale, să fie în mod deosebit sensibil la impactul pe care acestea le pot avea asupra personalității și activității creatoare a unui artist." (A. Athanasiu).

Studiul relației care face obiectul acestui eseu a găsit destule exemple în care tocmai starea de boală s-a aflat la originea impulsului pentru creație și a reprezentat chiar fundamentul axiologic al operei respective.

Un autor german, Dieter Kerner, într-o lucrare devenită clasică – „Bolile marilor muzicieni", publicată la Stuttgart, 1961, în care analizează prin prisma stării de sănătate viața și opera a 10 dintre marii compozitori ai lumii (Beethoven, Berg, Chopin, Debussy, Mahler, Mozart, Reger, Schönberg, Schubert, Schumann), a constatat că viața acestor artiști a cărei medie de vârstă nu depășește 50 de ani a fost marcată de suferințe deosebite, somatice și psihice, unele chinuitoare și de durată, și care au influențat creația lor muzicală.

Se cuvine însă să înțelegem exact, nuanțat nu exclusivist, tezele ecuației „boală-creativitate"; • boala nu este incompatibilă cu creativitatea; mulți creatori suferinzi au creat impulsionați, inspirați, potențați de suferință opere culturale de primă dimensiune; • pe de altă parte, a nu se înțelege că este obligatoriu să fii bolnav pentru a crea; • creativitatea este, de asemenea, apanajul stării de sănătate, dar nici aceasta nu este o condiție obligatorie pentru a crea; • există creatori care au creat și în perioadele de sănătate și în cele de boală ale existenței lor; • în sfârșit, când vorbim de boală nu ne referim la boli grave, deteriorante, care afectează sau suspendă capacitatea de creație, ci, în general, la boli cronice somatice sau mintale, în perioada de stare, de sechele, la predispoziții morbide, la patologii minimale, marginale, stări premorbide, „dezechilibre" episodice sau permanente, constituționale, stări de „accentuanță" („personalități accentuate", K. Leonhard). Din toate timpurile și într-un scop precis, medicii au îngrijit (și studiat) cu interes bolile marilor maeștrii ai artelor – artiști, scriitori, compozitori, muzicieni și au identificat astfel, grație observațiilor clinice, mărturiilor anturajului și contemporanilor, din interpretări ale jurnalelor, diferitelor scrieri, picturi, compoziții (în studiile retrospective) date prețioase privind biografia, patografia, relațiile cu diferitele aspecte ale creativității și materializarea acestora.

Constatarea că suferința, durerea (fizică și morală), boala, invaliditatea, handicapul pot să deschidă accesul la noi forme de viață, la experiențe unice, la creații artistice, nu doar insolite, dar și de mare valoare, este astăzi aproape un truism pentru cei cu larg nivel de instrucție în domeniul cultural. Gânditorul german, doctor în medicină, Müller-Lyer a consacrat studii importante relației în discuție pe baza cercetării unui vast material – opere, comentarii ale acestora ș. a. „Suferința stimulează, perfecționează caracterele, extinde sfera simpatiei umane, valorifică bucuriile, aprinde scânteia invenției, constituind astfel condiția însăși a naturii omenești" (Müller-Lyer) – Soziologie der Leiden, 1914, citat de A. Athanasiu).

De altfel, în ciuda negării sau ascunderii sale, conceptul „bolii creatoare" a apărut și s-a răspândit odată cu apariția romantismului, o parte din promotorii acestui curent exagerând

243

până la complacerea (morbidă) în suferință, ca o condiție obligatorie a creației.

Scriitori, gânditori, artiști, istorici ai culturii și artelor ne-au lăsat reflexii, maxime privind rolul bolii, al suferinței în creație care merită, pentru adevărul și frumusețea exprimării acestor gânduri, citate; printre acestea: „Boala este fără îndoială temeiul ultim a ceea ce m-a incitat să creez. Creând, am putut să mă vindec. Creând mi-am regăsit sănătatea" (H. Heine). Beethoven, pradă a unei depresii grave datorită suferințelor pe care le suporta, aflându-se în pragul sinuciderii mărturisește în însemnările sale: „n-a lipsit mult și era să-mi curm viața. Un singur lucru m-a reținut: arta." Victor Hugo: „La douleur est un fruit. Dieu ne le fait croître. Sur le branche trop faible encore pour la porter"; Auguste Rodin: „Arta noastră este a ști să facem din boală o încântare", iar Braque, în același sens, reflectează: „Arta este o rană transformată în lumină"; R. Schumann: „Neliniștea este inerentă efervescenței creatoare a unui artist"; Anatole France: „Durerea... nimic mai bun ca să-ți lărgească sufletul"; „O durere mare este întocmai ca o rază dumnezeiască ce transfigurează pe cel ce suferă" (V. Hugo); „Marile bucurii sunt mute" (G. T. di Lampedusa); Mozart, chinuit de suferințe:... „în fața nedreptății destinului nu pot protesta decât lucrând, creând...și astfel sfârșesc eu, străduindu-mă să realizez o lucrare care va fi cântecul meu de înmormântare..."... A. Gide: „la originea fiecărei reforme morale, a oricărei transmutații a valorilor, există totdeauna un mic mister fiziologic, o insatisfacție a cărnii, o neliniște, o anomalie". Și, același, comentându-l pe Dostoievski: „boala ar putea deveni o binefăcătoare rodnicie". Această trecere în revistă a doar câtorva din mulțimea de reflecții asupra rolului suferinței, durerii, maladiei în creație, aduce suficiente argumente.

După această introducere, trecând la abordarea subiectului pe care-l propune acest eseu, bolile muzicienilor și influențele asupra creației, în acord cu confratele A. Athanasiu, care a consacrat mai multe eseuri acestui subiect, unele în colaborare cu eruditul și gânditorul Victor Săhleanu, susținem că abordarea acestei probleme, din perspectiva medicului, poate fi făcută pe trei paliere:

–cunoașterea bolilor de care au suferit muzicienii, cu alte cuvinte, o încadrare nosologică, accesibilă, firește, numai medicului în acord cu cunoștințele sale;

–rolul creator al bolii (suferinței, durerii) pentru personalitate;

–valoarea creativă a bolii pentru cultură, care va necesita o bună argumentație pentru a convinge pe cei ce stigmatizează boala, considerând-o improductivă axiologic și neagă orice relație cu domeniul creativității.

Foarte mulți din compozitorii de notorietate recunoscută au manifestat fie tendințe sau predispoziții morbide, fie boli manifeste, în special psihice, dovedind nu numai faptul că boala nu a fost un obstacol pentru creație, ci, și, în multe cazuri, un imbold, o motivație, și un determinant axiologic al creației.

Personalitățile accentuate, personalități psihopatice (aspecte intermediare între normalitate și marile tablouri psihopatologice), nevroze, alte tablouri de psihiatrie marginală sunt aspectele dominante în patografiile muzicienilor, argumentând asupra tezei, neunanim acceptate, îndeosebi de creatorii înșiși, dar cu argumentele netăgăduibile, că echilibrul, „normalitatea" nu sunt neapărat condiții obligatorii ale creativității în artă, aceasta fiind mai ales un produs al dezechilibrului.

„Stabilitatea psihică" (CIF-OMS), care definește funcțiile mentale ce guvernează înclinația personală spre a fi echilibrat, se regăsește mai rar printre creatorii de artă.

Deși datele acumulate privind patopsihografiile muzicienilor sunt certe, nu trebuie să ne așteptăm la diagnostice foarte riguroase, încadrabile în clasificările internaționale actuale, din mai multe motive: pentru personalitățile din trecut s-au făcut reconstituiri pe baza unor surse multiple, diverse, mărturii scrise, jurnale ș. a. ; nu totdeauna s-au implicat psihiatri sau psihologi, nu toți subiecții s-au supus examenelor clinice și paraclinice, testelor și scalelor necesare unui diagnostic precis.

De aici, diagnostice oarecum aproximative, dar totdeauna sugestive pentru a caracteriza o personalitate sau alta, cel puțin prin prisma stabilității psihice (echilibru) – dezechilibru, „accentuanță", boală.

O categorie bine reprezentată o constituie „pasionații", termenul având un sens propriu – pasionați pentru ceea ce fac, dincolo de semnificația și definiția obișnuite ale „pasiunii", reprezentând o exagerare a acesteia, uneori tinzând spre obsesie. Această trăsătură explică amploarea, valoarea creației căreia subiectul îi consacră toată energia sa, munca, timpul etc. „Pasionații" trebuie diferențiați de „pasionali", „deliranții pasionali", care prezintă o intensitate maladivă a stării pasionale, ce nu este creativă în planul valorilor artistice, manifestările acestora, patologice, exprimându-se în alte planuri – revendicativii, posesivii, erotomanii, geloșii pasionali, delirul de posesiune ș. a. (în cazul pasionalilor egoiști) sau idealiștii îndrăgostiți, marii mistici, deliranții profetici sau mesianici, inventatorii fără acoperire obiectivă în realitate, în cazul „idealiștilor pasionali".

Printre „pasionați" au fost incluși Bach, Beethoven, Debussy, Wagner, Honegger, Boulez, Enescu, unii dintre ei, Debussy, de pildă, fiind inclus și în categoria nevroticilor cu tendințe obsesionale. Beethoven a fost marcat, cum se știe, și de problemele somatice, surditatea sa cunoscută având un firesc răsunet psihic.

Giuseppe Verdi manifestă tendințe nevrotice, atât isterice, cât și cu note obsesionale.

Mozart, Chopin, Schubert, Rahmaninov, se manifestau ca „mari emotivi", dar și „nervoși", iritabili, cu înclinații spre isterie și mitomanie, trăsături nu totdeauna circumscrise unui diagnostic. Unii dintre ei, ca de exemplu Mozart, despre care va fi vorba mai departe, fiind diagnosticați, retrospectiv, cu tulburări de intensitate psihotică: în această categorie aflându-se și Robert Schumann. Chopin a fost, în plus, diagnosticat ca o

personalitate schizoidă. Haëndel, după unii prezenta hipoma-
nie, după alții, chiar manie. Rameau, Haydn, Brahms au fost
caracterizați ca „flegmatici", evident, nu ca flegmatici medii, ci
„accentuați", în sensul concepției personalității accentuate
(Leonhard). Lui Florent Schmitt i s-a atribuit un diagnostic de
psihastenie.

Revenind la marele Mozart, despre caracteristicile perso-
nalității sale, despre viață și creație s-a scris mult, s-au lansat
interpretări diverse, s-au pus diagnostice, toate, evident, retros-
pectiv, ca și în cazul altor creatori de geniu (Van Gogh,
Eminescu). Ceea ce pare să fi devenit un consens este diagnos-
ticul de psihoză maniaco-depresivă (bipolară cu denumirea
acceptată azi, care este mai degrabă o încifrare a diagnosticului,
vechea denumire fiind mai explicită privind conținutul bolii).
Despre psihoza (demența Alzheimer) de care a suferit com-
pozitorul francez Maurice Ravel va fi vorba în eseul următor.

Un caz special îl constituie, din acest punct de vedere, al
psihopatografiei, compozitorul german Robert Schumann, și el
diagnosticat cu o maladie psihică de intensitate psihotică. Este
necesar însă de precizat că psihozele se însoțesc de pierderea
capacității de creație, datorită dezorganizării psiho-intelectuale
prezente în aceste entități. Excepțiile par să fie unele psihoze la
debut și, cazul singular al psihozei bipolare care conservă la
subiecții anterior creatori, capacitatea de creație (a se vedea
Mozart, Van Gogh, Eminescu și alții).

Destinul geniului muzical Robert Schumann, care a
ridicat creația muzicală romantică la apogeu, a fost subiectul a
numeroase discuții contradictorii referitoare la natura tulbură-
rilor psihice care i-au precipitat sfârșitul (moare la 46 de ani la
azilul din Audenich, lângă Bonn, din cauza complicațiilor orga-
nice ale unei stări psihice patologice ce evolua de 2 ani de zile,
într-o spitalizare neîntreruptă) și a crizelor pasagere, repetate,
care i-au marcat viața și activitatea. A ținut un jurnal intim, a
purtat multă corespondență, a scris reflexii, poezii și scrisori de
dragoste încă din adolescență, pe baza cărora biografii și exegeții

operei sale au putut înțelege personalitatea sa; perioadele de exaltare din creația sa, cele de inhibiție, natura și semnificația complexă a angoaselor sale, au fost de cele mai multe ori transformate în muzică. M. Escaude, unul din biografii și patografii săi afirmă că s-a aplecat asupra acestei personalități de geniu, nu pentru a formula un diagnostic psihiatric exact, ci de a încerca să descifreze conexiunile între originea, viața, personalitatea, operele sale muzicale și tulburările sale psihice; și M. Escaude avea toate atuurile de a întreprinde și reuși în acest demers, deoarece era psihiatru, muzician, admirator al lui Schumann, preocupat de psihanaliză. Compozitorul a fost marcat de crize de anxietate încă din adolescență, care se accentuează cu timpul, anxietate însoțită de fobii până la stări de panică. La 23 de ani are o tentativă de suicid; are insomnii; fobia înălțimilor, halucinații auditive; creația sa continuă, în aceste condiții remarcându-se prin tandrețea melodică și nostalgia patetică.

El însuși consideră că neliniștea este inerentă efervescenței creatoare a unui artist. În timp, se adaugă halucinații vizuale, dar până în 1853, la 43 de ani, creația sa nu se resimte a fi marcată de boală, inspirația bogată și capacitatea creatoare manifestându-se la un nivel înalt și într-un ritm firesc; tulburările sale psihice par să corespundă unor crize nevrotice anxioase, precedând perioade de creație fecundă.

Ultimii ani de viață, 1854-1856, sunt presărați de crize care se succed aproape continuu, fiind internat permanent. Se emit, privind această stare terminală care se încheie cu deces în 28 iulie 1856, mai multe diagnostice: schizofrenie, psihoză maniaco-depresivă, psihoză halucinatorie cronică, paralizie generală. Escaude susține însă, și argumentează asupra unui diagnostic de melancolie, o formă complicată și psihotică, iar din punct de vedere psihanalitic potrivit acestui autor, sfârșitul său tragic argumentează asupra caracterului aleatoriu al puterii reparatoare a creației artistice, în măsura în care aceasta nu reprezintă emanația unei organizări oedipiene dominante.

Am insistat mai mult asupra vieţii, suferinţelor şi creaţiei lui Schumann, fiindcă la acest autor sunt multe argumente în susţinerea tezei acestui eseu – impactul suferinţelor psihice asupra creaţiei muzicale (el afirmase că sunetele exprimă emoţiile mai bine decât cuvintele, el care abordase şi literatura scriind poezii şi proză – romane neterminate).

S-a subliniat de multe ori, şi au făcut-o mulţi artişti, că durerea, suferinţa, boala, handicapul au fost stimulul şi forţa creaţiei. Pentru Beethoven (singur, sărac, surd, suferind) opera sa genială a însemnat victoria asupra lui însuşi, transfigurarea suferinţei în seninătate şi bucurie, vădită în unele din ultimele sale creaţii. O bucată tipică din acest punct de vedere este Arietta din Sonata opus 111, pe care toţi comentatorii muzicali o descriu în termeni diferiţi, ca o ridicare deasupra problemelor personale, ca o accedere la nivelul unei realităţi superioare sau – în termenii lui C. G. Jung – ca o apropiere de sine. Este aici ceva mai mult şi mai binecuvântat decât un triumf al artei – victoria unui suflet... Acest geniu al muzicii cu un destin atât de marcat de furtuni şi revolte şi-a găsit o linişte divină şi prin durere, şi a cucerit bucuria, dăruind-o celorlalţi. („Ce n'est qu'a travers la souffrance que l'on aperçoit la beatitude", L. Agnethant, 1954).

Mozart şi-a înfrânt şi el prin creaţie neliniştea, zbuciumul destinului său, suferinţa, iar Schubert, poate mai mult decât Mozart, a făcut transfigurarea suferinţei dominanta operei sale. Victoria asupra suferinţei, îndemnul „nu te lăsa înfrânt" emană din întreaga sa operă.

Marele balerin rus, de origine poloneză, Vaslav Nijinski (1890-1950), afirmat pentru talentul său excepţional atât pe scenele din Rusia, cât şi din Occident, a suferit de schizofrenie, primele semne ale bolii apărând la vârsta de 26 de ani, în plină activitate creatoare; a continuat încă o perioadă de câţiva ani să apară în spectacole, stârnind şi controverse şi scandaluri pentru inovaţiile sale care depăşeau perimetrul baletului tradiţional: în apărarea sa s-au ridicat personalităţi ale epocii ca August Rodin şi Marcel Proust.

MAURICE RAVEL:
PATOPSIHOGRAFIE ȘI CREAȚIE

*Nul n'a jamais écrit ou peint, sculpté,
modelé, construit, inventé que por sortir
de l'enfer...*

Antoin Artaud

Biografie și creație

Maurice Ravel, marele compozitor francez s-a născut la Cibourne, aproape de Biarrits (Bases Pyrénées) la 7 martie 1875; tatăl său, Joseph Ravel, de origine elvețiană, inginer mecanic, pasionat de muzică, el însuși muzician amator, mama sa Marie Delouart, bască, și ea iubitoare de muzică, intuindu-i aptitudinile pentru arta sunetelor, îl încurajează să se dedice muzicii. Talent precoce, cântă la pian de la 6 ani și la 14 ani intră la Conservatorul din Paris, având-l ca profesor de compoziție pe Gabriel Fauré. În aceeași perioadă se află ca student la Conservator și George Enescu, elev al aceluiași Fauré; între cei doi muzicieni se va lega o prietenie durabilă. În primii săi ani de Conservator este atras de experiențele noi în muzică și este entuziasmat de muzica lui Wagner, a lui Chabrier și a originalului Erik Satie, ca și de școala rusă; concomitent, în plan literar, se apropie de Baudelaire, Poe și Mallarmé. Ravel nu va fi înțeles de Conservator, fiindcă ideile sale artistice nu se integrau exigențelor academice, dominante în acea perioadă la Conservatorul parizian. Stilul său este o chintesență care conciliază arhaismul (claveciniștii francezi) cu modernitatea (impresionismul), de o eleganță clasică, compozitorul fiind apreciat ca un armonist și orchestrator rafinat.

Muzica lui Ravel are drept puncte forte talentul său de orchestrator și aptitudinea sa pentru piesele pentru pian, dar, deși el însuși pianist, nu a scris prea multe piese pentru acest instrument; el nu și-a structurat un anume stil al scriiturii muzicale. S-a inspirat din clasicism în „Pavana pentru o infantă defunctă", a compus în stilul școlii impresioniste în piesele pentru pian: „Jeux d'eau", „Miroir", „Gaspard de la nuit". Se apropie de blues după întâlnirea cu George Gershwin în „Sonata pentru vioară și pian".

Comparat adesea cu Debussy, în principal datorită similitudinii universurilor lor armonice, Ravel se simțea însă mult mai atras de structurile muzicale abstracte.

În 1909 se ivește prilejul întâlnirii cu un alt mare compozitor, Igor Stravinski, întâlnire cu un impact artistic important pentru evoluția sa, inspirându-l să abordeze și genul baletului (Daphnis și Chloe).

În 1910, cu mai mulți codiscipoli ai clasei lui Fauré, pune bazele „Societății Muzicale Independente", replică la „Societatea Națională de Muzică". În preajma Primului Război Mondial reputația sa depășește granițele Franței, dar războiul va avea o influență devastatoare asupra vieții lui Ravel; participă la război în corpul de transport monitorizat ambulanțier la Verdun; se îmbolnăvește de dizenterie și se întoarce la Paris pentru tratament; abia ajuns aici, își pierde mama.

Războiul, boala, moartea mamei îl demobilizează și creația sa în această perioadă se reduce considerabil. La sfârșitul războiului, în 1918, moare Debussy, care i-a influențat creația și din acest moment foarte mulți văd în Ravel noua figură dominantă a muzicii franceze. Admirația pentru muzica sa este în creștere în lume, ceea ce îl determină să efectueze mai multe turnee în străinătate.

În 1920 surprinde refuzând Ordinul Legiunii de Onoare; anul următor se retrage lângă Paris, la Montfort – l'Amaury.

Retras aici, se concentrează asupra activităţilor de compoziţie şi orchestraţie. Întreprinde, timp de patru luni, în 1928, un turneu în SUA, care-i îmbogăţeşte experienţa personală şi socială care-i stimulează impulsul creator, în special prin întâlnirile, cu ocazia numeroaselor concerte şi recitaluri, a multor personalităţi americane din domeniul artelor, ca şi a creaţiei cinematografice. În acelaşi an i se decernează un doctorat onorific din partea Universităţii Oxford.

Între 1928 şi 1932 va lucra la câteva proiecte (unele nefinalizate), între care un balet dedicat dansatoarei Ida Rubinstein, care se va dovedi o bună şi dedicată prietenă care i-a fost aproape în perioada când se va îmbolnăvi, „Concertul pentru mâna stângă singură", compus pentru pianistul vienez Paul Vittgenstein şi muzica de film (Don Quichotte à Dulcinée).

Ultimele sale capodopere vor fi două concerte gemene pentru pian din 1931, „Concertul în Sol", pe care Marguerite Long l-a făcut să triumfe, şi amintitul „Concert în Re pentru mâna stângă singură", aceasta din urmă, cu accente tragice, ca şi cum în acest cântec de lebădă muzicianul şi-ar fi presimţit sfârşitul. La acestea se adaugă, anul următor, cele trei cântece ale lui Don Quichote pentru Dulcineea la a cărei orchestraţie este ajutat de către o prietenă, semn al declinului care se instala. După această ultimă compoziţie el încetează să mai compună. Avea 57 de ani.

Începutul sfârşitului: Patopsihografia

În 8 octombrie 1932 suferă un accident auto pe când se afla într-un taxi, soldat cu un traumatism cranian, considerat de unii a fi în relaţie etiologică cu deteriorarea psiho-intelectuală care se va instala progresiv (aşa cum în cazul altui artist, Toulouse-Lautrec, o căzătură de pe cal fusese considerată cauza suferinţelor ulterioare, sau la noi, o lovitură cu piatra a unui alienat ar fi grăbit şi agravat deteriorarea rapidă a poetului Mihai Eminescu); această relaţie va fi negată de neurochirurgul

Clovis Vincent. Deși printre factorii de risc ai demenței este inclus și traumatismul cranian, este probabil ca evocarea în cazul lui Ravel a acestei relații cu demența reflectă mai degrabă limitele cunoștințelor la acea dată; în plus, traumatismul cranian fusese minor, după unii doar escoriații.

O oboseală cronică progresivă, însoțită de insomnie, pusă inițial pe seama surmenajului, îi face pe medici în 1933 să suspecteze o afecțiune cerebrală. Vor urma patru ani de calvar, de suferință; forțele sale scad continuu în pofida numeroaselor eforturi depuse de prietenii săi pentru a-l stimula și chiar pentru a-l amuza și smulge din apatie, indiferență și depresie, oferindu-i vacanțe în străinătate, între aceștia aflându-se buna sa prietenă, Ida Rubinstein. Se adaugă tulburări de vorbire și apraxie, tulburările de coordonare împiedicându-l să înoate, el fiind din tinerețe un iubitor al acestei forme de mișcare fizică; nu mai poate scrie, nu mai poate vorbi coerent, regresia instalându-se cu pași repezi.

Un astfel de ritm de evoluție alert al bolii este mai caracteristic formei presenile a bolii Alzheimer.

Îmi amintesc că, în urmă cu câțiva ani, avându-l în îngrijire pe medicul-scriitor Horia Stancu, fiul lui Zaharia Stancu, am putut observa un astfel de ritm evolutiv în cazul bolii Alzheimer, forma presenilă, diagnosticată la vârsta de 54 de ani, cu o simptomatologie asemănătoare; după o evoluție rapidă, pentru o boală mintală cronică. Pacientul s-a sfârșit după numai trei ani, la vârsta de 57 de ani; în formele tardive durata de viață de la debut la deces, dacă nu intervin complicații, este de opt-zece-doisprezece ani și chiar mai mult (a se vedea cazul lui Ronald Reagan).

Celebrul Pasteur Valery-Radot, medic, profesor, scriitor, în a cărui grijă (printre alte somități medicale ale timpului) s-a aflat compozitorul, i-a făcut numeroase investigații, încercând să identifice o leziune eventuală, dar negăsind-o, i-a recomandat repaus prelungit.

Deteriorarea abilității de a scrie este, de asemenea, rapidă. Scrisorile sale scrise de mână erau modele de caligrafie. Ultima sa scrisoare, datată 22 martie 1934, îi pune mari probleme; se ajută de dicționar pentru a rememora fiecare cuvânt și forma literelor, și reușește s-o termine în... opt zile!

O altă somitate medicală, Th. Alajouanine, care se afla alături de muzician timp de 2 ani, face o analiză riguroasă a alterării funcțiilor cognitive și descrie cu minuțiozitate ceea ce numim astăzi în medicină sindromul afazo-apraxo-agnozic.

Recunoașterea cuvintelor, a semnelor și dictării muzicale devin aproape imposibile. Execuția la pian după lectură devine, de asemenea, foarte dificilă, localizarea notelor pe claviatură incertă, greu de identificat. Mai putea totuși să asculte muzică, să asiste la un concert, și să-și manifeste sensibilitatea sa estetică și judecata. Alajouanine conturează cu multă exactitate tulburările apraxice, dificultatea exprimării limbajului muzical, amuzia, ceea ce explica suspendarea creativității în condițiile în care gândirea muzicală era relativ conservată.

În prima parte a bolii există mărturii că Ravel asista neputincios la declinul său, era spectatorul lucid al deteriorării sale și își presimțea propriul Requiem.

În ultimii doi ani, 1936-1937 se retrăgea din fața admiratorilor săi veniți să-i solicite un autograf după unul din concertele la care încă asista din ce în ce mai închis în mutism, mai îndepărtat și mai absent. Mai târziu, nemaiauzind propria sa muzică, atins de amnezie totală, rămâne zidit în solitudinea sa și celui care-l întreba, îi răspundea stereotip „j'attends", iar când n-a mai putut articula niciun cuvânt, cei din anturajul său își amintesc că mergea în grădina din Montfort-l'Amaury și oferea tuturor o floare, cu lacrimi în ochi.

La acea epocă se vorbea din ce în ce mai mult de atrofie cerebrală, demența aterosclerotică și neurosifilisul fiind excluse. În disperare de cauză este consultat de un neurochirurg care se decide să intervină pentru eliminarea eventuală a unui presupus hematom subdural sau a unei tumori cerebrale, o indicație discutabilă azi, ținând cont de contextul clinic și oricum tranșată de investigațiile computerizate.

Clovis Vincent, cel mai reputat neurochirurg al vremii, îl operează pe muzician în 19 decembrie 1937, dar nu găsește decât o dilatație a ventriculilor și o atrofie cerebrală.

După intervenție, la câteva ore, Ravel deschide ochii și întreabă de fratele său.

Se spera într-o minune a revenirii, dar după alte câteva ore intră lent într-o stare de comă care devine profundă și din care nu-și va mai reveni. Opt zile după intervenție, Ravel moare la vârsta de 62 de ani, la 28 decembrie 1937.

Este înmormântat fără ceremonie religioasă în cimitirul Levallois, alături de părinții săi, condus de o mulțime de rude, prieteni, muzicieni, printre care Darius Mihaud, Francis Poulenc, Igor Stravinski, guvernul francez fiind reprezentat de Ministrul Educației.

Din păcate, pentru confirmarea diagnosticului nu s-a practicat un examen anatomo-patologic al creierului.

J. Battin (1987) considera că Ravel a moștenit declinul cerebral de care și tatăl său fusese afectat, dar la o vârstă mai avasată, 76 de ani, apreciind că era vorba de o boală Alzheimer familială, existența bolii în antecedentele heredocolaterale fiind unul din factorii de risc validați.

„Bolero", în interpretarea psihiatrilor

Perspectiva psihiatrică și psihanalitică a judecării și înțelegerii unor creații artistice – să ne gândim în pictură la studii dedicate lui Van Gogh, Toulouse-Lautrec, în literatură la Baudelaire, Dostoievski, Wilde, Eminescu, în muzică la Mozart, Schubert și alții, este obișnuită, constituindu-se, nu rareori, într-un instrument de analiză și înțelegere, de aprofundare, ținând cont că, în cele mai multe cazuri, marile opere au drept autori nu oameni obișnuiți, normativi, în echilibru cu ei înșiși și cu ceilalți, ci structuri și caractere complexe, frământate, personalități accentuate sau chiar suferinde de o tulburare sau alta, psihică, psiho-somatică sau somatică, nu rareori traversând crize, dezechilibre care l-au stimulat și inspirat în creație.

Prin urmare, nimic neobișnuit în „privirea" aruncată și de psihiatri asupra unora dintre operele compozitorului – cazul celei mai cunoscute și mai celebre – Bolero-ul. De altfel, și o altă compoziție, „Concertul în Re pentru mâna stângă singură" i-a făcut pe unii exegeți ai creației sale să se întrebe dacă nu cumva geneza notelor, pe alocuri tragice, ale acestei compoziții nu și-ar fi aflat geneza legată de focalizarea leziunilor degenerative de debut.

Una din bucățile de muzică clasică cele mai cântate în lume – Bolero – a fost compusă în 1928 și considerată de compozitor ca un simplu exercițiu. În aparență, succesul acestei apariții pare greu de explicat, deoarece este singura compoziție conținând o singură temă sau motiv melodic, care se repetă de la început până la sfârșit (de 18 ori), fără nicio altă modificare decât aceea a unei variații timbrale, a unui crescendo, și, in extremis, a unei modulații, adică a unei schimbări de tonalitate.

La 1 septembrie 1997, un studiu britanic publicat în Psychiatrie Bulletin lăsa să se întrevadă că Bolero-ul lui Ravel, opera cea mai frecvent inclusă în repertoriile muzicale, era fructul unui spirit atins deja de patologie. Dr. Eva Cybulska, autoarea studiului, susține că celebra melodie repetată de 18 ori fără schimbare pe parcursul întregii bucăți muzicale, demonstrează că autorul ar fi putut fi deja atins de debutul bolii Alzheimer.

Considerând că la lansarea Bolero-ului (1928) ne aflam doar la patru ani de la debutul clinic manifest al primelor semne de boală, ipoteza ar putea părea plauzibilă; adăugăm că nu este neobișnuit ca opere importante să fie create de autorii lor în contextul unei boli deja instalate și, încă și de mai multe ori, în stadiile infraclinice ale bolii (Schubert, Van Gogh, Strindberg, Pollock și alții). Psihiatra britanică arată că perseverarea, obsesia cuvintelor și a gesturilor sunt unele din simptomele cele mai evidente ale bolii Alzheimer. În alți termeni, natura repetitivă a temei principale a partiturii ar fi simptomatică contextului degenerativ de care compozitorul francez începuse să sufere de la vârsta de 52 de ani. Psihiatra se întreabă în finalul studiului său de patografie a creației dacă a fost vorba într-adevăr de boala Alzheimer sau de o tumoră cerebrală care l-a doborât pe Ravel în urma intervenției chirurgicale din 1937? La acest punct putem să nu fim de acord cu dr. Cybulska, mai întâi că astăzi există o quasi-unanimitate privind diagnosticul de boala Alzheimer, chiar dacă afirmat retrospectiv, și apoi pentru că neurochirurgul Clovis Vincent nu a găsit nicio tumoră, ci doar o atrofie cerebrală. În plus, ar fi fost mai puțin obișnuită o evoluție a unei tumori cerebrale, de-a lungul a 10 ani; or, Ravel a putut compune la cinci ani de la debutul prezumat al bolii și cu patru ani înainte de a înceta din viață.

Să adăugăm că psihiatra britanică s-a aplecat și asupra operelor altor compozitori – Phillip Glass, Terry Reilly și Steve Reich, numiți și compozitori minimaliști, susținând diferite diagnostice în cadrul patopsihografiilor respective.

„Cazul" Ravel ne dă prilejul să reiterăm teze pe care le-am susținut și publicat anterior:

• nu există o incompatibilitate între creativitate și boală;

• mai mult, în destule cazuri, boala poate fi o motivație, un imbold, o sursă de inspirație pentru creație; pentru destinatarii acestor creații, ca și pentru specialiștii în exegeze critice (critici și istorici ai culturii și artelor), pentru specialiștii bio-medicinii care se consacră studiului acestor domenii ale creației din perspectiva specialității lor (psihologi, psihiatri, medici de alte specialități) – sursă de cunoaștere, prilej de descifrare a metabolismelor creației, exercițiu diagnostic;

• în sfârșit, noi, cei ce ne considerăm „sănătoși", „normali", „în echilibru", consumăm și apreciem opere ale unor semeni de ai noștri bolnavi psihic și/sau somatic, foarte multe dintre el intrate în patrimoniul universal al creației; pentru că boala și bolnavii nu trebuie stigmatizați, starea de boală pasageră, prelungită sau permanentă, nu este altceva, cum s-a mai spus, decât o alternativă a existenței, iar argumentele rândurilor de mai sus pot fi, alături de Ravel, o lungă serie care poate include creatori ca Mozart, Schubert, Dostoievski, Rimbaud, Oscar Wilde, Edgar Poe, Strindberg, Holderlin, Schopenhauer, Eminescu, Van Gogh, Toulouse-Lautrec, Salvador Dali, Edvard Munch, Pollock... și lista s-ar putea continua.

Nuanțând în mod special cu privire la boala mentală, nu putem totuși subscrie la susținerea lui Blaise Cendrars: „folie: un état de santé debordante..."

AUTOPATOGRAFII

Fiecare durere își are expresia ei,
suferința este desigur cea mai puternică
legătură între oameni.
                    H. de Balzac

Interesului firesc pentru biografiile marilor personalități ale creației culturale, filosofice, artistice, științifice ale personalităților politice sau militare i s-a adăugat și acela pentru patografii, adică pentru cercetarea bolilor acestora, fiindcă destinul existenței oricărei ființe umane integrează și perioade, mai scurte sau mai lungi, în care starea de sănătate alternează cu o stare de boală, cu alte cuvinte, cu o rupere a echilibrului care definește sănătatea. Boala, cum observa cu multă dreptate cineva, nu e altceva decât o alternativă a sănătății, adică existăm în decursul vieții, fie ca sănătoși, fie ca bolnavi, și cu certitudine nu ne putem închipui subiecți umani care să fi fost pe parcursul întregii vieți numai în stare de sănătate, fără a cunoaște și starea de boală; parte a existenței noastre, boala și suferințele pe care le induce, nu se cuvine a fi stigmatizată sau stigmatizantă, negată sau ascunsă, ci este firesc să fie asumată și integrată existenței. De aceea, studiul bolilor nu răspunde numai unei curiozități, ci ne oferă o cunoaștere integrală a existenței unui subiect; mai mult, bolile pot explica unele motivații și caracteristici ale creației, comportamente, momente, decizii și evenimente ale istoriei.

Nu atât patografiile contemporanilor sunt cercetate și publicate, fiindcă se ține cont de confidențialitatea impusă de subiect și de familie, aceasta fiind, de asemenea, o cutumă politică, în cazul conducătorilor politici. Președintele SUA, Ronald Reagan a prezentat simptome ale bolii Alzheimer în ultimii ani ai mandatului, dar am putut afla mult mai târziu diagnosticul. Perioada de sfârșit a vieții, în cazul unei îmbolnăviri a unui conducător politic, este obiectul unor comunicate oficiale, redactate cu grijă, care voalează realitatea și alimentează curiozitatea presei care, atunci când are prilejul obținerii de informații, nu ezită să le dea publicității.

Aproape totdeauna, după un timp, secretizarea diagnosticelor dispare și aflăm detaliile bolii (bolilor), suferințelor, modul în care acestea au fost trăite etc. Pe de altă parte, medicina modernă ne oferă diagnostice precise ale bolii sau decesului, pe când, în cazul personalităților trecutului mai apropiat sau mai îndepărtat apare și un interes științific al cercetătorului, un fel de „arheologie a bolii" de a reconstitui, prin cercetarea tuturor surselor existente, diagnostice, cauze ale îmbolnăvirilor, diagnosticul decesului (controversele cauzei morții lui Napoleon continuă). Cei mai abilitați pentru cercetarea patografică sunt, evident, medicii, deși au arătat interes pentru patografii și alți cercetători, istorici ai culturii și artelor, istorici politici, militari, sociologi, filosofi, jurnaliști.

Se cunoaște însă mai puțin că patografia are și o subspecie: *autopatografia*, adică demersul persoanei însăși de a descrie suferințele, bolile, trăirile acestora, cu un avantaj esențial, în acest caz, acela al veridicității.

Autopatografiile sunt fie descrieri în detaliu cu informații medicale care se referă la diagnostic, simptome, tratamente, evoluții clinice, uneori cu detalii și deosebită precizie, în funcție de nivelul de instruire al subiectului (sunt persoane care atunci când traversează o stare de boală, citesc multă literatură medicală) sau când subiectul are pregătire medicală, fie consemnări sporadice în jurnale printre alte notații, fie, în sfârșit, note, reflecții privind efectele suferinței. Unii dintre cei ce ne-au lăsat consemnări privind boala (bolile), suferințele pe care le trăiau, au încredințat acestea jurnalelor, unor note disparate, răspândite printre alte scrieri, în scrisori pe care autori preocupați de patografii le-au dat publicității, însoțindu-le sau nu de comentarii, interpretări, formulând diagnostice atunci când subiecții notau doar simptome; alții le-au publicat ei înșiși (Călătorie în jurul craniului meu, jurnal celebru publicat în urmă cu circa trei decenii, al unui scriitor care suferea de cancer cerebral).

În urmă cu aproape trei decenii, o altă carte tulburătoare, a cărei lectură am suportat-o greu, a fost pentru mine o lectură dureroasă, fiindcă era jurnalul tragic al unei revoltătoare și nedrepte suferințe, la care a fost supus de destin un adolescent atins, la această vârstă, de o boală îngrozitoare – cancer gastric.

Mama sa, o distinsă intelectuală, a avut tăria să adune într-o carte însemnările, dialogurile cu sine și cu medicii ale fiului său, întrebările fără răspuns, răspunsurile care-l mințeau și pe care le respingea, strigătele de revoltă „de ce eu"?, descrierea unui nou simptom, înregistrarea prăbușirii iremediabile, proximitatea sfârșitului, suspinele și gemetele suferințelor insuportabile ale clipelor terminale, desene diverse exprimând aceleași trăiri, un tragic jurnal autopatografic încredințat posterității prin grija mamei nefericite și neconsolate, nevoită să asiste neputincioasă la suferințele și sfârșitul unicului său fiu, Cătălin Bursaci, autor insolit al consemnării drumului scurt către propriul sfârșit.

Printre consemnările sale privind suferințele bătrâneții determinate de bolile de care suferea, Jules Verne (1820-1905), octogenar, a murit la 85 de ani, notează cu resemnare și amărăciune: „Jalnică e bătrânețea: cataractă, oase rupte, reumatism, și ca și cum nu e de ajuns, o criză dc diabet." Redare fidelă, lucidă a ceea ce geriatrii denumesc „polipatologie geriatrică" (existența concomitentă a mai multor boli), caracteristică a îmbolnăvirilor în perioada bătrâneții, situație generatoare de multiple suferințe, însoțite de dependență, care prefațează sfârșitul existenței.

Peter Noll, profesor de drept penal la Universitatea din Zürich, se decide să-și consemneze într-un jurnal suferințele, neliniștile, trăirile, demersul diagnostic cu sentințele investigațiilor; o face cu un neobișnuit curaj, obiectivitate și luciditate, în urmă cu aproape trei decenii, în momentul în care i se diagnostichează un cancer de vezică.

Descrie momentul când urologul îi face cunoscut rezultatul analizelor și sentința diagnosticului: cancer la vezica urinară, veste pe care o primește cu resemnare și curaj; nu acuză niciun fel de șoc, ci doar un sentiment de „malchance."

Are senzația că tumora îi invadează nu numai corpul, dar și gândurile, și, totuși, constată că puterea sa de concentrare nu e diminuată. Consemnează cu rigoare rezultatele tomografiei computerizate, ale investigației cu izotopi, având puterea și obiectivitatea să admire posibilitățile tehnicii moderne de a pune un diagnostic atât de precis, și mai mult, de a putea preciza aspectul și grosimea tumorii, localizarea, capacitatea restantă a vezicii. Refuză intervenția chirurgicală, prezentată de medici ca o șansă de supraviețuire, apreciind că nesinceritatea acestora privind reușita este motivată, spre a-i înfrânge scepticismul.

Este frământat de îndoiala de a face publice notele și gândurile sale și conchide că, în definitiv, nu e vorba doar de o problemă a sa, dincolo de aceasta, moartea este un lucru firesc, natural și ceea ce este natural, trebuie sau poate să fie făcut public.

Crede că reflecțiile sale în fața unei boli incurabile, și, deci, a sfârșitului, ar putea servi și altora spre a înfrunta cu același curaj un destin asemănător.

Pe măsura evoluției, notează că s-a obișnuit „să trăiască în pace cu cancerul său", că „s-a obișnuit cu ideea sfârșitului și a morții"; scrisul, boala, durerile, gândul la moarte intră în obișnuință.

Consemnează evoluția simptomelor și instalarea dependenței: dureri, tulburări ale respirației, imposibilitatea de a-și mai părăsi casa.

Își consultă periodic medicul întrebând asupra evoluției, a schimbărilor care vor urma. Discuțiile cu medicul îi aduc o mare ușurare, le consideră o terapie. Descrie cu minuțiozitate apariția și evoluția metastazelor, simte cum acestea îi dezmembrează întreg organismul, deteriorându-i organ cu organ. Parcă se simte condamnat la moarte prin supliciul tragerii pe roată, și ar prefera, ca un privilegiu, o moarte prin decapitare.

O autopatografie celebră, publicată aparține lui Immanuel Kant (1724-1804). În lucrarea sa, „Conflictul facultăților", publicată în 1798, în cea de-a treia parte a lucrării intitulată „Conflictul facultății de filosofie cu facultatea de medicină", filosoful vorbește de puterea pe care sufletul o poate avea asupra stăpânirii sentimentelor morbide.

Din cauza deformației toracice pe care o avea – torace plat și strâmt, cu jenă în activitatea inimii și respirației, Kant afirmă că avea o dispoziție naturală pentru hipocondrie care, uneori se însoțea de un dezgust de viață, ceea ce ne informează asupra existenței unei depresii. El consideră că ceea ce percepe în planul sănătății – jenă precordială, dificultăți în respirație, pierderea elanului vital, a gustului de viață, simptomatologie quasi-permanentă, au drept cauză constituția sa corporală, cu alte cuvinte o origine somatică, inclusiv a unei simptomatologii psihice. Această convingere a filosofului l-a făcut să ignore suferințele, considerând că pofta de viață (dispoziția optimistă, ortotimia) țin de ceea ce faci în viață, de libertatea spiritului care prevalează, se opune deficiențelor corpului. Ca urmare, precizează Kant în scrierea amintită, „eu sunt stăpânul influențelor suferințelor mele asupra gândirii și activității și în măsură să-mi deturnez atenția de la semnalele corpului, către activitățile intelectuale."

Note autopatografice întâlnim și la Beethoven (1770-1827), istoria medicală a genialului compozitor fiind deosebit de bogată – suferințe, tratamente, medici curanți celebri (dr. Staudenheim, medicul personal al împăratului Franz Josef I, dr. Giovanni Malffati, fondatorul Societății Medicilor Vienezi, dr.

Braunhoffer, dr. Andreas Wawruch și alții), observațiile sale privind starea de sănătate sunt consemnate în scrisori, în unele „caiete de conversație", ca și în celebrul Testament de la Heillingenstadt adresat fratelui său în 1802.

Informațiile privind suferințele sale includ atât pe cele cronice care s-au însoțit de mari suferințe morale, ci și privind unele suferințe intercurente care i-au șubrezit rezistența și care sugerează constituția sa fragilă, bolnăvicioasă, în contrast cu robustețea și forța creației.

După un timp petrecut la Gneixendorf, unde melancolia toamnei îi inspirase ultimele melodii, pleacă în ultima zi din noiembrie spre Viena, într-o căruță de lăptar și noaptea popsește într-o cameră mizerabilă de han, fără fereastră dublă, pe un timp umed și înghețat; face febră, începe să tușească, se plânge de junghiuri toracice și de sete; ajunge la Viena extenuat, tremurând, culcat în șubreda căruță cu coviltir. Așteaptă mai multe zile un medic; dr. Wawruch, prevenit din întâmplare, îl vizitează și recunoaște o afecțiune pulmonară; are respirația grea și hemoptizie. Acest episod, vizita și discuția cu dr. Wawruch sunt descrise în caietul de conversație 124.

Profesorul Wawruch continuă să-l viziteze într-una din zile și de două ori; se informează de starea sa; caietul 126 ne vorbește despre puncția din 18 decembrie. Chirurgul scrie: „Slavă Domnului, s-a terminat. Simți o ameliorare? Dacă te simți rău, spune-mi. Ai simțit înțepătura? Începând de azi soarele se ridică mai sus."

În 1801 descrie primele simptome într-o scrisoare adresată unui profesor de medicină din Bonn: „În ultimii trei ani, auzul meu a devenit tot mai slab și cred că prima cauză ar putea fi intestinele mele (suferințe digestive cronice – colopatii, colon iritabil? – n. n.) care, după cum știți, m-au supărat mult. Am început să duc o viață retrasă, evitând compania oamenilor de aproape doi ani, doar pentru că este imposibil să le spun că sunt surd..."

Într-o scrisoare următoare adaugă: „Lăsați-mă să vă spun că cel mai mare dar cu care am fost înzestrat – auzul – este grav deteriorat... Realizați ce viață tristă trebuie să duc văzând că trebuie să renunț la tot ce îmi este drag și prețios mie."

Este interesant că, în ciuda suferințelor fizice și morale care-l chinuiau, până în ultimul timp credea în vindecarea sa, pentru terminarea numeroaselor proiecte muzicale pe care le avea.

La pierderea auzului se adaugă și tulburarea vederii, despre care îi scrie lui Cherubini.

Mizantropia complică starea lui psihică; se plânge prietenului său, dirijorul von Seyfried de răutatea și falsitatea lumii, afirmând că nu mai există oameni cinstiți.

Una din nemulțumirile lui Beethoven era că anumite persoane atribuiau hidropizia (ciroză hepatică ascitogenă în nosografia actuală) excesului de băutură. Roagă prietenii săi să lupte împotriva acestor zvonuri și „să vegheze ca viața lui morală să nu fie pângărită".

În 1823, cu patru ani înainte de moarte are presentimentul sfârșitului apropiat: „S-ar putea – scrie el – ca viața mea să nu mai dureze mult".

„Nu mă simt bine; sunt foarte bolnav. Vă veți întreține greu cu mine, căci aud foarte prost", îi mărturisește el scriitorului Ludwig Rellstab, cu ocazia unei vizite pe care acesta i-o face în 1825.

Constatările și observațiile medicilor care l-au îngrijit, cu limitele inerente ale medicinii din acel timp, autoobservațiile au servit patografilor săi de mai târziu pentru a formula diagnostice și a face presupuneri privind cauzele celor două mari suferințe care l-au chinuit prematur și i-au adus sfârșitul în 1827 – hipoacuzia rapid evolutivă către surditate totală și ciroza hepatică complicată cu encefalopatie și comă terminală, care l-a smuls vieții și creației la doar 57 de ani.

Confesiuni tulburătoare ale existenței și trăirilor la senectute mi-a încredințat în cadrul unui amplu interviu pe care l-am publicat în 2007, doctorul Victor Săhleanu, personalitate multi-dimensională, multicreativă, un „huomo universale" – medic, cercetător, filosof, om de cultură, scriitor, eseist și publicist prolific.

O parte importantă a interviului este, de fapt, o auto-patografie lucidă, sinceră, având girul rigorii medicului și cercetătorului care se autoscrutează, lipsită de pudoarea care, în cele mai multe cazuri îl împiedică pe cel suferind de a vorbi despre suferințele sale, și cu atât mai mult de a le face publice. Formația sa de medic, incluzând-o și pe cea de gerontolog, îl face pe Victor Săhleanu să redea acuratețea trăirii proprii, iar rigoarea gerontologului și gerontosofului să ne descrie bătrâ-nețea percepută în dinamica progresiunii sale ireversibile: „Conștiința faptului că sunt «bătrân» mă chinuie (trăirea acestei etape este simțită dureros și gerodepresiv) de pe la 60-65 de ani. Deși – ca bilanț global – par (și îmi par) corespunzător vârstei biologice, mă supără faptul că părul îmi este alb, că n-am dinți (naturali) pe falca superioară, că nu mai am puterea de rezis-tență de altădată." Și continuă, trecând din gerontologie în geriatrie, informându-ne asupra (poli) patologiei: „Fizic (soma-tic) sunt un om cu o sănătate condiționată de tratamente medicamentoase neîntrerupte. Cardiopatia mea ischemică nu pare să fie dureroasă (cu dureri tipice), ci este substratul unei fibrilații atriale cronice; uneori prezint dispnee la eforturi neobișnuite. Sechele după o tromboflebită a gambei drepte mă marchează prin tulburări trofice cutanate. O tulburare circu-latorie cerebrală subacută, rapid (zile) amendată, se manifestă prin tremurături moderate ale mâinii stângi. Urologic, mă simt relativ confortabil, abstracție făcând semne relativ discrete de maladie «La Peyronnie» și de tulburările din sfera genitală, care s-ar vedea dacă aș avea viață sexuală..." Se autoanalizează (cu aceeași rigoare și cu simț critic) și psihologic: „Uneori sunt sâcâit de uitarea unor nume proprii de persoane, mai mult dintre cele de relații curente... Mă enervez însă prea repede când sunt contrariat, dar unele explozii verbale și gestuale, histeriforme aproape, se potolesc ușor, adică repede: de obicei, înghit repede un sedativ de teamă să nu existe repercusiuni psiho-somatice pe vasele cordului și pe cele cerebrale."

Biografii, patografii, psihopatografii, curriculum vitae (autobiografii cu un termen compromis de limbajul de lemn, devenite instrumente politice, fie de promovare, fie de șantaj în trecutul regim totalitar), dar și autopatografii – sunt tot atâtea mijloace de cunoaștere profundă a universului unei ființe umane, cu deosebire a unei personalități publice.

ELISABETH KÜBLER-ROSS – PSIHIATRĂ UMANISTĂ. ORIGINALITATEA ȘI ÎNDRĂZNEALA UNEI OPERE

> *Dacă moartea n-ar exista, am aprecia oare viața? Dacă n-ar fi ura, am ști că scopul fundamental este dragostea?*
> Elisabeth Kübler-Ross

Elisabeth Kübler-Ross (1926-2004), o mare personalitate a psihiatriei, a medicinii paliative, îngrijirilor terminale, a copiilor suferinzi de SIDA, tanatologiei, filosofiei, o umanistă, ținând cont de sfera largă a domeniilor îmbrățișate cu profundă vocație, a părăsit această lume, în 2004, și ne facem o datorie în a evoca și o operă, puțin obișnuită prin dimensiunile umanistice, prin dăruirea cu care s-a pus în slujba semenilor săi aflați în perioada cea mai dramatică a existenței lor – sfârșitul vieții. Cu atât mai mult cu cât, în pofida contribuției sale în domeniile menționate, care sunt nu numai originale, ci și esențiale, îmbogățind înțelegerea și abordarea subiecților aflați în astfel de situații, despre marea sa personalitate și despre opera sa unică se vorbește încă destul de puțin.

Elisabeth Kübler-Ross (E. K. R.) se naște în urmă cu 89 de ani, la 8 iulie 1926 în Zürich, Elveția. Tatăl său nu a vrut ca fiica sa să studieze medicina, dar aceasta a insistat și tatăl ei se va mândri mai târziu cu succesele carierei fiicei sale.

Vocația într-ajutorării a animat-o din tinerețe și a fost o permanență în toată activitatea sa. În timpul celui de-al Doilea

Război Mondial s-a implicat ca voluntar în ajutorarea refu-
giaților în Zürich și a îndeplinit mai multe misiuni umanitare,
angajată alături de un grup de tineri, constituit în „corpul
Voluntarilor păcii", între acestea, reconstrucția școlilor distruse
de război din nordul Franței, din Belgia, Suedia și Polonia.

Maidanek, unul din lagărele morții pe care avea să-l
viziteze, avea s-o marcheze puternic și să-i hotărască destinul.
Avea 19 ani, venea dintr-o țară unde nu erau cunoscute nici
sărăcia, nici rasismul; timp de 760 de ani nu avusese niciun
război. „Nu știam nimic despre viață. Și în acest loc, brusc, am
fost copleșită de toate nenorocirile existenței. După o astfel de
tulburătoare experiență nu mai poți fi niciodată aceeași per-
soană. Da, eu voi binecuvânta această zi. Fără o asemenea probă
eu nu aș fi devenit niciodată ceea ce sunt", va nota mai târziu în
„Death is of vital importance" („La mort est une question
vitale"), într-una din cărțile sale publicate în 1955.

Adolescenta sensibilă la avatarurile vieții umane vizitează
bulversată câmpul de concentrare, privește cu uimire și revoltă
trenurile cu pantofii copiilor morți, trenul cu păr uman și se
întreabă „cum a fost posibil ca oameni maturi, bărbați și femei
ca voi și ca mine, să ucidă 960 000 de copii nevinovați și în
același timp să se îngrijoreze de propriile odrasle când se îmbol-
năveau de varicelă?"

Dar ceea ce avea s-o impresioneze în cel mai înalt grad a
fost vizitarea barăcilor în care acești copii își petrecuseră ultima
lor noapte, unde, surprinsă, întâlnește mesajele și semnele prin
care copiii își făceau cunoscut comportamentul lor în fața mor-
ții. Cu unghiile, cu bucăți de piatră sau cretă, ei zgâriaseră semne
și desene, cel mai frecvent desen fiind fluturele. Se întrebase
atunci de ce fluturi? Și ne spune, după un sfert de secol de la
acea întâlnire care o marcase profund, că a găsit răspunsul. Era
mesajul către lume al unor ființe nevinovate, plecate fără voia
lor, dureros de nedrept, de asemenea, undeva în necunoscut...

„Maidanek a fost fundamentul muncii mele", conchide
Elisabeth Kübler-Ross, cu privire la acest moment crucial al

vieții sale; pentru prima oară își pune întrebări privind con-
știința muribunzilor, care avea să devină tema vieții și operei
sale.

Moartea timpurie a tatălui, a altor membri apropiați ai
familiei, o sensibilizează la problema care va deveni tema vieții
și a operei sale – sfârșitul vieții și necunoscutele sale.

Revine în Elveția pentru a studia medicina, visând să
devină un nou dr. Schweitzer, decisă să ajungă în Africa sau
India. Viața însă îi schimbă programul și în timpul studiilor se
căsătorește cu un coleg, Emmanuel Ross, și împreună, la ter-
minarea studiilor, se stabilesc în SUA, la Manhattan State
Hospital unde ca internă, timp de 2 ani, îi revine misiunea de a
se ocupa de schizofrenicii cronici incurabili. Această nouă expe-
riență avea să-i marcheze din nou destinul: se va dedica
psihiatriei, disciplina cea mai potrivită aspirațiilor sale de
pătrundere în profunzimile sufletului omenesc, în situația
particulară a ființelor care trăiau drame existențiale – boală
psihică, incurabilă, sfârșitul prematur al existenței. „În munca
mea cu pacienții, eu am învățat un lucru: fie că e vorba de
schizofrenici cronici, de copii retardați sau de muribunzi,
trebuie să ai un obiectiv. Fiecare dintre ei pot nu numai să învețe
câteva lucruri de la tine, ci și tu să înveți de la ei", notează psi-
hiatra dotată cu puternice înclinații filosofice.

Urcă treptele ierarhice și devine profesor de psihiatrie la
Universitatea din Colorado, începe să organizeze, mai întâi în
SUA, apoi în toată lumea unde este solicitată, din California
până în Australia, celebrele sale colocvii, seminarii și ateliere,
toate purtând amprenta sa originală de organizare și desfă-
șurare.

Nonconformistă nu se lasă cucerită de psihiatria clinică
– în acea perioadă se descoperiseră și intraseră în uz neurolep-
ticele – ci de psihiatria relațională care-i oferea atât premisele
investigării universului psihologic particular al pacienților aflați
în această perioadă critică a existenței lor, cât și premisele unei
intervenții psihomodulatoare care să-i ajute pe acești pacienți

să traverseze în liniște, mai împăcați, cu mai puțină teamă, apele Styxului. Momentul lansării sale în notorietate se ivește curând, în 1961: la spitalul Montefiore din Denver, unde își începe activitatea, este invitată într-o zi să conferențieze studenților. Decide să le vorbească despre un subiect neobișnuit și aproape tabu – moartea.

Își ilustrează conferința cu prezentarea unei paciente – Linda, în vârstă de 16 ani, care suferea de o formă gravă de leucemie, pacientă ce avea să devină celebră după această prezentare. Asupra studenților, această prezentare are un impact impresionant, ecourile atingând repede lumea medicală atât în SUA, cât și dincolo de acestea.

Un alt moment care avea să-i marcheze drumul este o altă întâmplare pe care și-o impută ca pe o eroare și care îi va lăsa o amintire amară: este întâlnirea nereușită cu un vârstnic aflat la sfârșitul trecerii în neființă, care o invită să rămână aproape de el; Elisabeth Kübler-Ross îl amână pentru „poimâine", fiind ocupată. Însă, poimâine, bolnavul, prea obosit și epuizat nu mai poate murmura, înainte de a se sfârși, decât: „mulțumesc că ai încercat, pentru buna intenție..."

Treptat, treptat, cu studenții săi și cu alții, în pofida criticilor din partea unora, construiește seminarul pe care avea să îl conducă și care va servi ca bază cărții pe care o va scrie și care va purta același nume cu tema dominantă căreia se consacrase; „On Death and Dying" (Les derniers instants de la vie, Ultimele momente ale vieții). Această carte, fructul experienței sale unice în lumea medicală de până atunci, pe care o scrie în numai 3 luni, avea să devină un best-seller. De necrezut, un best-seller tratând un asemenea subiect! Un articol publicat în Life îi aduce numai necazuri stimulând un val de ostilități împotriva sa. Ce caută această tânără doctoriță, de origine străină să se ridice contra tabu-ului morții, atât de puternic în SUA? Dar aceste contestări stârnesc și poziții care îi vor fi favorabile, făcând-o cunoscută: primește invitații din Europa, Africa de Sud, Australia, Japonia, spre a conferenția pe tema căreia i se consacrase.

Părăseşte spitalul şi se consacră acestui drum prin lume, ducând mesajul său umanist, dedicat unei categorii de semeni, neferi-cită, nu numai prin proximitatea sfârşitului, dar mai ales prin indiferenţa şi izolarea la care este expusă chiar şi de cei ce ar avea datoria să le fie alături cu înţelegere, până la sfârşit, profesioniştii medicinii.

Conştientă că nu pot fi suficiente conferinţele, Elisabeth Kübler-Ross iniţiază stagii de formare de câte 5 zile pe săptă-mână: în jur de 75 de persoane invitate – o treime bolnavi terminali sau părinţi de copii muribunzi, uneori pacienţi cu idei şi tentative suicidare, o altă treime, medici, studenţi, preoţi, asistenţi sociali, consilieri psihologici şi asistente medicale, şi ultima treime – oameni obişnuiţi.

În SUA are curajul, la începutul anilor '80, când noua epidemie de SIDA stârnea reacţii viscerale de teamă şi respin-gere, să extindă stagiile sale în îngrijirea celor atinşi de această boală, sigur mortală. În 1985 deschide pe proprietatea sa din Headwaters în Virginia un centru de primire şi îngrijire a copi-ilor contaminaţi, ai căror părinţi, din diverse motive, nu-i puteau îngriji.

Lucrarea capitală a Elisabethei Kübler-Ross este „On Death and Dying", apărută la New York în 1969, carte care o va face celebră. Această carte adună experienţa şi observaţiile sale culese la căpătâiul celor aflaţi la sfârşitul vieţii. Este un studiu al etapelor, devenite de acum clasice, ale trăirilor unui pacient în ultimele sale momente de existenţă. Aceste etape, descrise cu înţelegere, sensibilitate, dar şi cu rigoare ştiinţifică sunt deja clasice; negarea (refuzul) şi izolarea, furia, tocmeala (negoci-erea), depresia şi acceptarea.

Prin tot ceea ce a făcut pentru o categorie de semeni ai noştri, ignorată, semeni aflaţi în situaţii de care nicio fiinţă umană nu scapă, Elisabeth Kübler-Ross se alătură Cicely-ei Saunders, o altă mare umanistă, pionieră a îngrijirilor paliative, unindu-şi glasul într-un mesaj care ne ajută să redescoperim muribundul, care este o fiinţă vie până în ultima clipă, care are trăiri și sentimente tulburătoare pe care cei ce îi stau în preajmă sunt datori să le cunoască, oferind respect și suport moral, atenuând angoase, contribuind ca ultimele momente ale vieții să se petreacă în liniștea împăcării cu sine și cu ceilalți.

În septembrie 1999, la Conferința de Îngrijiri Paliative a EAPC (European Association for Palliative Care) de la Geneva, la care eram prezent, am fost profund mișcat de mesajul către participanți al doamnei Elisabeth Kübler-Ross, care, invitată fiind să participe la această manifestare, invitație pe care nu a putut-o onora din motive de sănătate, a spus: „Je suis prêt à partir", în finalul mesajului tulburător adresat Conferinței și înregistrat pe bandă video.

A decedat la 24 august 2004, la vârsta de 78 de ani, la domiciliul său din Scottsdale, Arizona.

Personalitate recunoscută internațional, câteodată controversată, Doctor Honoris Causa a unui mare număr de universități (17!), Elisabeth Kübler-Ross nu a lăsat pe nimeni indiferent de munca sa originală, care a spulberat tabu-urile, muncă atât de nobilă și atât de necesară; a obținut 20 de medalii de onoare; este inclusă în 2007 în American Womens, Hall of Fame.

Figurează pe o listă a presei americane printre 100 de personalități care au marcat secolul XX.

Bilanțul operei sale este considerabil: 20 de cărți traduse în peste 30 de limbi, sute de articole, seminarii, colocvii și conferințe. Lucrările sale se învață astăzi la toate facultățile de medicină și psihologie, școli de asistente. A deschis drumul însoțirii suportive a muribunzilor, inclusiv a copiilor cu boli terminale și a sprijinirii părinților acestora, și-a îndreptat atenția încă de la începuturile epidemiei și asupra îngrijirii terminale a bolnavilor de SIDA.

A atras atenția, prin inițiativele și întreaga sa activitate, că, deși necesar, nu este suficient să suprematizăm doar curativul, câtă vreme în atâtea situații medicina rămâne ineficace și oamenii traversează în drumul ineluctabil spre sfârșitul vieții, perioade de intense suferințe, cel mai adesea într-o izolare tragică...

Este o datorie a medicului, care face parte din misiunea sa, de a se afla alături de pacienții săi până la sfârșit, adică și dincolo de momentul sentinței abandoniste – „nu mai este nimic de făcut..." S-a aflat la originea primelor scrieri despre doliu și a contribuit la nașterea și structura doctrinei mișcării îngrijirilor paliative.

Filosof al existenței umane, al perioadei de sfârșit a acesteia, este, dintre medici, cu certitudine, personalitatea cu cele mai mari contribuții în tanatopsihologie și tanatosofie.

După trecerea sa în neființă, memoria Elisabethei Kübler-Ross a fost și continuă să fie onorată prin multe evocări și servicii memorabile în întreaga lume. Centrul Medical Regional „Desert" din Palm Springs, California și-a denumit Premiul Anual pentru Voluntariat în cadrul azilelor: „Elisabeth Kübler-Ross". În 2005, Azilul din Arizona a atribuit noii Unități pentru bolnavii internați, Pablo Nuerte, denumirea Centrul „Fluture", în onoarea Elisabethei Kübler-Ross. Tot în 2005, „Centrul Dougy" din Portland, Oregon inaugurează Memorialul Elisabeth Kübler-Ross.

În sfârșit, copiii săi, Kenneth și Barbara, au înființat „Fundația Elisabeth Kübler-Ross". Multe proiecte interesante au evoluat în sensul îndeplinirii obiectivelor Fundației. Fundația EKR colaborează cu Fundația MISS, o organizație non-profit care ajută copiii și adulții aflați în suferință după pierderea unui copil, scopul fiind inaugurarea „Casei Elisabeth" dată în folosință la sfârșitul anului 2006. „Casa Elisabeth", „Centrul pentru într-ajutorarea Comunităților" au ca obiectiv furnizarea de servicii directe, educație comunitară, cercetare și consultanță persoanelor care au suferit în urma pierderii unor ființe dragi.

CULTURILE NEGATIVE

Demnitatea unei societăți și evident a
medicinii se măsoară și prin interesul pe
care-l arată celor defavorizați.

Reflecțiile pe care aș vrea să le împărtășesc cu ajutorul acestui mic eseu își au drept punct de plecare o percepție asupra culturii pe care am întâlnit-o adesea și la care nu am putut să ader. Este vorba de atitudinea față de o anumită zonă a culturii, dacă admitem complexitatea conținutului noțiunii de cultură, domeniu multiform, dincolo de aparențe, neomogen, antitetic, axiologic, dar și, ceea ce nu prea se subliniază, non-axiologic.

Greu definibil exhaustiv, se poate spune că există, ca și în alte cazuri, un înțeles restrâns și unul larg.

În înțelesul obișnuit, așa cum se poate regăsi în dicționare, cultura ca „totalitate de valori", „valori material-spirituale create de omenire în perspectivă diacronică și în procesul practicii social-istorice"; „instituțiile necesare pentru crearea, comunicarea și răspândirea acestor valori, toate aceste sintagme sugerând doar sensul pozitiv, axiologic, contribuțiile culturii la dezvoltare, progres, împlinire, în același sens argumentând virtutea creativă a culturii".

Dar, ne putem întreba, se poate vorbi de cultură și în alți termeni? Cu alte cuvinte, există și cultură negativă, pernicioasă, se poate vorbi de riscuri din partea unor zone ale culturii pentru progres și dezvoltare, pentru desăvârșirea umană. Trecând peste aparenta contradicție în termeni, „cultura negativă", există argumente că în interiorul culturii pot lua naștere produse de creație spirituală (concept, doctrine, filosofii), produse de creație materială (arme, droguri), instituții diverse (de promovare a dictaturilor opresive, fundamentaliste, laice și religioase). Se poate vorbi, câtă vreme este practicată de grupuri politice, etnice, religioase, de „cultura războaielor" (fiecare din cei doi beligeranți aflați în conflict susține că dreptatea e de partea sa), „cultura violenței", terorismul (practicanții lui îl justifică drept sacrificare pentru o cauză dreaptă), „cultura intoleranței" unor grupuri față de alte grupuri (istoria și contemporaneitatea sunt pline de exemple). Există un arbitru care să decidă: numai aceasta este cultură, celelalte (amintite în exemplele de mai sus) nu (!), atâta vreme cât toate sunt creații ale omului, atât spirituale, cât și materiale, de la începuturile existenței sale de-a lungul evoluției istoriei?

Aminteam la începutul acestor gânduri că impulsul către reflecție mi l-a dat o anumită percepție. Iată despre ce este vorba: În cadrul unor discuții cu sociologi, antropologi, etnologi, istorici despre culturi și tradiții la diferite grupuri, populații, de-a lungul timpului, am fost surprins de poziția unora care, dacă nu elogiativ, evocau cu respect, aprobativ și justificativ „culturi și tradiții" răspândite în întreaga lume, la diferite populații; e „cultura", e „tradiția" lor(!); afirmațiile sugerau acceptarea, recunoașterea drept cultură, și întrucât, de cele mai multe ori, discuțiile, dezbaterile erau subsumate ideii de conservare și apărare a culturii, tradițiilor, a patrimoniilor etc. etc., se putea deduce că „tradiții" precum sacrificiul uman, infanticidul și genocidul ritual, practicate încă în zone având culturi primitive sunt cultură cu sens axiologic; acestea sunt însă exemple extreme, dar culturile negative, pernicioase includ o varietate impresionantă de obiceiuri, tradiții, de cutume, prejudecăți apărute și transmise din generație în generație cu sfințenie, cu perseverență, adesea încurajate de pasivitatea, de lipsa de opoziție, și chiar de acceptare și aprobare din partea celor ce se declară apărători ai culturilor, tradițiilor unor populații, a unui grup sau altuia. În zone din Africa se tolerează circumcizia barbară a fetiţelor, lungirea gâtului tinerelor fete prin adăugarea de inele metalice, practici vechi care persistă alături de unele mai noi, cum este, de pildă, tot în unele ţări africane credinţa că un contact sexual cu o femeie în vârstă oferă protecţia împotriva... SIDA; ceea ce generează multe cazuri de viol a femeilor vârstnice. Alte practici din aceeaşi serie: „e cultura lor", „asta e tradiţia", cu alte cuvinte, n-ar fi nimic de făcut decât o constatare, o recunoaştere, şi prin acestea, o justificare: alungirea monstruoasă a buzelor şi lobilor urechilor, la alte populaţii, „tradiţii" care supun discriminării femeia, obiceiuri alimentare nocive pentru sănătate, tatuajele (riscuri de transmitere a unor boli grave), „cultura grafitti" care profanează cultura pozitivă a multor monumente pentru a aduce şi exemple din zilele noastre, calificată cu uşurinţă, „artă" (street art).

Referintor la grafitti (considerată de unuii drept artă (!)), fostul preşedinte al Franţei, Jacques Chirac, revoltat de profanarea clădirilor monument de patrimoniu ale Parisului s-a exprimat: „aceştia (artiştii? grafeuri) tatuează Parisul"; municipalitatea cheltuie sume uriaşe pentru îndepărtarea acestor „tatuaje".

În sfârşit, alţii s-au exprimat despre aceiaşi grafeuri că „îşi marchează teritoriul".

A privi mai nuanţat cultura, a-i accepta ambivalenţa, a recunoaşte „cultura pozitivă" şi „cultura negativă", extinzând principiile maniheismului, poate apărea ca justificat. Iar aplicaţia culturii pozitive, condamnarea, combaterea, eliminarea culturilor negative fără teama că s-ar distruge culturi, tradiţii, patrimonii (!).

Nu toate creaţiile omului sunt pozitive, el a creat şi creează, din nefericire, şi „valori" negative, distrugătoare pentru el, pentru mediu, pentru umanitate.

PÂNGĂRIREA

Am învățat că doar un om are dreptul să
se mire când vede un om căzut, dar de
fapt ar trebui să întindă mâna să-l ajute
să se ridice.

Gabriel García Márquez

Am urmat studiile liceale la „Lazăr" (bacalaureat 1953), și, ceea ce am considerat totdeauna o binecuvântare a fost vecinătatea Cișmigiului, grădina mirifică a copilăriei noastre de liceeni, considerată și astăzi una din cele mai frumoase din Europa; este mărturia reiterată cu fiecare prilej pe care l-am avut în anii din urmă, când am însoțit colegi străini, arătându-le cealaltă față, frumoasă, pitorească, atâta câtă mai e, a fostului „mic Paris". Cișmigiul copilăriei mele de licean era într-un fel a doua „curte a școlii", care ne invita „după ore" să-i colindăm aleile, să-i sorbim parfumurile și culorile.

Dar voioșia noastră tumultoasă, gălăgia copilărească înceta de câte ori pășeam într-un spațiu care ne copleșea prin solemnitatea sa, prin atmosfera de smerenie și de venerație pe care o delimita Rotonda scriitorilor. Era ca și cum am fi pătruns într-un templu, fiindcă un templu al istoriei literaturii noastre este această rotondă, un templu cu o mare cupolă – cerul – sprijinită pe coloanele eternizând busturile celor 12 scriitori, așezate pe piedestale înalte, albe, pe care sunt consemnate doar numele și anii între care s-a înscris existența lor terestră. Le știam locul pe care le așezase inspiratul proiectant al rotondei și i-aș fi indicat cu precizie, chiar legat la ochi. Învățasem, și puteam spune pe de rost, la fiecare, anul nașterii și cel al trecerii în istoria literaturii, în cea a neamului, și pentru unii, în cea universală. Câțiva împătimiți ai literaturii și ai istoriei inventaserăm un joc. Trebuia să spunem din memorie: ale cui busturi sunt plasate în dreapta sau în stânga intrării în rotondă prin cele 4 alei de acces, care sunt, în ordine, cei din emisfera stângă și cei din emisfera dreaptă venind dinspre liceul Lazăr sau dinspre liceul Carmen Sylva (azi Academia de Muzică), „replica" Lazărului de la celălalt capăt al Cișmigiului. Moravurile acelei epoci separau cele două sexe, și între liceele noastre se interpusese Cișmigiul, care, departe de a ne separa, devenise în realitate locul de întâlnire. În sfârșit, alte exemple de întrebări: care au aceleași date, fie ale nașterii, fie ale plecării dintre cei vii, ca și alte întrebări ale unui „joc cultural" inventat de către niște copii care învățaseră să-și iubească și să-și respecte cultura, valorile, istoria.

De ce evoc toate acestea? Pentru că, iată, zilele trecute (martie 2003), având puțin timp liber, mi-am oferit o plimbare mai lungă, o „hoinăreală" ca în vremurile copilăriei, în Cișmigiu. Am pășit, ca altă dată, în „rotondă" și ce mi-a fost dat să văd? Sintagma-clișeu „incredibil, dar adevărat", exclamația „rușine!" pe care am simțit nevoia să o strig, caracterizează foarte bine starea în care m-am aflat când am văzut cum minți pângăritoare au putut să profaneze memoria acestor „sfinți ai culturii române". În afara mâzgălelilor „grafitti" de pe socluri (procedeu cu care poți fi de acord atunci când acoperă ziduri urâte, cenușii, ale periferiilor orașelor, pe care le înveselesc cu arabescurile colorate pulverizate din spray-uri), iată ce am putut să mai văd și să nu îmi cred ochilor: nemulțumindu-se cu soclurile, „autori necunoscuți", cum obișnuiește poliția să-i definească pe infractorii pe care nu i-a putut identifica (există o realitate pe care o ignorăm, „infracțiunea împotriva culturii") s-au cățărat nu știu prin ce mijloace, fiindcă monumentele sunt înalte de aproape 4 metri, spre chipurile celor imortalizați de sculptori, soclul fiind o țintă minoră, nepersonalizată, un exercițiu, și le-au mâzgălit chipurile. Lui Eminescu i-au desenat cioc, 2 cicatrici pe obraz și pe frunte, iar numele său a fost modificat: Eminemcu (subl. mea), aluzie la cântăreţul controversat „Quod erat demonstrandum" sau, cu alte cuvinte, acesta este nivelul de cultură al făptuitorilor. George Coşbuc are aceleaşi însemne pe faţă, în plus, data naşterii sale este... 2866, modificarea cifrei 1 în 2. Poetul St. O. Iosif este varianta profanatorului St. Co (?) Iosif; lui Ion Creangă i-au şters anul naşterii, lăsând pe cel al morţii; Nicolae Bălcescu este Bălşescu, în fine, lui Alecsandri i-au rezervat... un strabism, modificându-i privirea.

M-am întrebat cine să fi făcut aceste sacrilegii? Ce resorturi morbid-distructive să-i fi împins spre asemenea gesturi, care, pentru psihologi şi sociologi ar putea fi o temă de cercetare. Fiindcă a mâzgăli ziduri şi garduri e una, dar a profana reprezentările acestor mari creatori de cultură (necontestaţi) înseamnă altceva, fiind greu de explicat acest impuls denigrator, vandalism, violenţă împotriva culturii.

Mai întâi, am presupus că sunt tineri. Apoi, restrângând „cercul bănuiţilor", i-am exclus pe atât de huliţii „copii ai străzii". Am dedus că trebuie să fie tineri cu mai multă instrucţie decât aceşti nefericiţi copii ai străzii (care se mai dedau şi la infracţiuni, dar pentru supravieţuire, în niciun caz împotriva culturii), dar tineri cu o instrucţie sub cea minimală pentru orice tânăr alfabetizat.

M-am mai gândit să fie şi o influenţă a unor nefericite evoluţii ale ultimilor ani – „cultura de televizor", filmele difuzate, mai ales pe micul ecran, şi caracterizate pe scurt şi exclusivist pe un program TV săptămânal la doar „umor, sex, violenţă", în care punctajul cel mai mare îl adună ultimele două. Să fie presa tipărită, care, sub acoperirea justificativă a tirajului şi a concurenţei, agresează cititorul începând cu prima pagină (sugerându-i să caute în interiorul ziarului amănuntele senzaţionale sau picante), cu litere înalte de 10 cm sau mai mult, care, împreună cu fotografii gigant te informează despre crime, scandaluri, violenţe, violuri şi incest, tâlhării şi furturi, escrocherii, lovituri mafiote şi altele. Închipuind o lume terifiantă în care axiologia este înlocuită cu inversul ei. Aceste prime pagini, obligatoriu color, pline de stridenţe cromatice sunt destinate să atragă cititorul. În realitate, pe cel superficial, pe amatorul de senzaţii tari pe care, în loc să-l educe, îl împing din ce în ce mai departe de cultură, de valori, de o lume normală. Puţinele şi redusele spaţii rezervate culturii, educaţiei, sunt umplute cu horoscoape, oferte ale vindecătorilor empirici, ocultism, aspecte periferice ale culturii şi istoriei, nesemnificative, selectate pe criteriile senzaţionalului, a scandalului, a paranormalului, într-o lume care, într-adevăr, se îndepărtează de normal...

Între cauze ar putea fi inclusă şi „pragmatizarea" învăţământului (direcţie a reformei?) care periferizează discipline socio-umane care n-ar mai fi utile formării viitorului absolvent.

În 3 octombrie 2000, la postul de radio PRO FM mi-a fost dat să aud (pot depune ca martor auditiv) cum crainicul din acea zi a putut spune următoarele, între două piese muzicale (citez aproximativ din memorie): automobilul lui Al Capone a fost recent vândut (scos la licitaţie) pentru suma de..., nu-mi amintesc suma, şi de altfel, acest amănunt e lipsit de importanţă faţă de ce a urmat: singura legătură între Al Capone şi Eminescu este aceea că amândoi au avut... sifilis! Comentariile sunt de prisos. Fiindcă ce se mai poate spune când cel mai mare poet al ţării este alăturat celui mai mare gangster din lume şi unui... raper.

Să fie, m-am mai gândit, şi un efect al încercărilor mai discrete sau mai agresive, de demitizare, de creare a unei „noi ordini (pseudo) culturale" iniţiate de unii, dar eşuate şi respinse (deocamdată?) nu de conformişti, nu de naţionalişti radicali, nu de conformişti care nu înţeleg spiritul „europenizării", cum se insinuează, ci de bunul simţ, de sentimentele fireşti, de patriotism, pe care le au toate populaţiile globului, inclusiv cele mai evaluate pe scara civilizaţiei; demitizări la care au fost supuşi Ştefan cel Mare (îi plăceau băutura şi femeile, ca să nu citam alte etichetări mai ruşinoase şi ireverenţioase), Vlad Ţepeş (doar un... criminal sadic), Mihai Viteazu (un neliniştit războinic la limita normalităţii), Alexandru Ioan Cuza (afemeiat şi adulterin), Tudor Vladimirescu (aventurier), Nicolae Iorga (nu istoric de anvergură internațională, ci născocitor de mituri, Mihai Eminescu (ce poet național? Iaca, acolo, un versificator comun, și pe deasupra și consumator de alcool și suferind și de boale lumești)... să nu fi înțeles acești „demitizatori" că fiecare popor are nevoie de un spirit național pe care și-l alege cel mai adesea dintre personalitățile creative (în cazul literaturii, de exemplu) și care le înrâurește istoria, limba, evoluția civilizației, integrarea în universalitate, întorcându-i astfel recunoștința pentru tot ceea ce el a dăruit patriei sale.

Să nu fi știut aceștia că Franța recunoaște în Victor Hugo poetul său național (care, în treacăt fie spus, a fost și el „afemeiat" și poate că a avut și alte cusururi), că Goethe este poetul național al Germaniei, Dante al Italiei, Adam Mickiewicz al Poloniei ș. a. m. d. și nu am auzit de „inițiative" de demitizare...

Să fie, am mai reflectat, efectul internaționalizării (citește „mimetism", „maimuțăreală", „snobism") prost înțeleasă, fiindcă „mondializarea", „globalizarea" se referă la economic, iar „Europa unită" nu înseamnă eliminarea sau renunțarea la tradiții, culturi, specific național.

Poate că explicația ar include ceva din toate cele de mai sus, această ofensivă, poate involuntară, coroborată cu prăbușirea drastică a interesului pentru demersul educativ, pentru cultură, cu descompunerea morală a acestei perioade pe care o traversăm și căreia nu-i găsim sau nu dorim să-i găsim antidoturile.

PARADOXURI ALE PERCEPŢIEI AXIOLOGICE ALE UNOR OPERE CONSACRATE

Cât de des luăm drept convingere o iluzie
a simţurilor sau o eroare a minţii.
M. I. *Lermontov*

Consacrarea valorilor în creaţia culturală, în literatură, în arte, o face publicul „consumator" (nu-mi place termenul, dar nu găsesc altul, după cum nu-mi place termenul de „meloman", care e, din păcate, consacrat, eu preferând pe cel de „melofil", această preferinţă am argumentat-o mai de mult într-un eseu), public căruia îi este destinat „produsul" cultural (alt termen consacrat, din păcate), cel artistic, şi în absenţa căruia activitatea de creaţie n-ar exista.

Consacrarea valorilor se face prin percepţia colectivă largă, majoritară. Citim o carte, ascultăm o bucată muzicală, privim o pictură şi intrăm în dialog direct, rezonăm, convibrăm cu emoţia transmisă de autor; această legătură este directă, nu se face prin intermediul unor terţi – critici şi cronicari literari, muzicali, specializaţi în arte plastice; aceştia, eventual, ne mai pot ajuta să descifrăm nişte sensuri, fac nişte sublinieri, aduc informaţii suplimentare despre autori, dar acestea sunt post-factum fiindcă, de regulă, nu citim „înainte" cronica spre „a înţelege" sau recepţiona mesajul cărţii, muzicii, tabloului; iar creatorul nu-şi elaborează operele spre a fi destinate criticilor, iniţiaţilor (sau nu doar acestora), ci publicului larg.

Puțini știu că există și o altă perspectivă de evaluare, de receptare a unei opere culturale, a unei creații, perspectivă de multe ori paradoxală, contrazicând percepția generală, explicațiile fiind însă greu de descifrat și revenind, probabil, psihologiei. Este vorba de creatorii înșiși, care, în destule cazuri au o percepție a valorii unui creator, a unei opere, diferită de cea a destinatarului, publicul „consumator"; în genere, uneori, de negare, de contestare; în multe cazuri e vizibil, în special la cei contemporani, determinată de un sentiment de invidie; explicațiile pot fi însă mai complexe, rămânând a fi clarificate în măsura posibilităților de istoricii culturii și artelor, de psihologi și chiar de psihanaliști.

Noi ne limităm la a argumenta cu câteva exemple, dintre cele cu „actori" de mare notorietate:

Este cunoscut istoriei noastre literare, și de fapt, publicului larg, episodul neplăcut al ieșirilor răutăcioase ale lui Alexandru Macedonski la adresa lui Mihai Eminescu, în perioada când acesta era bolnav, mărturie a acestei nefericite atitudini sunt nedreptele versuri: „Un ins pretins poet acum/ S-a dus pe cel mai jalnic drum/ L-aș plânge dacă-n balamuc/ Destinul său ar fi mai bun/ Căci până ieri a fost năuc/ și nu e azi decât nebun." Pentru respectul memoriei poetului național atât de nefericit în viață, cât și pentru a nu afecta cu această malițiozitate valoarea poetului care a fost Macedonski, aceste versuri nedrepte nu prea sunt citate. Noi o facem obligați de tema acestui eseu.

Și, pentru că am început cu exemple de la noi, adăugăm dintre multe altele, încă două exemple: criticul de artă academician George Oprescu nu a intuit valoarea și talentul lui Constantin Brâncuși, a cărui operă nu îi era pe plac; Eugen Ionesco nu-l aprecia pe Tudor Arghezi!

Alte exemple celebre, de data aceasta din cultura universală: Aristotel față de Platon (în mod sigur o rivalitate de „breaslă"); Voltaire nu avea aprecierea și considerația necesară față de Shakespeare și opera sa, pentru destinatarii culturii însă, două genii indiscutabile; Nietzche nu agrea muzica lui Wagner. Anatole France nu aprecia valoarea operei poetice a marilor poeți francezi, Verlaine și Mallarmé.

În sfârșit, Pablo Picasso nega talentul altui mare pictor, consacrat însă de public, de critica și istoria picturii, Matisse. O atitudine ironică a avut același Picasso față de impresioniști despre care afirma că la ei „nu vezi pictură, vezi doar starea vremii", aluzie la pictura lor luminoasă, de „plein air", la descompunerea culorilor și jocurile de lumină care au inovat și revoluționat pictura.

Din fericire, valoarea culturală a creațiilor se consacră într-un singur mod, prin aprecierea celor cărora le este destinată și nu potrivit percepțiilor subiective, neconforme, paradoxale chiar, ale unuia sau altuia dintre creatori, față de alții.

PATOCRAȚIA ȘI PATOCRAȚII...

Întreg cursul istoriei poate fi determinat
de temperamental unui individ.
                                    Sigmund Freud

Filtrarea tipăriturilor de orice fel care intrau în țară, practică monstruoasă a dictaturii care, alături de alte asemenea iresponsabile practici, au dus la situația excluderii țării noastre din Europa, a afectat mai puțin publicațiile medicale din ce în ce mai rare în ultimii ani, deși, nici acest domeniu nu era întotdeauna ocolit, fiindcă și pe această cale se puteau strecura, nu-i așa... „concepții străine politicii partidului și statului nostru"... etc.

Unei asemenea relaxări a vigilenței i-a scăpat numărul din 23 noiembrie 1988 al prestigioasei reviste de medicină elvețiene, de limbă franceză, „MÉDECINE ET HIGIÈNE" – care conținea un semnal interesant privind apariția editorială de o factură deosebită, a lucrării „CES NOUVEAUX MALADES QUI NOUS GOUVERNENT" (Acești noi bolnavi care ne conduc), editată la Stock în același an, printre personajele radiografiate în acest volum aflându-se și ultimul nostru dictator.

Lucrarea reprezenta volumul al doilea, primul – „CES MALADE QUI NOUS GOUVERNENT" (Acești bolnavi care ne conduc) – fiind lansat tot la Editions Stock, în 1976 și înregistrând de la apariție succesul unui best-seller. Cartea a circulat clandestin și la noi, puținele exemplare pătrunse în țară fiind repede multiplicate într-un „tiraj" xeroxat, numărându-mă și eu, atunci, printre cititorii privilegiați ai unuia dintre aceste exemplare.

Ideea elaborării unei atât de interesante și inedite lucrări au avut-o doi autori, Pierre Accoce, pe atunci cronicar medical la „l'Express" și dr. Pierre Rentchnick, redactor șef al revistei Médecine et Higiène, medic și om de cultură, cunoscut atât în țara sa, cât și peste hotarele acesteia.

Subiectul cărții, original și îndrăzneț, circumscris unui domeniu abordat pentru prima oară în perimetrul unei lucrări de atari dimensiuni; bolile de care sufereau sau suferă unii conducători de state și popoare, privit nu ca o simplă curiozitate, ci prin impactul pe care patologia o poate avea asupra exercitării puterii; în aceasta a constat, în mod deosebit, valoarea politică și socială a lucrării care trecea într-un plan secund valoarea științifică, documentarea istorică. Era pentru prima dată când medicina își oferea serviciile sub forma unor instrumente specifice – patografiile – pentru înțelegerea mai bună a istoriei și a personalităților acesteia. Au existat și înaintea demersului autorilor respectivi încercări de studii asupra sănătății unor personalități politice, dar aceste studii erau sporadice și nu ieșeau din perimetrul programelor de comunicări ale unor reuniuni științifice, fiind în cel mai bun caz publicate în revistele de specialitate, destinate unei circulații restrânse. „Ces malades qui nous gouvernent" a reprezentat prima lucrare închegată, sistematică, pătrunsă în mass-media, care a șocat, dar dincolo de aceasta, a oferit un grav prilej de meditație.

În general, problema bolilor unor personalități a constituit dintotdeauna un tabu, temerarii care s-au aventurat să abordeze asemenea subiecte, privind îndeosebi personalități din domeniul culturii, s-au aflat cel mai adesea în dificultate, a vorbi de boala unei persoane cu notorietate publică considerându-se a fi pentru mulți o impietate.

Dacă, privind bolile unor personalități ale culturii (în treacăt fie spus, boala nu este incompatibilă cu creația, uneori dimpotrivă), lucrurile rămân controversate, asupra utilității unor asemenea studii, nefiind aici locul de a intra în detaliile acestei probleme delicate, în privința oamenilor politici, a conducătorilor civili sau militari, problema are cu totul alte dimensiuni. Fiindcă, iată ce ne spun autorii înșiși, motivându-și demersul: „Șefii de stat de astăzi nu mai sunt vasele de porțelan de altădată. Ei posedă cu arma nucleară o forță pe care niciodată istoria nu a îngăduit-o monarhilor, fiindcă ei sunt singurii care pot decide s-o folosească. Datorită acestui fapt, echilibrul acestor conducători, sagacitatea lor, aptitudinea de a face față situațiilor extreme nu trebuie nicicând neluate în seamă. A proteja umanitatea de repercusiunile slăbiciunilor, capriciilor și bizareriilor, a eventualelor rătăciri ale conducătorilor de state, devine o prioritate. Bolnavi, conducătorii, liderii politici nu sunt niciodată bolnavi ca oricare alții. Tulburările pe care ei le prezintă, fie în sfera somatică, fie în cea psihică, sunt adesea strâns legate, afirmă cei doi scriitori, de evenimentele politice și istorice pe care acești conducători le girează sau le generează!"

Autorii lucrării pe care o comentăm descriu personajelor lor două fețe: o față publică, cea cu care orice șef de stat trebuie să se prezinte – mină proaspătă, ținută dreaptă, un surâs care se vrea spontan, alură decisă, pe scurt, aerul unei perfecte stări de sănătate; și o altă față, ascunsă: dominată de oboseală, de stres, de mici indispoziții organice și uneori probleme de sănătate – o suferință cronică mai mult sau mai puțin chinuitoare, o boală pe care încearcă să o disimuleze...

La întrebarea dacă se poate vorbi de o impudoare atunci când se fac referiri la unele probleme ale intimităților personalităților, autorii răspund că, „în democrație, a se întreba asupra sănătății conducătorilor este perfect legitim".

Cartea se edifică dintr-o suită de douăzeci de patografii, adică de prezentare a vieții personajelor selectate dintre marii acestei lumi, încă la putere la data apariției cărții sau dispăruți sub diverse forme (pierderea puterii, deces), prezentare din perspectivă patologică, adică a bolilor pe care le prezentau.

Patografiile includ bilanțul diagnosticelor, atât privind bolile somatice, organice, cât și bolile psihice, purtătorii acestora din urmă detașându-se prin răsunetul tulburărilor lor psihice în deciziile politice, în general, în actul de conducere. Dintre aceștia se recrutează personalitățile care impun guvernări de tip dictatorial, totalitare, intolerante, absurde și chiar criminale.

Și bolile somatice, susțin autorii, pot influența, e drept, într-o mică măsură, actul de conducere, conduitele și deciziile politice. Suferințele prelungite, recidivante modifică limpezimea gândirii, detașarea și calmul necesar activității de conducere; aceasta se exercită adesea sub „presiunea" internă a suferințelor impusă de o boală sau alta, sau de un discernământ alterat din aceleași cauze. Pe de altă parte, volens-nolens, conducătorii bolnavi trebuie să „conducă" și în perioadele de boală în care își administrează diverse tratamente, unele dintre acestea, pe perioada aplicării având efecte secundare cu implicații asupra echilibrului necesar elaborării deciziilor.

Istoria lumii a fost „modelată" nu numai de conducători – bolnavi psihic notorii – Stalin, Hitler, Churchill și alții, dar și de conducători cu suferințe somatice, în acest grup predominând ateroscleroza, e drept, cu un răsunet mai mult sau mai puțin important în sfera psiho-intelectuală – Wilson, Lenin, Hindenburg, Franco și alții.

Un exemplu concludent din acest punct de vedere, de modificare decisivă al cursului istoriei îl poate oferi von Hindenburg (1847-1937), militarul retras, acoperit de glorie ca urmare a victoriilor sale pe câmpul de luptă, care, chemat să preia puterea, i-o transmite cu ușurință, în 1933 (avea 86 de ani și un avansat proces de ateroscleroză cerebrală cu fenomene involutive) lui Hitler, numindu-l cancelar și favorizând ascensiunea spre putere a doctrinei fasciste care avea să facă atâta rău omenirii.

Marele psihiatru Sigmund Freud, părintele psihanalizei, care poate fi considerat și un precursor al conceptului patografic în politică și istorie, scria: „într-o lucrare al cărui subiect era portretul psihologic al unui conducător politic al timpului său (Wilson Thomas Woodrow): nebunii, vizionarii, halucinații, nevrozații și alienații au dintotdeauna roluri importante în istoria umanităţii, şi numai când, prin accidentul naşterii lor, li s-a transmis suveranitatea. În general, deşi nu totdeauna, ei au făcut mari ravagii. Unii dintre ei au exercitat o influenţă incalculabilă asupra epocii lor şi a celor ce au urmat, lăsând importante mişcări culturale şi făcând mari descoperiri. Ei au putut s-o facă în ciuda anomaliilor de care sufereau, pe de o parte, graţie părţii intacte a personalităţii lor, însă, pe de altă parte, adesea, trăsăturile patologice ale caracterului lor, asimetria de dezvoltare, accentuarea anormală a unor dorinţe, abandonul, fără rezerve şi fără discernământ în direcţia unui scop unic, le-a dat forţa de a antrena şi pe alţii la drumul pe care s-au angajat de a înfrânge rezistenţa lumii"; şi marele psihiatru continuă: „o nevroză este o temelie foarte instabilă pentru a se aşeza o viaţă. Ceea ce a făcut ca istoria să fie presărată cu nume de nevropaţi, de non-oameni şi de psihotici care, ajungând subit la putere, s-au scufundat apoi cu atâta rapiditate, dispărând."

Tulburările psihice şi somatice ale conducătorilor bolnavi, ale „patocraţilor", cu un alt termen, pe care-l propunem şi care, apreciem că ar putea fi generalizat în raport cu caracterul său explicit (pathos= boală, kratos= putere), în similitudine cu tehnocrat, plutocrat, gerontocrat etc., sunt fără îndoială, istoria trecută şi prezentă o demonstrează, strâns legate şi adesea stau la baza multor evenimente politice şi istorice. Cu alte cuvinte, impactul bolii asupra cursului istoriei nu trebuie neglijat, ignorat, fiindcă ce altceva este boala decât o alternativă a existenţei, aceasta materializându-se pe fundamentul sănătate-boală. Fiindcă, pe de altă parte, câţi dintre noi pot afirma că în cursul vieţii nu s-au aflat măcar o dată în ipostaza de bolnavi.

De aceea, cunoaşterea stării de sănătate a personalităţilor politice devine legitimă, fiindcă permite o mai bună înţelegere a actelor de conducere, a comportamentelor şi deciziilor politice, evident, fără a le motiva sau justifica într-un fel, fără a-i absolvi de răspundere în faţa popoarelor.

Pe de altă parte, şi poate acesta este lucrul cel mai important, din punct de vedere pragmatic, pentru viitorul pragmatic

al omenirii, cunoașterea poate constitui fundamentul profi-
laxiei.

Am arătat, și este ușor de înțeles, că particularitatea este
cu mult mai mare în cazul suferințelor psihice, ceea ce impune
în planul profilaxiei de care vorbesc, măsuri deosebite.

Patologia psihiatrică cea mai frecventă, deși există nume-
roase intricări și asociații între bolile psihice, între acestea și
bolile somatice, include: paranoia și structurile paranoice,
psihoza maniaco-depresivă, psihopatiile (în special de tip para-
noic), tulburările psihice și de involuție din cadrul aterosclerozei
cerebrale.

Deși des invocată în vorbirea curentă, diagnosticul pu-
nându-se cu oarecare ușurință, paranoia nu a constituit la noi
(și e lesne de închipuit de ce) subiectul unei prezentări în cadrul
demersurilor de popularizare a unor cunoștințe științifice din
domeniul medicinii. De aceea, câteva lucruri generale, fără a
intra în detalii psihiatrice rezervate specialiștilor, se impun a fi
mai larg cunoscute, în raport, cum spuneam, cu invocarea destul
de răspândită a noțiunii, paranoia fiind o etichetă folosită,
poate, adesea, cu multă ușurință, pentru personalitățile accen-
tuate paranoice premorbide, dar chiar pentru persoane cu idei
mai rigide pe care le susțin în pofida nerealismului lor.

Termenul provine din greacă și înseamnă „tulburare a
rațiunii, nebunie", definiția psihiatrică precizând că este vorba
de o psihoză (nebunie) de natură endogenă, constând dintr-un
delir sistematizat, de durată, care se dezvoltă insidios și evo-
luează progresiv pe fondul conservării complete a ordinii și
clarității gândirii, voinței și acțiunii, care sunt însă subordonate
unor scopuri nefirești, nerealiste sau absurde; comportamentul
delirant este stabil și nu este influențat de critică, subiectul
neavând discernământul critic asupra comportamentului său
aberant de care este convins că este firesc. Boala, ca și starea
premorbidă care o poate precede, mai include idei fixe, hiper-
susceptibilitate și orgoliu exagerat, supraaprecierea propriei
persoane.

Cu alte cuvinte, paranoia include două laturi – pe de o parte, existenţa delirului (care reprezintă totalitatea ideilor care conduc acţiunile), pe de alta – conservarea ordinii şi clarităţii gândirii, voinţei, acţiunii, subordonate încă ideilor delirante, latură care derutează, creând în jur, celor mai puţin avizaţi şi de bună credinţă, impresia de aparentă normalitate.

Paranoicii sunt caracterizaţi şi prin aceea că îşi culeg din realitate doar acele date care le convin, părerile celorlalţi interesând numai în măsura în care se suprapun şi sunt încadrate propriilor păreri.

Cealaltă faţă a paranoicului, mai ales a celui ce se manifestă în politică este fanatismul, cu alte cuvinte paranoicul şi fanaticul coexistă în structura aceleiaşi personalităţi, caracteristica lor comună fiind perseverenţa cu care sunt susţinute propriile convingeri, ca şi extrema rigiditate cu care afirmă că propriile păreri sunt adevăruri absolute.

Fanatismul se defineşte ca un ataşament excesiv, pătimaş pentru o convingere, o persoană etc,. asociat cu o totală intoleranţă faţă de convingerile altora.

De altfel, ei se dezvoltă din personalităţi premorbide, caracterizate de idei fixe rigide – hipervalorizarea Eului, orgoliu excesiv, acestea putând rămâne în acest stadiu sau putându-se decompensa, adică evoluând spre paranoia-boală.

Varietatea paranoiei dispune de un evantai mai larg de forme clinice în raport cu tematica delirului: alături de deliruri cu teme politice, delirul de interpretare (grandoare), delirul cverulent, delirul inventoric, delirul conjugal, de gelozie.

În sfârşit, în cazul paranoiei există delirul indus (folie à deux), dezvoltat cel mai adesea în interiorul unor cupluri conjugale.

Punând punct acestor succinte noţiuni generale asupra cărora psihiatrii ar putea reveni cu referiri mai largi, fiindcă politica vechiului regim „interzisese", între altele, şi realitatea psihiatriei, în ultimii ani despre psihic şi noţiunile derivate – psihiatrie, psihopatologie etc., nemaifiind posibil să se scrie sau să se vorbească în mass-media, să abordăm problema cea mai importantă: învățămintele care se desprind din această realitate medico-politico-istorică, pornind de la lucrarea semnalată.

Fiindcă am considerat că nu prezentarea conținutului acestei interesante lucrări este necesară, cititorii urmând să-l cunoască nemijlocit, includerea în planul de traduceri impunându-se, ci semnificația ei în planul conștiinței politice în mod general și în planul opțiunilor electorale în sens mai restrâns.

Cu alte cuvinte, să medităm care ar fi calea pe care popoarele ar putea evita situațiile în care să-și promoveze la conducere personalități bolnave, patocrați sau potențial bolnave. Cu ani în urmă, meditând la această problemă, am formulat o întrebare-aforism, care, evident, n-a putut fi încredințată tiparului: „De ce vechile triburi, mai puțin sau deloc civilizate își alegeau la conducere înțelepții, iar multe popoare ale societăților civilizate de ieri și de azi, încredințează conducerea destinelor lor unor bolnavi mintal?"

Sesizând acest risc, unele state (S. U. A.) au introdus examenul medical pentru ratificarea competenței de a conduce din perspectiva stării de sănătate, indiscutabil important parametru al capacității de conducere. Dar, instituționalizarea acestui aviz medical trebuie nu numai generalizată, ci și bine fundamentată, ca instrument de apărare a democrațiilor, de prevenire a unor opresiuni, războaie inutile, genociduri etc.

Avizul medical, inclusiv privind psiho-competența trebuie să preceadă instalarea la putere și să poată fi reluat pe parcursul deținerii puterii ori de câte ori este nevoie, un organism special fiind necesar să fie investit cu această putere. În fond, examenul medical la angajare este atât de generalizat în toată lumea, la categorii al căror impact în colectivitate este uneori foarte restrâns, iar în cazul conducătorilor cărora li se încredințează nu conducerea unui avion, tren, autovehicul, tablou de comandă, grup școlar etc., ci destinul unor popoare, viitorul unor țări, problema nici măcar nu se pune.

O examinare preventivă repetată se impune spre a se evita situaţia acumulării absolute a puterii, când devine imposibilă aplicarea în practică a acestei prevederi. Să se aibă în vedere că în guvernările pe termen lung, nedemocratice, conducătorii se pot îmbolnăvi pe parcurs, se pot decompensa dacă au fost personalităţi accentuate premorbide, pot să dezvolte fenomene de involuţie psiho-intelectuală, regresii ale capacităţilor de gândire, de discernământ, de percepere a realităţii, cu grave consecinţe în plan social, umanitar etc.

Un regretat mare psihiatru şi om de cultură îmi spunea adesea că nu-i place să psihiatrizeze viaţa. Desigur, în general, aşa stau lucrurile, dar în cazul celor pe care-i alegem să ne conducă, în acord cu F. Accoce şi dr. F. Rentchnick, acest lucru devine imperios necesar.

Perspectiva medicală, şi în special psihiatrică a judecării comportamentelor umane, în cazul liderilor politici şi militari, s-ar impune a fi valorificată şi luată în consideraţie în interesul umanităţii care ar evita multe din catastrofele istoriei.

Revenind la lucrarea care ne-a prilejuit consideraţiile şi reflexiile de faţă, menţionăm că acest al doilea volum pune şi comentează un diagnostic precis şi fără complezenţă unui număr de 20 de „mari" ai acestei lumi.

Printre conducătorii-suferinzi, dominant pe plan mental, îl regăsim şi pe fostul nostru dictator, care, fireşte, nu putea lipsi dintr-o galerie care-i inventariază pe Amin Dada (Idi Amin), Kaádhafi, Khomeiny, continuând o serie care-i include pe „înaintaşii" săi europeni cei mai cunoscuţi – Hitler şi Stalin – prezenţi în primul volum.

Nu ne îndoim că psihiatrii noştri care i-au fost contemporani, avându-l sub observaţie clinică o perioadă (din nefericire) atât de lungă, asociind şi alţi specialişti – urologi, diabetologi, geriatri şi poate şi alţii, ne vor oferi o patografie completă, fireşte, mult mai documentată decât cea oferită de observatori indirecţi.

Și poate că tot psihiatrii se vor gândi la antidoturile psiho-profilactice ale receptivității multora la îndoctrinare. Fiindcă rezistența la îndoctrinare, lipsa de receptivitate la fanatizare și extremism ne-ar putea feri pe viitor, de asemenea, catastrofe. O democrație cucerită sau recucerită nu este și o garanție pentru evitarea reapariției la un moment dat a unei dictaturi, așa cum istoria a demonstrat-o cu prisosință. Să veghem, deci, luminați și de aceste adevăruri ale categoriilor sănătate, boală, patocrație.

STAREA DE BOALĂ ŞI CREATIVITATEA ÎN ARTĂ (I)

Fiecare durere are ţipătul ei, numai
sănătatea e mută.

Dificultatea abordării unui asemenea subiect, realitate culturală relativ frecventă, însă insuficient explorată, un fel de „tabu" al istoriei şi criticii de artă, ţine de rezervele, fireşti până la un punct, pe care omul le are faţă de aspectele nedorite, dar inevitabile ale existenţei noastre, între acestea – starea de boală. Fiindcă termenul de „boală" sugerează mai ales conţinutul medical, ni se pare mai potrivită noţiunea de „stare de boală", mai definitorie pentru acea stare existenţială particulară „alternativă a trăirii vieţii" pe care o traversează, practic, toţi indivizii, cel puţin o dată în decursul existenţei lor, cel mai adesea de mai multe ori, perioade mai scurte sau mai lungi, alteori, din nefericire, tot restul vieţii din momentul îmbolnăvirii („a convieţui cu boala (handicapul) ta", un concept francez).

Aproape totdeauna o anumită pudoare se ţese în jurul persoanelor aflate pentru o vreme mai scurtă sau mai lungă în stare de boală şi singurii confidenţi ai persoanei bolnave rămân membrii familiei şi medicii. În situaţia când prezenţa în viaţa publică a persoanei bolnave continuă prin creaţia sa în diferite domenii, se vorbeşte despre aceasta, ignorându-se astfel sau chiar ascunzându-se aproape totdeauna problemele legate de boală, considerate ca aspecte intime ale existenţei, şi oricum, fără vreo relaţie cu latura creativă a persoanei respective. Orice persoană, odată in tratĂ în conştiinţa publică (cultură, politică etc.) nu-și mai poate păstra pentru sine detaliile vieții – cele intime, legate de sănătate ș. a.

Numai că, și aceasta este ideea de bază a încercării pe care o facem în cuprinsul acestor rânduri, în unele cazuri, care nu sunt, după cum se va vedea, atât de rare, tocmai starea de boală îi conferă operei respective, adesea, originalitatea și valoarea, fie a întregii creații, fie a unei părți a acesteia; în alte cazuri, îmbolnăvirea care s-a soldat cu un anume handicap devine imbold și motivație către creație, se află la originea acesteia. Desigur, nu trebuie să se înțeleagă că cineva ar putea pleda pentru necesitatea îmbolnăvirii spre a se ajunge la creație. Starea de boală rămâne un accident nedorit pe parcursul existenței, o povară generatoare de complexe de inferioritate în cazul bolilor cu evoluție lungă, handicapantă. Dar, e bine să se rețină: nu numai atât. Sunt situații în care, luând în considerație și starea de boală, cu frământările, angoasele, trăirile pe care le determină, înțelegem mai bine geneza, mecanismul creației, motivațiile, particularitățile, sensurile unei opere.

Pe de altă parte, ar fi de dorit ca boala, ca stare existențială, ca trăire, ca alternativă a existenței, să fie altfel privită: cu mai multă luciditate și realism, îndepărtând reticențele, pudoarea, negarea, spaimele nosofobe.

Această autoeducație asupra căreia ar fi trebuit să stăruim mai mult are anumite avantaje. Cunoașterea și a aspectelor triste sau nedorite ale existenței ne pune în situația de a ne apăra, înarmându-ne cu mijloace profilactice necesare; în situația în care noi înșine trăim încercări determinate de intrarea nedorită într-o stare de boală, fiind avizați, pregătiți, împotrivirea pe care o opunem bolii este mai eficace, ieșirea din această stare fiind mai ușoară și mai timpurie, ceea ce este, evident, de dorit, apoi mobilizarea pentru înfrângerea condiției impuse de boală, poate fi benefică, forjând caractere și fasonând personalități; pe de altă parte, este naiv să gândim că evitând să privim boala sau altă etapă existențială tristă – bătrânețea, de pildă – ca pe realități ale vieții, le putem și evita. Anxietatea, în aceste situații este mai degrabă prost sfătuitoare. Admițând starea de boală ca pe o componentă posibilă cvasi-obligatorie a existenței noastre, înțelegem mai bine acele exemple de spirite care au învins boala, dincolo de leacurile medicale, împreună cu acestea, potențându-le, prin substituirea resemnării cu atitudine activă, întreținută de voință, de încredere și perseverență, în unele situații la care ne vom referi mai departe, puse în slujba creației. Adică, o alternativă prin care se poate lucra și se poate înfrânge boala, handicapul, când alternativa terapiei medicale nu a putut-o face.

Ideea durerii, suferinței, bolii, ca punct de plecare a creației prin prilejuirea de experiențe unice, de trăiri sui generis convertibile în producții artistice este foarte răspândită. Conceptul „bolii creatoare", exagerat până la complacerea în suferință, era caracteristic romantismului care recunoștea morbidul ca pe o condiție a creației. Mai târziu, suprarealiștii dicté-ului automat și mai târziu oniriștii admiteau creația în afara stării de luciditate.

Müller-Lyer, gânditor german cu pregătire de doctor în medicină, studiind texte ale filosofilor, poeților, texte paremiologice (1914), identifică argumente pentru valoarea și importanța durerii în viață, în cultură și în creație: „Suferința stimulează, perfecționează. Aprinde scânteia invenției, constituind astfel condiția însăși a naturii omenești."

Sunt interesante mărturiile unor cunoscuți creatori care, dincolo de semnificația unor opinii personale, ar putea fi și reflecții născute din experiențele proprii.

Victor Hugo: „Le douleur est un fruit. Dieu ne le fait croître. Sur la branche trop faible encore pour la porter." (Durerea este un fruct. Dumnezeu îl oprește să crească, pe ramura prea fragilă ca să-l poată suporta).

Heinrich Heine, referindu-se la boală în următoarea strofă: „Boala este fără îndoială temeiul ultim/ a ceea ce m-a incitat să creez/ Creând am putut să mă vindec/ Creând mi-am regăsit sănătatea."

André Gide, tot despre boală (comentându-l pe Dosto-
ievski): „Boala ar putea deveni de o „binefăcătoare rodnicie", și
în altă parte: „Pentru ca noua perspectivă asupra vieții și asupra
lumii să fie descoperită, e necesar uneori un dezechilibru moral
în spiritul unui om de geniu..."
	Goethe afirmă că numai trecând prin suferință și durere
te poți identifica cu aproapele tău. Schopenhauer consacră pa-
gini întregi, memorabile – suferinței. Corespunzător firii lui,
acesta găsește o stare pozitivă în durere, ca urmare a trăirilor
intense pe care le generează. El consideră starea de bine ca pe o
valoare negativă, găsind-o penibilă, deoarece te expune la o
existență într-o stare de plictis; este convins, pe de altă parte,
că omul are nevoie de suferință și de durere pentru a se angaja
pe o cale sigură, la fel cum o ambarcațiune are nevoie de lest...
Desigur, această confesiune trebuie să o înțelegem, pe de o
parte, din perspectiva creației, pe de alta, în cadrul concepției
de ansamblu a filosofului german.
	Edvard Munch exprimă un punct de vedere asemănător
când afirmă metaforic: „Fără boală și angoasă aș fi fost o
ambarcațiune fără busolă." Critici literari români contemporani
cu Eminescu sugerau că marele nostru poet, pentru a crea are
nevoie de suferință, aceasta fiind singura condiție a creației.
	Aceste opinii, cred, se pot apropia de adevăr, dacă ne
raportăm la realitatea actului creației, fiindcă, evident, viața
obișnuită se poate dispensa de boală fără niciun dezavantaj.
Într-adevăr, dacă luăm ca punct de plecare hedonismul artei
grecilor, care reprezentau numai ce e frumos și sănătos, con-
cepție extinsă și în social, în eutanasia pe care o practicau
spartanii, la celelalte popoare, și în epocile următoare, concepția
nu mai este nici exclusivă, nici măcar dominantă, viața oferind
modele pentru artă din toate aspectele care o compun și cel mai
adesea din domeniul celor ce nu sunt în primul rând optimiste,
suferința fiind foarte productivă ca sursă de inspirație. Fiindcă,
așa cum cugeta Victor Săhleanu: „Se poate vorbi de un rafina-
ment al sentimentelor negative... De aceea se poate scrie

interesant despre suferinţă. Bucuriile au rămas fruste, nediferenţiate." De fapt, istoria culturii, a creaţiei aduce multiple argumente în favoarea ideii că suferinţa a stat de mult mai multe ori la baza creaţiei decât bucuria şi fericirea; acestea au venit mai degrabă ca împliniri ale creaţiei. Cu alte cuvinte, artistul în suferinţă ajunge la satisfacţie şi împlinire, la bucurie şi fericire prin creaţie; el creează spre a-şi depăşi condiţia existenţială nefavorabilă, adesea tragică; el triumfă asupra suferinţei prin creaţie care este o bucurie, care are efectul unui balsam. Este semnificativă în acest sens o mărturie a lui Brâncuşi: „Am fost cândva foarte bolnav. Simţeam cum mă sting uşor. O senzaţie blândă de lunecare. O abandonare. Mă intoxicasem aproape cu tot felul de medicamente. Într-o zi, mi-am dat seama că nu pot să mor... Că lucrul meu nu poate rămâne neterminat, că-i mai sunt necesar. I-am spus: Trebuie să trăiesc! Şi când a venit doctorul să mă ia la spital i-am declarat: Nu mai e nevoie doctore! Sunt salvat." Exemplele sunt numeroase şi la îndemână: Goya, Beethoven, Van Gogh, Baudelaire, Matisse, Renoir, Eminescu, Luchian, Brâncuşi şi mulţi alţii. De altfel, istoria culturii ne oferă mult mai multe exemple de spirite creatoare frământate, în permanentă furtună interioară, în crize existenţiale, decât spirite senine, fericite, limpezi; ba, acestea din urmă, se poate spune, sunt mult mai rare.

Dar, realitatea creaţiei artistice oferă şi alte argumente împotriva respingerii ideii de boală, de suferinţă ca stimul al creativităţii şi ca sursă de inspiraţie.

Scriitorii cu rezerve faţă de boală şi bolnavi, care, fie consideră că acestea nu sunt demne de a fi subiecte în creaţie, fie, de pe aceeaşi poziţie, devin chiar „medicofobi", ironizând pe medici, negând competenţa lor şi refuzând actul medical ca relaţie inerentă a realităţii vieţii, pot fi număraţi pe degetele unei mâini: Molière, Tolstoi, Shaw, Arghezi şi poate alţi câţiva, pe când cei „medicofili" sunt cu mult mai numeroşi. Pentru primii dintre aceştia, a vorbi de boala unui artist sau a altuia este o impietate şi echivalează în unele cazuri cu un act de compromitere a autorului, de știrbire a personalității. Atunci când ei înșiși traversează o stare de boală, opiniile se mai schimbă. Nu spunea George Bernard Shaw, unul dintre cei mai medicofobi scriitori: „boala nu este interesantă; în consecință, subiectul trebuie evitat de comun acord. E tot ce trebuie să spunem despre ea." John Updike adaugă și el că există aspecte ale existenței care nu prezintă interes pentru cititor: „Boala și durerea, de exemplu, privesc în mod intim persoana care suferă, descrierea lor devine fastidioasă după câteva paragrafe." Cei doi autori își schimbă însă brusc opinia când se îmbolnăvesc! Shaw arată un interes caustic pentru osteomielita lui, iar Updike face o descriere superbă a apendicitei sale.

Este evident că, pornind de la realitatea indiscutabilă a apartenenței bolii, suferinței, durerii, ca parte integrantă a existenței ființei umane, este firesc ca această realitate să fie implorată și oglindită în creația artistică.

În operele literare ale multor scriitori, dintre cei mai celebri, regăsim subiecte, să le zicem, din domeniul medicinei – boli și bolnavi, medici în exercitarea actului medical – adică aspecte din realitatea vieții, preluate de ei de pe poziția de observatori sau trăite de ei înșiși.

O analiză din acest punct de vedere a operei lui Shakespeare, de pildă, care a făcut deja obiectul unor studii și monografii de specialitate, găsește sute de referințe medicale în opera sa (400 referințe medicale majore și 300 referințe medicale minore, potrivit studiului lui Simson din 1959); Augustin Buzura a realizat în lucrarea sa de licență un studiu al aspectelor psihiatrice în opera sa; opera lui Cervantes a făcut să se vorbească de Cervantes „psihiatrul", Flaubert, Dostoievski, Thomas Mann, Roger Martin du Gard au lucrări impregnate de atmosferă medicală. Unele anchete efectuate în mari biblioteci (Paris, 1951) au găsit printre cele mai citite cărți cele cu subiecte medicale.

Dar și alte arte, cum sunt artele plastice de pildă, au abordat subiecte „medicale", în fapt fragmente din experiența umană, fie subiectul a fost actul medical sub diferite forme (celebrele „Lecţii de anatomie"), fie au înfăţişat personaje suferinde, rigoarea şi expresivitatea cu care au făcut-o permiţând adesea unui medic punerea unui diagnostic precis, ceea ce a permis cercetări în multe cazuri când modelele au fost personalităţi ale culturii, reconstituiri biografice şi patografice, concomitent, o mai deplină înţelegere a vieţii şi operelor acestora. Rememorând câteva asemenea opere îi găsim printre autori pe Donatello, Vesalius, Rembrandt, Dürer, Daumier şi alţii.

Cea de-a şaptea artă – cinematograful – se inspiră şi mai copios din subiecte medicale. Este suficient să ne amintim acel succes din anii '70 al lui Erich Segal – Love Story – al cărui atât de trist subiect i-a determinat pe sociologi şi pe psiho-sociologi să caute şi să înţeleagă amploarea succesului, a audienţei la un public considerat mai interesat de violenţă, de umor, de fantastic.

Din nou se cere a fi subliniat că, ceea ce încercăm în aceste rânduri, nu este o pledoarie pentru vreo prioritate a bolii şi suferinţei în existenţă, ci o încercare de surprindere şi interpretare a unei realităţi, după aprecierea noastră, ignorată.

Se ştie că stările de boală grave constituie un factor care exercită o influenţă hotărâtoare asupra existenţei. De aceea e firesc ca un medic, prin formaţia sa, să fie în special sensibil la impactul lor asupra activităţii creatoare a unui artist, apreciază într-un studiu publicat în 1983, în Elveţia, Sandblom şi Givel.

Tot ce s-a scris şi se scrie despre creativitate priveşte această latură a personalităţii umane în raport cu starea de sănătate; dar se poate vorbi şi despre relaţia dintre boală şi creativitate, temă care, chiar dacă nu este unanim agreată, uneori negată sau chiar vehement respinsă, nu e ameninţată în mod serios în realitatea ei şi se arată a fi chiar pasionantă de pe poziţia unei studieri în afara oricăror prejudecăţi, pentru că şi lucrurile care nu ne plac există, şi uneori nu numai atât, acestea interferează cu existenţa noastră, adesea într-un mod decisiv, determinant.

Studiul acestei relații poate oferi chiar dezvăluiri surprinzătoare ale mecanismelor intime ale creației, câtă vreme boala este în genere mai bine studiată decât sănătatea, câtă vreme definim mai bine perinormalul și anormalul (și chiar paranormalul) decât normalul.

În multe cazuri, și aceasta este firesc, starea de boală apare ca un factor de afectare negativă a creativității, de scădere sau anulare a capacității creative.

În alte cazuri, însă, chiar dacă în mai puține, oricât ar părea de paradoxal, starea de boală are influențe pozitive asupra creativității, fie o determină, fie o stimulează, fie o reorientează, o îmbogățește, îi conferă originalitate. Iată câteva exemple în sprijinul acestei afirmații:

Michel de Montaigne s-a dăruit creației din momentul în care o afecțiune prostatică l-a determinat să întrerupă călătoriile sale pe care le iubea atât de mult. Vivaldi fusese hărăzit profesiei de preot, pe care, datorită sănătății sale șubrede, nu a putut să o practice; aceasta l-a destinat muzicii căreia i s-a consacrat în totalitate. „Sunt 21 de ani, mărturisește compozitorul, de când nu mai oficiez slujba și nu o voi mai putea face vreodată din cauza unei maladii congenitale. Acesta este motivul pentru care trăiesc aproape totdeauna acasă și nu ies decât în trăsură sau gondolă. Nu aș putea să merg pe jos din cauza unei boli de piept, mai precis o „strânsoare de piept"; mărturisirea sa sugerează că suferea încă din copilărie de un astm cronic, maladie care l-a chinuit, de asemenea, pe Marcel Proust, „genialul astmatic", cum l-a numit unul din patografii săi.

Henry Matisse se lansase deja într-o carieră juridică, când tratamentul conservator al unei apendicite i-a impus o pauză pe un an. Pentru a-i crea o preocupare și a-l distrage de la boală, mama sa, care picta pe porțelan, i-a oferit cele necesare desenului și picturii, îndemnându-l să picteze, ceea ce a însemnat pentru el descoperirea unei vocații nebănuite, care a constituit punctul de plecare al fascinantei sale cariere artistice. Fără acest eveniment, Matisse ar fi devenit mai degrabă un bun jurist decât un pionier al picturii moderne. În continuare, el a dovedit, de asemenea, că o boală gravă poate lăsa urme profunde chiar după vindecare. La 70 de ani, atins de un cancer la colon, este operat și i se salvează viața; supraviețuiește cu un handicap sever. Plictisit și exasperat, a interzis să i se mai schimbe pansamentele, ceea ce a generat o infecție și consecutiv, o eventrație care l-a obligat să rămână în pat ultimii 13 ani ai existenței. Într-o conversație, câțiva ani mai târziu, a explicat cum i-a fost transformată atitudinea față de viață și artă, de către această boală. Încerca să-și mai umple existența care îi mai rămăsese de cât mai multă fericire posibilă. La începutul carierei sale de pictor deschisese căi noi în artă, cu prețul unei munci intense și al unui efort susținut. Acum dorea să trăiască din nou fericirea creației fără efort, într-o stare mai mult interioară și aceasta se regăsește în tablourile sale. Dacă în tablourile de început intuim căutările și lupta pentru un drum nou în pictură, în cele mai târzii, printre acestea, „marile colaje" care includ experimentele și cunoștințele acumulate, se degajă un aer de bucurie deconectantă. Creația sa a adus bucurie multora și el însuși a fost convins de influența benefică, chiar în înțeles terapeutic, a culorilor sale.

La noi, destinul tragic al lui Luchian a oferit, în mod paradoxal, artei românești, capodopere.

Dacă Luchian nu ar fi fost (din nefericire pentru el, din fericire pentru artă) imobilizat de o boală neiertătoare în plină vârstă a maturității creatoare, pictura românească poate nu ar fi avut suita de „flori", variante de sensibilitate pe o temă dată, atât de dragă pictorului, exprimate cu genialitate artistică și întruchipând două dintre marile sale iubiri – natura și frumosul. Boala i-a interzis accesul în natură, ba mai mult, a încercat să-l împiedice să picteze, schilodându-i mâinile (lues cu determinări neurologice); dar i-a rămas sufletul; el a înfrânt-o aducând natura în atelierul său și legându-și pensula de mâini, cum o făcuse mai înainte Renoir (invalidat de poliartrită), așa au izbucnit în pictura noastră superbele sale serii de flori, ca un triumf al vieții și al artei. „Când nu a mai putut picta oameni și peisaje, scria Petru Comarnescu, i-au rămas totuși credincioase, prietene, florile. Ele îi veneau în casă și așteptau răbdătoare clipele când le putea trece pe pânză." Și mai departe, în același capitol, intitulat atât de inspirat „Florile asfințitului", Comarnescu continuă: „Simțitor la toate prefacerile naturii, la schimbările anotimpurilor și la variațiunile luminii din cuprinsul unei zile, Ștefan Luchian a găsit în flori nu numai culoarea și parfumul, ci însăși perindarea vieții, cu bucuriile și tristețile ei"... „Câtă mulțumire și veselie i-au pricinuit florile, mai ales în clipele de suferință, când junghiurile îi înțepau coastele și mâinile. Câtă alinare găsea în graiul florilor."

Se poate, prin urmare, ignora la Luchian relația suferință-creație? I se pot nega bolii și stării pe care o îndura influențe pozitive asupra operei, cel puțin în „Florile asfințitului", ca apogeu al creației sale, în așa măsură încât pictorului i s-a zis și „pictorul florilor". Frenetica plăsmuire a florilor sale ar fi existat în biografia sa artistică? Iar dacă luăm în considerație că el a pictat flori și înainte de îmbolnăvire, ar fi existat modelul florilor la dimensiunea aproape obsedantă pe care a avut-o în ultimii ani de creație?

Pentru cei din afara medicinii există sănătate și boală; în realitate, boala se prezintă într-o multitudine de forme și nuanțe în funcție de care, prin impactul cu personalitatea individului, se produc modificări din cele mai variate. Este posibil ca și sănătatea să fie multiformă sau să aibă grade diferite, dar ea a fost în genere mai puțin studiată. Sunt cunoscute controversele privind normalul, a cărui înscriere în niște parametri universali este dificilă. Legat de „normalitate", există discuții în plan filosofic, sociologic, psihologic, în jurul genialității ca aspect de perinormalitate. Legat de aceasta a fost pusă întrebarea dacă artiștii pot fi considerați mentalmente normali. Psihologia și medicina și-au propus să descifreze cu instrumentele științei și acest domeniu al necunoscutului, cu atât mai mult cu cât cunoaștem atât de multe lucruri despre atâtea domenii din sfera umanului și atât de puține despre ființa umană, aceasta în ciuda scepticismului unora sau a opiniei altora că și acest teritoriu trebuie să rămână tabuizat în numele respectului intimității, al dreptului la protecția identității etc.

Ce se poate spune, cu certitudinea observațiilor și cunoștințelor actuale, este că artiștii nu sunt oameni banali, înțelegând prin aceasta subiecți care se înscriu, între anumite limite de variabilitate, într-o „medie" și se deosebesc în diferite feluri, de ne-artiști. Ei apar ca niște copii curioși ce văd fiecare lucru cu „ochi inocenți". Percepțiile lor asupra situațiilor și particularităților umane sunt mai vii. Ei au, mai presus de orice, o nevoie personală de a căuta modalități noi și personale de expresie, de comunicare cu aproapele. Deosebindu-se în acest fel și în altele, de „media normală", se poate spune că, sub această formă, ei nu sunt normali. Iar descifrarea relațiilor dintre suferință, în sensul stării de boală, și creație, suntem convinși că va putea contribui la o mai bună cunoaștere a artiștilor ca oameni și la o mai bună înțelegere a operelor respective.

Lumea muzicii, la fel ca a literaturii și artelor plastice furnizează argumente irefutabile pentru relația (relațiile) boală-suferință-durere-creație; în mod deosebit, relația biografie-operă, cu referire la evenimente ale vieții, inclusiv dishomeostazii somatice și/sau psihice, handicapuri ținând de biografie (patografie, psihopatografie) și influențele lor asupra produsului artistic, în cazul de față, operei muzicale.

Ar putea fi scandaloasă afirmația că, dincolo de unele dezechilibre firești, pasagere sau repetate, mulți creatori au fost mai nevrotici sau au suferit chiar de psihoze. Scandalos pentru publicul larg, neavizat, care ar trebui să știe că boala, fie somatică, fie psihică, nu este incompatibilă cu creația și că bolnavii (care nu trebuie stigmatizați, fiindcă boala este o parte a existenței, este integrată vieții în toate variantele și consecințele sale) au dăruit culturii universale opere memorabile.

Astfel, medici specializați în studii patografice, printre aceștia un număr important de psihiatri, dar și psihologi și psihanaliști, au stabilit că la Verdi și la Debussy pot fi identificate tendințe nevrotice, isterice și obsesionale, cu reverberații în creația lor. Haendel (ca și Hugo și Beaumarchais din alt teritoriu de creație) erau colerici și hipomaniacali, Mozart (isterie, mitomanie), Chopin (schizoidie), Schumann era un ciclotimic maniaco-depresiv atins de hebefrenie (Herbert von Karajan identifică raporturi ale bolii mentale ale compozitorului cu repetiția unei fraze muzicale din Simfonia a IV-a), o psihoză a cărei natură este încă în discuție l-a făcut să sufere pe Hugo Wolf.

Iată cum îl descrie Thomas Mann pe „pasionatul" Wagner, cel puțin o personalitate accentuată, potrivit concepției lui K. Leonard: „Acest om melancolic și șubred, a cărui boală nu este decât o variantă neobișnuită a sănătății și... felul sănătos al lui Wagner de a fi bolnav, modul său morbid de a fi eroic, constituie doar o pildă pentru contradictoriul și complexul firii sale, pentru natura-i echivocă, polisemantică." Scriitorul stabilește sursa acestei contradicții între morbiditate și vitalitate, într-o particularitate bio-psihologică a compozitorului: „chinuit până la ipohondrie de obsesia epuizării nervoase și de gândul morții".

Despre Ceaikovski, Evereth Kelm (citat de A. Athanasiu) scrie: „Toată viața sa a fost plină de contradicții și tensiuni din care nu ieșea... obligat de a fi propriul său psihiatru, el își găsește mântuirea în compoziție."

Există exemple și argumente, mărturisiri autobiografice privind soluția creației ca profilaxie a sinuciderii: Beethoven, Toulouse-Lautrec, Baudelaire, Maurice Utrillo, Van Gogh sunt câteva dintre multele exemple.

Și suferințele somatice ale creatorilor în muzică le-au influențat mai mult sau mai puțin creația. Carl Maria von Weber, Paganini, Schubert, Chopin au suferit de tuberculoză, romanticii considerând această boală ca stimulatoare a creației artistice (poate exagerat, relațiile fiind în alte raporturi, indi-recte sau chiar întâmplătoare).

Paganini suferea în plus de o boală congenitală, care asocia degete anormal de lungi cu o laxitate exagerată a articu-lațiilor, malformație care-i permitea să execute opririle duble spectaculoase și ruladele care au făcut din el un virtuos unic.

Perioada „albă" din ultima parte a creației lui Grigorescu este atribuită unei scăderi a acuității vizuale și a percepției culorilor, iar personajele cu figuri și trupuri alungite din pictura lui El Greco, determinate tot de o tulburare de vedere.

Deși mari opere artistice s-au născut din suferință, deși boala, inclusiv cea mintală nu este incompatibilă cu creația, nu se poate afirma că boala, suferința sunt singura condiție a creației.

Pe de altă parte, nici nu poate fi negată influența suferin-ței asupra creației, pe care o poate îmbogăți cu experiențe și trăiri personale. Într-un eseu viitor vom aborda relațiile handi-capului – o suferință înnăscută sau dobândită, dar stabilă, care își pune pecetea pe destinul existențial – cu procesul de creație.

STAREA DE BOALĂ ȘI CREATIVITATEA ÎN ARTĂ (II)

Artiștii nu plâng, ei devin incandescenți

Într-un eseu anterior am încercat să examinăm relația între starea de boală și creativitatea în artă, argumentând împotriva unor opinii care tind să sugereze incompatibilitatea stării de boală cu actul de creație în artă, prin trecerea în revistă a mai multor exemple din istoria creației culturale universale și românești, care au încredințat patrimoniului artistic opere de valoare recunoscută.

Subliniem că nu numai boala somatică, dar și cea mentală, în destule cazuri, au fost compatibile cu elaborarea de opere de artă sau creații culturale, sau chiar mai mult, au fost factori de stimulare, respingând în același timp și o altă teză, mai puțin răspândită că boala, suferința, ar fi condițiile creației. Realitatea furnizată de analizele biografiilor creatorilor și de exegezele operelor acestora sugerează că atât starea de sănătate, cât și cea de boală sunt potențial creative în plan artistic și cultural, cele două stări nefiind altceva decât alternativele existenței. Mai mult, în destule cazuri, boala, handicapul pe care-l presupune în evoluția sa sau îl instalează după o vindecare incompletă, ca și handicapul înnăscut, au stimulat și întreținut capacitatea sa de creație. Ca urmare, logica și multitudinea de argumente care pot fi aduse, impun ca firești destigmatizarea și depenalizarea bolii, fiindcă e puțin probabilă o lume numai a sănătății, din care boala să fie eliminată în totalitate, viața, sănătatea, boala, moartea fiind componentele definitorii ale existenței, ale viului, în general.

Continuarea excursului în lumea creatorilor de opere artistice este plină de învățăminte pentru argumentarea tezei afirmate și pentru informațiile mai puțin cunoscute privind laboratoarele intime ale creației de opere de artă. Fiindcă, așa cum arătam în eseul anterior, o anumită rezervă sau pudoare, care vin dintr-o concepție ce privește boala, handicapul ca pe ceva impudic, nedemn, care trebuie ascuns, interzice accesul la informații, caracterizate, doar în parte justificat, ca personale și intime; ascunderea, disimularea bolii vin tocmai din această mentalitate care o consideră ca pe ceva nefiresc, culpabilizant, jenant, nedemn. Oamenii au tendința să se considere nu numai perfect sănătoși și chiar nemuritori, discriminând nejustificat starea de boală, de dezechilibru, moartea, omițând că acestea sunt, în realitate, părți componente obligatorii ale existenței. Ar fi oare de conceput o lume perfect și perpetuu sănătoasă și nemuritoare? Ne putem răspunde singuri, fiecare... Pe lângă faptul că acest mod de a privi poate să fie considerat și ca o prejudecată născută din orgoliul mitic al sănătății perfecte, al echilibrului deplin, ca singure valori acceptate și acceptabile, care, îndepărtându-se de realitățile vieții se aproprie de exclusivismul apolinic, de filocalia în sensul laic al termenului, de o viață veșnică și fericită, sunt prejudiciate înțelegeri ale unei opere sau a alteia, a genezei intime și a particularităților creației.

Medicina a construit un instrument de cercetare, chiar dacă neagreat în general de lumea din afara medicinii, și chiar denunțat de o parte a criticii literare, de artă sau muzicale – patografia – dar care și-a confirmat utilitatea pentru cunoașterea și înțelegerea metabolismului multor procese de creație. Utilizat mai ales în cercuri de specialitate, acest mijloc științific pus în slujba artei, începe să fie valorificat de istoria și critica de artă, în interesul cunoașterii și înțelegerii.

Studiile patografice au adus, de pildă, mai multă lumină în înțelegerea particularităților și chiar a genezei unor creații muzicale, au contribuit la perceperea și judecarea mesajelor artistice în corelație cu structura personalității, biografia afectivă, alte evenimente ale vieții, inclusiv cele care implică starea de sănătate și echilibrul psihic.

Beethoven a fost lovit precoce de un handicap cumplit care-i amenința rațiunea de a fi: muzica. O „surditate progresivă, implacabilă, incurabilă și definitivă" (George Canuyt), care-i va pricinui suferințe fizice și morale pentru tot restul vieții; primele semne ale terifiantului handicap le resimte în 1796, când avea 26 de ani. La început, nu voia să creadă, dar auzul diminua continuu; realităților crude, greu de suportat, tânărul compozitor le opune alternativa continuării creației, cu orice preț, dincolo de suferințe. Terifiat, se izolează, fuge de oameni, evită orice conversație și nu vorbește nimănui de surditatea sa.

După patru ani de tăcere și negare – împlinise 30 de ani – decide că drama sa nu mai poate rămâne secretă și îi scrie, la început pastorului Amenda: „Află că cea mai nobilă parte a mea – auzul – a slăbit mult deja în perioada cât tu erai lângă mine, simțeam simptomele și le ascundeam, dar acum a devenit insuportabil..."„Acum aș vrea să trăiesc trist, să evit ceea ce îmi este mai drag..." „Cât aș fi de fericit dacă aș putea auzi din nou. Aș alerga spre tine, dar trebuie să rămân izolat de tot, interpretarea și compoziția suferă din cauza acestei infirmități!"

I se destăinuie apoi Dr. Frantz Gerhardt Wegeler, căruia îi descrie cu o precizie remarcabilă semnele funcționale importante ale surdității sale: perceperea slabă a sunetelor acute („cineva care stă lângă mine aude flautul iar eu nu-l aud deloc") și hiperacuzia dureroasă („dacă cineva țipă îmi este insuportabil").

Este neîndoios că această stare sufletească este transpusă în notele dramatice ale creației sale, pentru că Beethoven continuă să compună, se luptă cu boala creând, așa cum au făcut-o, de altfel, și alți mari creatori.

La sfaturile medicului său, dr. Schmid, se retrage la Heilingenstadt, o așezare din suburbiile Vienei. Aici își scrie testamentul și se gândește să se sinucidă, dar sentimentul său moral și dragostea de artă, dorința de a crea, se opun. „Virtutea este singura care te poate face fericit, nu banul"... „Dacă n-aș fi citit în câteva rânduri că omul nu trebuie să se separe voluntar de viață pentru a duce la capăt o acțiune, ar fi fost acum mult timp de când eu nu aș fi existat."

Nu se dă bătut, se luptă cu destinul său tragic și ceea ce îi dă forță este dorința și forța sa neobișnuită de creație. Încearcă diferite aparate acustice pe care i le oferă nivelul realizărilor în domeniu din acel timp. Calea naturală de transmitere a sunetelor, aeriană, nemaifiindu-i de niciun folos, alege calea craniană, conducerea osoasă. Pentru aceasta se servește de o baghetă de lemn fixată cu o extremitate pe cutia pianului, iar cealaltă între dinți. Folosește acest mijloc pentru a auzi în timp ce compune.

La 31 de ani surditatea sa devine completă; comunică doar prin scris și lasă posterității drept mărturie 11. 000 de pagini, cunoscutele „Caiete de conversație". Relațiile sociale devin dificile, cercul prietenilor se restrânge, se izolează, timia sa suferă, devine în mod firesc taciturn, morocănos. Folosește citirea pe buzele interlocutorilor. Nu-și mai auzea operele, dar le simțea, trăindu-le, urmărind partitura, mișcările orchestrei. Pianistul virtuoz care era, nu se mai putea exprima pe scenă: pentru pasagiile „forte" lovește atât de puternic clapele, încât, în câteva rânduri, rupe corzile pianului, în timp ce momentele „piano" nu se mai aud. Aceleași dificultăți apar la dirijat. La 46 de ani notează: „Nu mai am niciun prieten și sunt singur pe lume."

La 23 martie 1827, simțindu-și sfârșitul aproape, scrie: „Plandide amici, comedia finita est"... pentru ca două zile mai târziu această extraordinară torță să se stingă. Dar nu pentru totdeauna; pentru că ne-a rămas muzica sa. Marii creatori nu mor de tot, ei continuă să rămână printre cei vii prin opera lor. A spus-o foarte frumos Horațiu: „Non omnis moriat" (eu nu voi muri de tot).

Această rememorare a unei vieți tragice, atât de scurte, dar atât de pline de luptă pentru înfrângerea destinului și izbânda creației, trebuia făcută pentru înțelegerea unei creații, atât de mărețe, pline de geniu, elaborată, incredibil, în cea mai mare parte în lipsa condiției primordiale în creația muzicală: auzul.

Câtă mobilizare de voință, câte eforturi de compensare pentru a continua să ofere oamenilor ceea ce avea de oferit. Dincolo de dificultățile „tehnice" suportate de pierderea percepției auditive, Beethoven a avut de suportat și impactul dezafectării celei mai grave; fiindcă se știe, psihologia și psihiatria în primul rând, au constatat răsunetul, impactul pierderii auzului este cu mult mai amplu decât cel al pierderii vederii. Surzii suferă mai mult decât nevăzătorii.

Pierzând auzul exterior, compozitorul își amplifică auzul interior, reprezentarea sunetelor în creier. Fiindcă, de fapt, creierul dictează compoziția, creierul creează; auzul slujește la ceea ce a fost compus, și, deși necesar, se pare („cazul" Beethoven), a demonstrat-o că nu este obligatoriu; un muzician poate citi o partitură fără să o interpreteze. Dar, deși neobligatoriu, auzul este util, în practică muzicienii, compozitorii, când au compus o bucată muzicală, o verifică prin cântarea la un instrument, fredonându-o pentru a-și da seama că sunetele pe care ei le aud corespund celor pe care creierul lor le-a imaginat. Creierul, deci, creează, urechea verifică, controlează. Deși Beethoven a realizat cele mai izbutite creații ale sale când surditatea sa era totală, cercetătorii, compozitorii, muzicienii, virtuozii, medicii au încercat să identifice eventuala influență a surdității asupra operelor sale, și se pare că avem o explicație pentru unele sonorități stranii, dar uimitoare, unice în literatura muzicală, prezente în ultimele sale opere. Un mare dirijor afirmă că în Simfonia a IX-a, de exemplu, sunt dificultăți aproape insuportabile pentru vocea umană, din punct de vedere al partiturii, aceasta s-ar explica prin imposibilitatea compozitorului de a realiza ceea ce s-ar putea numi faza a doua a unei compoziții, controlul auditiv, ascultarea interpretării.

În esență, surditatea lui Beethoven i-a adus suferințe care l-au dus în pragul sinuciderii. Dar tot acest grav handicap a avut și un impact, să-i zicem „pozitiv" (în similitudine cu ceea ce medicii califică un caz drept „frumos", chiar dacă el este, în fond, grav și negativ), fiindcă i-a impus compozitorului o imensă dorință de a se autodepăși. Marile sale capodopere au fost create după instalarea surdității. Unii din patografii săi, medicul O. R. L. -ist Georges Canuyt a scris: „Din ziua în care muzicianul s-a simțit ca într-un mormânt din noaptea surdității sale, durerea l-a iluminat și l-a făcut să creeze opere a căror frumusețe este incomparabilă: ultimele 5 sonate și 6 cvartete. După aceste ultime opere scrise sub imperiul durerii îl vedem pe Beethoven, complet surd, dar destinul său avea să dea toată puterea geniului său. El celebrează bucuria divină, bucuria prin suferința creată în Simfonia a IX-a sau Missa Solemnis. Aceste două capodopere sublime ale muzicii, „Dumnezeu mai presus de toate", scria el când compunea Missa în Re și adăuga: „Venită din inimă, să meargă la inimă."

Artiștii, în creația lor sunt dependenți de percepția (de existența și calitatea acesteia) senzorială. Dezaferentarea senzorială a văzului și a auzului în primul rând se poate instala progresiv și fiziologic în legătură cu înaintarea în vârstă (cunoscuta „perioadă albă" din creația marelui nostru pictor Nicolae Grigorescu, din ultima parte a vieții, culorile stinse, dominate de griuri albicioase și de alb, este interpretată ca o slăbire a percepției culorilor determinată de îmbătrânirea structurilor vizuale, alții vorbind și de o îmbolnăvire cu răsunet asupra percepției vizuale), poate apărea și prematur prin îmbolnăvirea cu vindecare incompletă, cu sechele, prin accident sau prin naștere. Efectul pierderii auzului este, ca răsunet în plan psihic, mai important decât pierderea vederii, în raport cu nevoia vitală de comunicare.

Continuăm cu alte exemple din lumea creativă de artă. Francisco Goya a fost și el victima unei surdități. Deși vederea este simțul și funcția de bază pentru creația unui artist plastic, marele pictor spaniol a resimțit din plin impactul acestui handicap. Depresia și misantropia au fost urmările imediate ale instalării brutale a hipoacuziei devenite surditate totală și definitivă, care i-au marcat profund existența și arta. Vesel în tinerețe, „ființa cea mai fericită din lume", după cum se autocaracteriza, dispoziție care se reflectă și în creația sa de tinerețe, radiind optimism, lumină și culoare, seninătate, deși există în aceeași perioadă și lucrări reflectând momente de melancolie prezente episodic la mai toți marii artiști, aceste momente, oglinda stării sale în anumite perioade sunt transpuse pe pânze dominate de nori grei, întunecați de furtuni, care confereau pânzelor respective o notă sumbră, dramatică.

La 47 de ani capătă o boală de natură virotică, care-l lasă temporar fără vedere și definitiv surd. La început este incapabil să se angajeze în vreo activitate, este cuprins de disperare, de neîncredere în oameni (caracteristica pierderii auzului, care se corelează, cum se știe, cu idei de persecuție, cu mizantropie și suspiciune), această stare fiind transpusă în ceea ce s-a numit „macabrele pânze negre" pictate în accesele sale de disperare și tristețe din ultimii ani ai existenței. Semnificativ și celebru în același timp este tabloul „Gigantul Saturn mâncându-și propriii copii", pe care Goya îl așază în sufrageria sa. Este timpul infinit creând neobosit timp, dar insațiabil, devorându-și propriii copii, în fond, și ei tot expresia timpului.

În ciuda îmbolnăvirilor care se succed pe măsura înaintării în vârstă sau tocmai de aceea, își păstrează încrederea în medici, fiind conștient că un ajutor, atât cât este posibil, poate veni de la arta și știința acestora. Medicului și în același timp prietenului său îi face două portrete pe care i le oferă cu următoarea dedicație: „Goya, cu gratitudine, prietenului său Arietta a cărui artă și îngrijiri i-au salvat viața în ciuda gravei și periculoasei boli pe care a contractat-o la 73 de ani"...

Jonathan Swift, un alt creator atins de surditate, scriitor iluminist englez, cunoscut mai ales prin satira alegorică „Călătoriile lui Guliver", a schimbat registrul creației sale din momentul în care începe să sufere de un sindrom Menière, cu surditate progresivă. În „Propunerea modestă", o scriere a sa din această perioadă, copiii irlandezi înfometați sunt îngrășați și expediați în Anglia ca alimente! Era expresia neîncrederii în oameni, a antrofobiei și izolării sale de semeni, consecință a handicapului auditiv.

Am prezentat în eseul anterior supozițiile privind relațiile unei boli, tuberculoza, cu procesul creativității în diferitele domenii ale culturii. Dincolo de unele consecințe, de frecvența acestei boli, în special printre artiștii boemi care nu se distingeau totdeauna printr-un regim de viață echilibrat, care legau adesea prietenii prea strânse cu alcoolul, dincolo de o viziune romantică asupra creației și creatorilor (poetul romantic englez Byron susținea că și-ar dori o moarte prin „tuberculoză": pentru că e un mod atât de romantic de „a te trece", cel ce se petrece din viață astfel având mereu o figură trasă și tristă..."), există opinii privind influențele acestei boli asupra creativității; Molière, Chopin, Iulia Hașdeu, Keats, Cehov, Balzac, Kafka și mulți alții au fost bolnavi de ftizie – numele grecesc al acestei boli.

Pictorul francez Watteau, ca și Molière, care și-au creat operele apăsați de conștiința vieții scurtate de această boală fără leac, adică, cu alte cuvinte, sub presiunea timpului. Această boală ar exercita uneori influențe semnificative asupra talentului. O febră ușoară pe termen lung ar anima asociațiile de idei și ar umple imaginația cu priveliști de vis. O poftă de viață și o voioșie interzise de boală și-ar găsi împlinirea în fantezia artistică precum o compensare (Ph. Sandblom).

Graficianul englez Beardsley, suferind de tuberculoză din copilărie, a reprezentat cu un mare talent atmosfera „fin de siécle" și „art nouveau". Împiedicat de handicapul său sever să se integreze lumii, se simte ca un actor apărând într-un rol episodic, secundar, pe scena vieții sau un Pierrot cu clepsidra semnificând scurta și fugitiva sa existență. Este frământat de fierbinți fantezii erotice care înlocuiesc regresiunea sa sexuală necesară, și chinuit de un libido, nu numai păstrat, ci exagerat, își satisface dorințele desenând – suita sa de desene indecente. Rămânând în perimetrul artelor plastice, să argumentăm cu o altă boală, sever handicapantă, din fericire rară, și cu un alt artist și cu opera sa, unul dintre cei mai originali pictori al erei moderne, Paul Klee. Arta sa, influențată și de faptul că era și muzician, oscilează între abstracționismul pur și viziunile onirice, limbajul său estetic, de mare originalitate, finețe și puritate, ascunde sub simplitatea aparent naivă, o mare forță de sugestie. Inovează, introduce forme noi, exprimând bucuria spontană a mâinii și a spiritului său ca o victorie asupra condiției existenței. Îi plăcea, cum s-a afirmat, să se plimbe cu o linie („aller se promener avec une ligne"). El înnobilează pictural linia, linia pur și simplu („liniarismul"), alăturând-o și combinând-o cu subtilități coloristice de o prospețime și sinceritate rar întâlnite. Lucrările sale exprimă bucurie și plăcere, care nu sunt decât trăiri în compensație ale unei existențe, realității vieții, marcate de o boală gravă, invalidantă, cronică, progresivă, fără soluții terapeutice curative nici atunci, și din păcate, nici astăzi, sclerodermia. El percepe pe zi ce trece scurtarea vieții sale și proximitatea iminentului sfârșit, și, în loc să se resemneze și să sufere, el trăiește cu plinătate arta, creează pentru el și pentru lume...

Progresiv, boala sa, întocmai ca surditatea în cazul compozitorilor, îi afectează dexteritatea mâinii prin limitarea elasticității pielii și a mușchilor subjacenți, prin rigiditatea articulațiilor consecutivă, ceea ce-l împiedică să lucreze cu precizie detaliile, obligându-l să realizeze la scară mare linii și suprafețe mari ca în arta decorativă murală. Pictând, își ignoră suferința, se abandonează frenetic veseliei, liniilor și culorilor...

Ce dovadă mai elocventă pentru („Creez pentru a evita să plâng") influențele bolii și ale handicapului asupra creației?

În practica mea de medic am întâlnit (și îngrijit) bolnavi cronici, purtători ai unor handicapuri care și-au depășit suferințele, complexele, condiția, destinul, apelând la practicarea unor arte, scris, pictură, muzică, spre care mi-au mărturisit că poate nu s-ar fi îndreptat dacă nu ar fi intervenit impasul bolii sau al handicapului.

Practicarea artei, chiar dacă nu i-a condus pe toți la notorietate, le-a adus echilibrul necesar continuării, în ciuda destinului potrivnic pe care l-au ignorat sau chiar l-au înfrânt.

Juan Cris, cel de-al treilea membru al trio-ului cubismului (alături de Picasso și Braque) a fost dezavantajat de natura care l-a „dotat" cu o structură depresivă, silindu-l să trăiască retras, să se izoleze de semenii săi. Dar, spre sfârșitul anilor '20 ai secolului trecut, observă că opera sa suferă de o anumită răceală și distanțare intelectuală, ceea ce îi limita accesul către cei cărora le era destinată.

Această observație care pornea de la structura sa psiho-tipologică îi insuflă ambiția de a-și depăși condiția existențială, dominată de o timie negativă, cu înclinații depresive. Se supune hotărât dorinței de a se depăși pe sine, de a ieși dincolo de individualitatea sa, transmițând mai multă viață și căldură umană.

Lucrările sale se resimt ca urmare a acestei schimbări.

Mai târziu, consecutiv unei scarlatine, dezvoltă insuficiență renală cronică, nu renunță la pictură, deși nu o mai poate face atât de susținut, și pânzele sale din această perioadă capătă „un ton maladiv" (J. Cl. Givel). Reintră în condiția sa (boala sa), nemaiputând ieși din el însuși cum o făcuse în tinerețe.

Iată, așadar, că putem percepe și înțelege opera de artă și din altă perspectivă: a reflectării stărilor pe care le percepe creatorul în cursul existenței sale – sănătate, echilibru, dezechilibru, boală, handicap, disperare etc.

Alteori, influențele unui impas sau altuia ale existenței sunt direct mărturisite și motivate în creație. Se cunosc lucrări literare care descriu experiențe de boală, suferințe, intervenții chirurgicale (celebra „Călătorie în jurul creierului meu", stimulată de o operație pe creierul autorului pentru o tumoră cerebrală). Un caz reprezentativ pentru această categorie îl constituie compozitorul francez Marin Marais, după ce a suferit o intervenție pentru calculi vezico-urinari; o intervenție cu avatarurile suferințelor pe care le impunea un asemenea act chirurgical la nivelul chirurgiei ce se practica la sfârșitul secolului 18. Marais compune o superbă piesă pentru clavecin și viola de gambă intitulată chiar așa!... „Description d'une cystostomie", în care descrie senzorial impresiile trăite de-a lungul secvențelor actului operator – durere, teamă de riscurile iminente ale operației, vindecarea etc.; titlurile părților componente ale partiturii sunt: „Vue de la table d'opération – Frémissement en la voyant – Révolution d'y monter – Réfléxions sérieuses – Incision – Introducţion d'un forceps – Extraction du calcul – Perte totale du souflle – Ecoulement du sang – ici l'on vous transport dans le lit." În următoarea perioadă, care corespunde convalescenței și vindecării, el scrie trei dansuri intitulate „La guerison", în care își exprimă bucuria vindecării.

Prin urmare, nu se poate tăgădui, văzând (doar) aceste câteva exemple dintr-o listă care este, oricum, cu mult mai lungă, că în destule cazuri, creații, opere de artă sunt rodul unor suferințe. O boală severă, un handicap, un dezechilibru psihologic pot interveni ca o stimulare a creației, imprimându-i și unele caracteristici care pot fi sugestive pentru tipul suferinței. Uneori, aceste stări motivează mai puternic în direcția creației decât o stare de sănătate și de echilibru.

Kierkegaard, teologul și filosoful danez, precursor al existențialismului, el însuși schilod, scria: „un poet este o ființă nefericită a cărei inimă este frântă de suferințe secrete, dar ale cărei buze sunt așa fel modelate încât, atunci când suspină sau strigă, noi percepem aceasta ca pe o muzică încântătoare."

STAREA DE BOALĂ ŞI CREATIVITATEA ÎN ARTĂ (III)

Fiecare medic trebuie să fie într-un
anumit fel poet, căci altfel nu va putea
citi într-o fiinţă umană.

Friedell

Compatibilitatea stării de boală cu creativitatea în cultură, în arte, înscrie şi alte argumente, de notorietate, parte a patrimoniului creaţiei artistice universale. • Viaţa şi opera lui TOULOUSE-LAUTREC constituie unul dintre aceste „argumente". Pictorul francez se născuse într-o familie cu origini nobile, în 1864. Dezvoltarea sa după naştere, în prima copilărie deja, evidenţiază un handicap fizic complex: nanism (mic de statură, nu atinge la oprirea creşterii decât...152 cm), membrele scurte, figura nearmonioasă, cu un nas voluminos şi buze exagerat de mari şi groase. Se adaugă dizabilităţi la mers – „mers de raţă", urmare a unor fracturi succesive, aproape spontane ale femurului, bilateral. Talia sa mică, şi în general, morfotipul, au dat de lucru patografilor care au avansat retroactiv o serie de ipoteze clinice: acondroplazie cu apariţie tardivă; osteoarthroză (fragilitate osoasă ereditară); displazie poliepifizară (boala Clément), pycnodisostoză; adenom paratiroidian cu insuficienţă renală cronică prin nefrocalcinoză; rahitism moderat tardiv (de unde predispoziţia pentru fracturi), la care se adaugă şi tulburări endocrine în sfera gonadelor, constând în pubertate precoce esenţială (Pierre Devoisins – teză de doctorat 1958); la talia sa mică, această din urmă anomalie adaugă: hiperpilozitate facială, macrogenitosomie, hiperpotență erotico-sexuală (erotomanie, satiriazis).

Urmare a acestor multiple dismorfisme și disfuncții la care se adaugă alcoolism, sifilis, stres psihologic continuu determinat de infirmitatea cu care se născuse, are o viață scurtă, ieșirea din scena existenței petrecându-se la vârsta de 37 de ani.

Drama vieții lui Toulouse-Lautrec, handicapul statural, înfățișarea dizgrațioasă, chipul diform l-au determinat să-și caute o lume care să-l accepte, chiar dacă această lume era sub condiția originii sale. Infirmitatea va determina climatul artei sale, după cum îi va determina și traiectoria și particularitățile vieții. Ne mai putând duce o existență normală în mediul în care se născuse, ajunge curând în afara oricărei „bune societăți", și, sosit la Paris în 1882 pentru a-și continua studiile, se va instala trei ani mai târziu în Montmartre, unde va frecventa curând, cu asiduitate, balurile, cabaretele, casele de toleranță. Nicăieri nu se va simți mai în largul său decât în această lume a plăcerilor ușoare și a desfrâului.

În această lume avea să trăiască intens, poate prea intens, smulgând vieții ceea ce natura îi refuzase; aici se va simți acceptat, valorizat, consolat...

Ca și în alte cazuri, Toulouse-Lautrec se dăruie artei: aceasta îl găzduiește cu generozitate, iar el o va răsplăti, afirmându-se ca un artist de mare talent și expresivitate – desenator, pictor, litograf; desenul său acerb, tăios, mușcător are o latură caricaturală, după cum există o aciditate oarecum agresivă în coloritul său; iubește lumina artificială, evită natura (doar că natura fusese atât de neîndurătoare cu el), iubește linia și culoarea crudă, fără nuanțe, pe care o așterne în sensibile suprafețe egale („a plats"); în plus, a fost un viveur și un gastronom, rețetele sale de bucătărie rămânând celebre.

Aspectul său dizgrațios care îl expunea ironiilor malițioase îl determină la o supracompensație: își ascute spiritul, se manifestă ca un causeur inteligent, acid.

Începe să-și înece necazul în alcool, și, începând cu vârsta de 26 de ani bea continuu, din ce în ce mai mult (în special coniac, cu paharul mare), grăbindu-și sfârșitul.

Alcoolismul conlucrează cu sifilisul, pe care îl ia de la o prostituată – „Rosa la Rouge", și-i macină lent sănătatea; se stinge în 1901, după trei ani de chinuri – tulburări de memorie și vorbire, halucinații, hemiplegie; în acești ultimi ani, în răgazurile pe care i le ofereau suferințele izbutea să mai creeze, unele din operele sale – victorii temporare asupra suferinței – datând din acești ultimi ani.

Unii din patografii săi, Pierre Devoisins consideră că moartea s-a datorat unei paralizii generale progresive, stadiul avansat al sifilisului cronic.

A fost un prieten al medicilor de care s-a apropiat ca urmare a nevoii de ajutor medical, și, pe de altă parte, datorită artei sale apreciată de prietenii săi medici.

Un scriitor-medic, Valery-Radot Pasteur a publicat un studiu, „La médecine et les médecins dans l'oeuvre de Toulouse-Lautrec", 1951. Îi frecventa pe Clémenceau (medic și om politic), Vaquez (celebru cardiolog), Péan, Dupré, Cabanés și alți medici cunoscuți ai timpului.

Era un obișnuit al camerelor de gardă ale spitalelor, în special a Spitalului „Saint Louis" și a „l'Hôpital International", unde vărul său german, dr. Tapie de Celeyran era intern în serviciul celebrului profesor de chirurgie, Péan.

Timp de 5 ani, între 1891-1895 și-a petrecut sâmbetele dimineața cu celebrul chirurg căruia îi va face mai multe desene și câteva portrete; în unele din desene se poate vedea Péan operând cu asistenții săi. Prieten și admirator al marelui chirurg și al medicinii îi va declara profesorului: „Si, je n'etais peintre, je voudrais être médecin." Ultima sa mare creație a avut un subiect medical: „Un examen la Facultatea de Medicină din Paris", 1901, și îl reprezenta pe vărul său în timpul susținerii tezei.

Marele poet romantic englez, cunoscut ca Lord BYRON, pe numele său complet George Gordon Noel Byron, era fiul unui lord englez și al unei bogate scoțiene de origine aristocrată; viitorul mare poet rămâne de mic orfan de tată.

Această traumă psihică nu avea să fie singura. Copilul, de o rară frumusețe se născuse cu un defect fizic, o infirmitate la piciorul drept; la acest handicap fizic se adaugă un dureros handicap afectiv. Cu totul neobișnuit, această traumă vine din partea mamei sale. Mama nu și-a iubit niciodată copilul. Nu scăpa niciun prilej de a-l jigni și de a-l pedepsi cu o asprime ce atingea adesea cruzimea. Fără a-și ascunde ura, îl striga: „șchiopule!", pricinuindu-i suferințe care-i vor urmări copilăria până la sfârșitul vieții. Ura mamei sale ținea de faptul că băiatul îi amintea de soț, care o părăsise după ce îi risipise averea.

Acest defect fizic ce-i pricinuise atâta suferință în copilărie îl va chinui întreaga viață. Faptul de a nu fi găsit dragoste și sprijin moral nici din partea celei ce prima ar fi avut datoria morală, îi va adânci suferința, ducându-l la disperare. Speră ca la Universitate să-și găsească prieteni, suportul moral de care avea atâta nevoie. Nu se întâmplă însă cum ar fi dorit.

În timpul studiilor de la Universitatea Cambridge se simte singur: „Eram cu desăvârșire singur în lumea aceea nouă... simțeam cum mi se rupe inima de tristețe", scria unui prieten; iar într-o altă scrisoare: „Singurii mei prieteni de aici sunt enciclopediștii francezi." În această perioadă, o primă „dragoste pură și violentă" se termină cu un eșec; un nou prilej de disperare, depresie și izolare. Își pierde mama și, deși nu se bucurase niciodată de dragostea și înțelegerea maternă se simte îndurerat, și din nou mai singur la moartea mamei sale. Unica ființă la care găsește înțelegere și sprijin moral este Augusta Leigh, sora sa vitregă, fiica tatălui său dintr-o altă căsătorie.

Hotărăște să-și înfrângă destinul și alege călătoriile (face lungi călătorii în Portugalia, Spania, Italia, Albania, Grecia, Turcia, temperamentul său și dramele existențiale care, în chip firesc îl conduc spre depresie, îl determină să aleagă ca o compensație – chiar terapeutică – spații meridionale) și... scrisul, la îndemnul sorei sale. Publică în 1812 o primă parte a poemului „Rădăcinile lui Childe Harold", poem care-i va aduce o celebritate răsunătoare, accesul la cercurile mondene și sfârșitul însingurării, adică echilibrul atât de dorit. Gustă din plin celebritatea, prețuirea de care nu avusese deloc parte; un destin asemănător cu cel al lui Toulouse-Lautrec: evadarea într-o altă lume...

Notează în jurnalul său: „Într-o dimineață minunată m-am născut celebru." Se angajează într-o viață aventuroasă (compensând), pozează în dandy juvenil (ce mască!), fiindcă aceasta nu corespundea câtuși de puțin adevăratului fond sufletesc al poetului, pentru că demonstrase deja că este un mare poet.

Viața lui Byron, existența sa perpetuu neliniștită, pasionantă, tragică, adesea contradictorie, se reflectă în opera sa literară; eroii săi sunt mândri, neînduplecați, care refuză compromisurile, ei preferă să se prăbușească singuratici, părăsiți, decât să se supună destinului, vicisitudinilor vieții. Melancolic prin temperament, atins periodic de loviturile vieții, face eforturi de a se reechilibra – călătoriile, scrisul, celebritatea, accesul în lumea mondenă – toate acestea se regăsesc în opera sa. Alternanța formulelor artistice, stilistice, chiar pe parcursul aceluiași poem, reflectă fidel trăirile și oscilațiile vieții sale sufletești. Și dincolo de aceasta, viața sa cu avatarurile ei, l-a îndemnat să scrie.

„Oh! Rome! My country! City of the soul... The orphans of the heart must turn to thee..." (O, Roma, Patrie a mea, Spre tine se îndreaptă toate inimile orfane...), exclamă poetul (prin gura eroului din Childe Harold), primit mai bine de Roma însorită decât de țara sa și de familia sa... • GUSTAVE FLAUBERT a avut și el o viață și o operă marcate de boală și de contactele strânse cu lumea medicală, care-i va fi și una din sursele de inspirație; fiu de medic, mama sa, la rândul ei fiică de medic, un frate medic, au făcut ca el, de mic, să trăiască într-un mediu medical. „Toată copilăria eu m-am jucat într-un amfiteatru" (tatăl său fusese internul lui Dupuytren, un celebru medic francez), notează scriitorul. În plus, s-a înconjurat de prieteni care practicau medicina sau proveneau din familii de medici. Acest „mediu medical" îi va servi la o cunoaștere mai profundă a universului uman: „Literatura trebuie, mai mult ca oricând, să ajute la cunoașterea omului", afirmă în una din scrierile sale. Dar dincolo de toate acestea, boala de care suferea – epilepsie – i-a influențat orientările, remodelându-i existența, determinând chiar „o ruptură în viața sa" (P. Berteau). Mult timp rămâne ostil participării în viața socială, consacrându-se doar scrisului său. Nu a vrut să se căsătorească, considerând că reprezintă o capitulare, o supunere la conformism.

Unul din biografii și patografii săi, dr. P. Berteau observă: „Boala, care în mod sigur i-a catalizat determinismul orientării sale viitoare a fost epilepsia. Epilepsie care l-a determinat pe Lombroso, în cartea sa „Omul de geniu", să-l încadreze în categoria oamenilor de geniu, alături de Julius Cezar, Moliére și alții, suferind și ei de epilepsie. Forma de epilepsie pe care o avea nu includea prodrome și nici convulsii. Aceasta și o cură prea lungă, ce-i permitea să se așeze pe divan înainte de apariția crizei, i-au făcut pe unii să conteste epilepsia (Dumesnil), pe alții să vadă în aceste crize manifestări histeroide. Alții au vorbit de crize cardio-vasculare, bloc atrio-ventricular cu crize epileptoide. De Gouet, care și-a consacrat teza studiului patografiei sale aduce argumente pentru epilepsie. Din păcate, nu a fost singura boală de care a suferit; în urma unui voiaj în Orient, în 1850, el se îmbolnăvește de sifilis. Cultura sa medicală îl ajută să identifice precoce simptomele și să-și impună tratamente, la nivelul, firesc, al cunoștințelor timpului. Mai mult, aceste experiențe sunt introduse în operele sale literare.

Acest serial care și-a propus să argumenteze asupra relației de compatibilitate a bolii (inclusiv mentale până la un punct), a handicapului, cu creativitatea, existând destule exemple chiar și pentru rolul determinant al bolii, al unui dezechilibru, în imboldul către creație și în valoarea unor opere, se oprește aici. Nu pentru că nu ar putea continua. Exemple sunt încă foarte multe și nu este exagerată aprecierea că, cel mai adesea, nu echilibrul, serenitatea, normalitatea considerată convențional, s-ar corela proporțional cu creația, ci, mai degrabă invers, creativitatea s-ar corela cu anomalia, dezechilibrul, boala, handicapul, între anumite limite, în fazele extra- și pre-degradative. Am considerat că exemplele prezentate și comentate în cele trei note ale serialului sunt suficiente și demonstrative.

TULBURĂRILE PSIHICE ŞI CREATIVITATEA. BIPOLARITATEA

Nu a existat geniu fără amestec de nebunie

Aristotel

Relaţia dintre creativitate şi tulburările psihice continuă să pasioneze cercetătorii, şi nu numai. În aparenţă, ar putea fi vorba de incompatibilitate, fiind mai degrabă înclinaţi să considerăm manifestările creative ca apanaj al echilibrului psihic, al sănătăţii mintale, şi, totuşi, realitatea cu numeroasele sale exemple vin să contrazică această credinţă. Ba, această realitate oferă mai puţine exemple de creativitate, în domeniul artistic, cu deosebire din partea celor echilibraţi, normativi mental, decât din partea celor marcaţi periodic sau permanent de diverse tulburări psihice, psihologice şi uneori psihiatrice, ceea ce ar putea sugera o ipoteză surprinzătoare: normalitatea, echilibrul sunt mai puţin creative, premiza creativităţii fiind un anumit grad, mai mic sau mai mare de dezechilibru în sfera timiei, comportamentului şi chiar în sfera funcţiilor mai complexe, mai elaborate.

Dacă cele mai multe cazuri aparţin psihiatriei marginale, întâlnim şi cazuri, e drept, mai rare, integrabile psihiatriei majore, ceea ce zdruncină percepţia pe care o avem despre psihoze, ca stadii avansate şi ireversibile ale dezorganizării şi degradării vieţii psihice; psihoze diverse – schizofrenie, paranoia, psihoze depresive, deliruri de intensitate psihotică ş. a., pot fi identificate în pato-psihografia unor creatori în cultură, arte, filosofie, politică. Există în istoria creaţiei autori care au creat nu numai în perioadele de claritate şi gândire logică din evoluţia ciclului natural al unei psihoze (Jamison), dar chiar în timpul decompensării psihotice; printre creatorii consideraţi psihotici, poetul german Friedrich Hölderlin, Robert Schmann, Maurice Ravel (se apreciază că la data elaborării ultimilor compoziţii era deja afectat de boala Alzheimer în stadiu incipient), pictorul englez Richard Dadd şi alţii. Unii psihiatri (A. Rothenburg, 1995) consideră că perioadele de suferinţe psihice mai degrabă împiedică munca de creaţie decât s-o stimuleze. Alţii apreciază că în domeniul artei şi literaturii există o toleranţă mai mare pentru boli psihice decât în celelalte domenii de activităţi.

O enumerare a câtorva din personalităţile celebre care au creat în diverse domenii, diagnosticate în timpul vieţii sau retrospectiv cu diverse afecţiuni psihice, sunt tot atâtea argumente pentru teza acestui eseu, cu menţiunea că o enumerare exhaustivă nu este posibilă, iar multe cazuri nu au fost studiate sub acest unghi. Cu deosebire, domeniul artelor este cel mai mult populat de astfel de exemple: Rossini, Mozart, Ceaikovski, Schumann, Beethoven, Ravel, Chopin; printre alţii, în muzică, Francisco Goya, Van Gogh, Jackson Pollock în pictură, Wittgenstein, Kierkegaard, Nietzsche, Cioran, în filosofie, Williams, Scott Fitzgerald, Pavese, Hemingway, Virginia Wolf prozatori, mulţi poeţi – E. A. Poe, Baudelaire, Goethe, R. Burns, B. P. Shelley, T. S. Elliot, Mihai Eminescu, Anne Sexton, Silvia Plath, Paul Celan; Lincoln, Churchil, Sadam Husein, printre alţii, în politică, în sfârşit, până şi în ştiinţe au fost identificate astfel de exemple: Boltzmann şi Babbage, (Philippe Brenot) şi de ce nu, Goethe, care a creat şi în ştiinţă.

În eseul de faţă ne-am propus prezentarea câtorva personalităţi creative aparţinând domeniului de patologie psihiatrică cu cel mai mare potenţial creativ – bipolaritatea. Prevalenţa bipolarităţii în populaţia generală este evaluată în jur de 5%. Acestei relaţii i-au fost consacrate mai multe studii, datorate lui Nancy Andersen, H. S. Akiskal, S. Boubli, P. Brenot, E. Hantouche, K. Murphy, R. Stricker, L. Tisserand, printre alţii.

Tulburarea bipolară în terminologia actuală a fost cunoscută sub diferite denumiri potrivit concepțiilor nosografice ale vremii – melancolie în antichitate și până la Renaștere, nostalgie în secolul XVIII, spleen în Romantism, ciclotimie în secolul XIX, apoi tulburare (sau psihoză) maniaco-depresivă (Kraepelin), în sfârșit, denumirea actuală tulburare bipolară (Hagap S. Akiskal, 1977).

Legat de bipolaritate, se descriu și tulburări bipolare nespecifice, bipolaritate atenuată (Akiskal), bipolaritate și eco-morbidități (abuz de alcool, alte toxicomanii), bipolaritate sezonieră.

Am reamintit cele de mai sus, bine cunoscute de psihiatri, spre a putea înțelege mai bine motivațiile, mecanismele creației legate de diferitele diagnostice sau momente evolutive la personalitățile la care ne vom referi în cele ce urmează: Baudelaire, Beethoven, Churchil, Eminescu, Goethe, Mallarmé, Nietztsche, Schumann, Virginia Wolf.

• Charles BAUDELAIRE (1821-1867), om cultivat, literat, artist, a suportat încă de mic lovituri ale vieții; își pierde tatăl la vârsta de 6 ani; mama sa, pe care o adora, se recăsătorește la un an de la moartea soțului, tatăl vitreg îl ține la distanță, ne-înțelegându-l; are o tinerețe zbuciumată, irosește moștenirea de la părinți și este pus, ca urmare, sub tutelă judiciară până în 1857. Cheltuielile sale impulsive coincid cu o mare instabilitate socială, între 1842-1858 ocupând 14 domicilii la Paris.

Suferă mai multe episoade depresive, dintre care două episoade majore: în 1845, anul primei sale tentative de suicid, și în 1861, din acest an obsesiile sale suicidare, ideația suicidară devenind permanente.

Mărturisește în scris prietenilor săi, editorului, intențiile de a se sinucide și motivațiile unei atare decizii: „Je me tue, parce que je ne puis plus vivre, que la fatigue de m'endormir et la fatigue de me reveiller me sont insuportables. Je me tue, parce que je suis inutile aux autres et dangereux à moi-même. Je me tue parce que je me crois immortel, et que j'espère."

Această instabilitate timică o asociază cu o dependență de opium. Toxicomania sa începe în 1847 cu laudanum pentru probleme gastrice și o continuă cu opium și hașiș. În tot acest timp el își scrie opera în timpul episoadelor depresive și sub influența consumului de toxice.

• Ludwig von BEETHOVEN (1770-1827), personalitate complexă animată de pasiuni fierbinți și dotată cu un geniu creator ieșit din comun, întreaga sa viață aflându-se sub dominația muzicii chiar și atunci când destinul l-a privat de simțul esențial pentru muzică – auzul; de altfel, cele mai multe studii patografice au fost consacrate surdității sale, problemele psihice aflându-se în planul doi.

Tatăl său, deși alcoolic, era și un muzician intransigent care l-a obligat cu duritate să facă muzică.

Geniu precoce, compune și publică prima sa creație – Variațiuni pentru pian pe un marș de Dressler, la vârsta de 12 ani, un an mai târziu va compune trei sonate!

Primele simptome ale surdității debutează la 28 de ani, odată cu scrierea primei simfonii și surditatea se va accentua în tot cursul vieții, izolându-l într-o interioritate creativă, dar și foarte dureroasă și asocială.

În această perioadă prezintă și primele semne de variații ale dispoziției care-i vor ritma întreaga existență până la sfârșit. Schimbările de dispoziție iau uneori forme violente, rapide, impulsive, agresând anturajul. Apar primele episoade depresive – în 1801, la vârsta de 31 de ani, el vorbește pentru prima dată într-o scrisoare către un amic de depresia sa. Accesele de melancolie sunt întrerupte de accese maniace, materializate în creații muzicale. Patografii săi vorbesc de boala maniaco-depresivă sau depresia maniacă, subliniind legătura puternică între fazele maniace și exploziile creative. De altfel, creativitatea aparține în special perioadelor de excitație maniacală sau hipomaniacală, când hiperactivitatea pare să materializeze ceea ce s-a acumulat în perioadele de depresie, de introversiune, de suferință; există și excepții, Mozart a compus Concertul pentru clarinet K622, lucrare plină de lirism și luminozitate într-una din perioadele sale de depresie dintre cele mai profunde.

• Intercalăm, conform ordinii alfabetice și o personalitate politică foarte cunoscută, Winston Leonard Spencer CHUR-CHIL (1874-1965); de fapt, nu numai politică, ci și multivalentă, fiindcă Churchil a fost un jurnalist de teren, scriitor prolific și pictor. O altă caracteristică a acestei tumultoase personalități a fost longevitatea neobișnuită (91 de ani), bipolaritatea nefiind, de obicei, favorabilă longevității, ci, dimpotrivă, majoritatea celor suferinzi sfârșindu-se la vârste nu foarte mari.

Churchil a prezentat importante fluctuații ale dispoziției remarcate de apropiații săi. Perioadele de excitație alternau cu cele ale depresiei, Churchil însuși numind perioadele sale de inhibiție și de depresie „black dogs". Era „vizitat" chiar de idei de suicid pe care le-a îndepărtat de fiecare dată.

Opusă perioadelor depresive, hiperactivitatea sa era legendară ca un mod de apărare maniacă împotriva depresiei (Winnicott); în aceste perioade era hiperactiv, excitat, logoreic, multiplicând cu ușurință asociațiile de idei, jocurile de cuvinte, calambururile... Adesea, stimulentul era și alcoolul, stările de ebrietate nefiind rare în existența sa. În alt plan, Churchil a inspirat medicinii delimitarea a ceea ce a fost numit „Sindromul Churchil", o excepție în teoria factorilor de risc: deși cumula majoritatea factorilor de risc pentru ateroscleroză: obezitatea, consumul de alcool, fumatul (trabuc), era cunoscut ca un „gros mangeur", temperamentul coleric, stresul intens urmare a funcțiilor și răspunderilor sale politice, a trăit...91 de ani!

• MIHAI EMINESCU (1850-1889). Privindu-l pe marele nostru poet nu vom comenta prea mult, deoarece privind suferințele sale și legătura acestora cu creația sa s-a scris foarte mult; dincolo de medici, și-au exprimat opinii, unele într-o manieră mult prea tranșantă și sentențioasă și persoane fără pregătire medicală, critici literari, biografi, oameni de cultură, printre aceștia Titu Maiorescu, George Călinescu, Augustin Z. N. Pop, dintre medici, mai cunoscute fiind teoriile doctorului

Constantin Vlad, psihiatru și psihanalist, și ale doctorului Ion Nica; și alți medici au exprimat opinii privind patografia poetului, printre aceștia, dr. Iszak, dr. A. Șunda, dr. C. Bacaloglu, dr. Ovidiu Vuia, și, mai recent, dr. Ion Vianu; evoc aici discuțiile lungi pe care le-am avut cu prietenul meu, dr. Paul Cortez, ale cărui opinii la care am aderat, le consider cele mai avizate și bine argumentate clinic.

Printre diagnosticele psihiatrice evocate, fiecare contestat vehement de adversari, susținători ai unui alt diagnostic, s-au aflat: schizofrenia, luesul cu paralizie generală progresivă, personalitatea accentuată, melancolia, psihoza maniaco-depresivă printre cele mai importante. De altfel, nici nu merită a fi reluate toate ipotezele, lipsindu-le argumentele științifice.

Există argumente incontestabile pentru un singur diagnostic: tulburarea bipolară. Eranța, rătăcirea începută încă din perioada școlară care l-a îngrijorat pe tatăl său, silindu-l să ia atitudine autoritară, continuată apoi prin instabilitatea fixării într-un loc anume, ceea ce l-a făcut să colinde orașe de pe cuprinsul țării, ca și de peste graniță, unde nu rămânea mult timp, toate aceste manifestări ale unui comportament hiperactiv alternau cu perioade de pesimism, de retragere în sine, într-un univers intim, numai al lui, marcat de creații stimulate de suferință; pentru că la Eminescu, perioadele de depresie au fost cele productive, în special. În ultimul timp au apărut ipoteze pline de senzațional privind cauza morții, unele sugerând ceea ce numim teorii ale conspirației, care nu merită a fi menționate, înscriindu-se în apetența multora pentru senzaționalitate.

• Johann Wolfgang von GOETHE (1749-1832)

În tinerețe, înainte de a aprofunda biografia și creația marelui scriitor german îl consideram un creator senin, fericit, în echilibru, un îndrăgostit perpetuu, capabil de a se înflăcăra de o nouă iubire la 80 de ani. Ulterior, aveam să descopăr trăirile lui mult mai complexe, oscilațiile dispoziției între hiperactivitatea multicreativă (poezie, desen, muzică, știință – eseuri în domeniul botanicii, studii consacrate culorilor), și stările de depresie ciclice, survenind de fiecare dată la sfârşitul unui an. Acest tablou sugestiv pentru ciclotimie îl are din copilărie, în perioadele depresive care alternau cu cele hipomaniacale creative, era frământat de o ideaţie suicidară care este bine reflectată şi de scrierile sale; astfel, „Suferinţele tânărului Werther" prezintă prototipul literar al suicidului melancolic, în fapt, tânărul adolescent Goethe, sursă de inspiraţie autobiografică, preţios argument patografic.

Evoluţia ciclotimică a bolii maniaco-depresive a lui Goethe a fost în mod remarcabil studiată de marii psihiatri germani Möbius şi Kretschmer, ceea ce a eliminat controversele patografice frecvente în alte cazuri. Singura sa soră care a supravieţuit, Cornelia, a prezentat, de asemenea o maladie bipolară pentru care a avut internări repetate, ceea ce a făcut să se vorbească de o boală bipolară familială.

• Poetul francez Stéphan MALLARMÉ (1842-1900) a prezentat pe întreg parcursul existenţei sale variaţii ale timiei care a permis patografilor săi punerea diagnosticului de maladie bipolară, cu caracter sezonier. Poetul însuşi s-a autodiagnosticat vorbind în scrierile sale de „spleen printanier". Precizările patografice au fost posibile şi datorită corespondenţei adresate de poet unui bun prieten al său, Henry Cazalis, corespondenţă întreţinută timp de 7 ani, între 1862-1869. În această corespondenţă poetul descrie în amănunt trăirile sale personale (primăvara) ce îi ritmau creaţia literară. Referindu-se la acest sezon, el a scris: „Je n'ai pas écris parce que le spleen m'a entièrement envahi."

Studiul corespondenţei sale (autopatografice) a prilejuit lui Jean-Max Cortéja, în Parcoeurs litteraires, o riguroasă analiză clinică a ciclotimiei lui Mallarmé.

•Marele filosof german Friedrich NIETZSCHE (1844-1900) a făcut studii de filologie, de muzică, şi în final, s-a dedicat filosofiei, oferind posterităţii o operă magistrală. Copil precoce, se distingea printr-o intensă energie şi o capacitate intelectuală extraordinară, devenind cel mai tânăr filosof în epoca sa, fiind numit, ca urmare, profesor la o vârstă foarte tânără. Din acest moment, existența sa va începe să fie dominată de o alternanță bipolară de care devine conștient; primele manifestări clinice debutează precoce, între 1862-1864, adică la vârsta de 28 de ani. Unul din patografii săi (Jacques Rogé) a identificat trei faze distincte în evoluția sa: o lungă perioadă depresivă, între 1864-1879; variații bipolare rapide, între 1880-1887; decompensare maniacă terminală, între 1888-1900.

• Virginia WOLF (1882-1941), marea prozatoare engleză, a avut o copilărie marcată de pierderi dureroase: își pierde mama când abia împlinise 13 ani, doi ani mai târziu își pierde sora, pentru ca la 18 ani să sufere din nou de pierderea tatălui pe care-l venera. Cu fiecare pierdere suferă episoade depresive care necesită internări. Suferă apoi abuzuri sexuale, împreună cu sora sa Vanessa, din partea fraților vitregi.

Începe să scrie la un an după moartea tatălui său, mai întâi ca jurnalistă la suplimentul literar al cotidianului Times. Urmează primele romane care cunosc un mare succes de public – The Voyage Out, Mrs. Daloway și altele. Temele sale lesbiene sunt puse în legătură cu abuzurile sexuale incestuoase suferite în tinerețe.

Manifestă simptomele unei bipolarități – accese depresive alternând cu stări maniacale, de hiperexcitație. În paroxismele depresive are mai multe tentații suicidare: 1895 defenestrare, 1913 ingestie de medicamente (Veronal), 1941 încercare de a se îneca.

Evoluția bipolarității sale are determinisme predispoziționale familiale – tatăl maniaco-depresiv, mama – melancolie, toți frații și surorile – tulburări de dispoziție.

Am prezentat, în cele de mai sus, câteva personalități creatoare, dintre cele mai cunoscute, a căror patografie a fost bipolaritatea, de departe tulburarea psihică cea mai implicată în creație; fără a fi o condiție obligatorie a creației, tulburarea bipolară nu este numai compatibilă cu capacitatea de creație, ci, se pare, este si o condiție favorizantă. Personal, sunt de partea celor ce cred că un anumit dezechilibru psihic, afectiv, este necesar pentru a crea, cu deosebire în domenii ale culturii – literatură, arte – și că echilibrul, normalul (normativul) nu sunt neapărat premise, condiții ale creativității. Ceea ce este surprinzător pentru metabolismul intim al creației, care se cere studiat și aprofundat în continuare este faptul că pe lângă cazurile de psihiatrie marginală – nevroze, psihopatii, „accentuanțe" diverse, pot fi întâlnite în creații validate axiologic și în cazul unor tulburări psihice de intensitate psihotică. Sunt, iată, și din această perspectivă, argumente pentru destigmatizarea bolii, inclusiv a celei psihotice, boala nefiind altceva, cum au susținut-o mulți, decât o alternativă a existenței.

În cursul vieții noastre existăm atât ca sănătoși, cât și ca bolnavi, potențialul creativ fiind prezent în ambele ipostaze.

VÂRSTA ÎNAINTATĂ ȘI CREATIVITATEA

Dacă Voltaire ar fi trăit doar 60 de ani, nici n-am fi auzit de el. În Larousse a intrat cu ceea ce a făcut spre înserarea vieții.

Destule exemple de creativitate la vârsta înaintată, multe opere de artă și creații științifice intrate în patrimoniul culturii universale, elaborate de autorii lor la vârste venerabile, pot fi argumentele relației de compatibilitate a înaintării în vârstă cu menținerea capacității de creație; cu alte cuvinte, performanțele intelectuale – creativitatea sunt un produs al intelectului – se pot menține și în perioada de senescență. De altfel, relația este intuită demult, bătrânețea fiind asociată cu înțelepciunea. S-ar putea replica invocând faptul că este vorba de excepții, numai unii indivizi conservă și capacitățile creative odată cu intrarea în perioada senectuții, mulți alții ating apogeul în acest domeniu în perioada prevârstnică, alții, în sfârșit, suferă un proces de regresie psihointelectuală. Pe de altă parte, se poate observa și că în perioada vârstei adulte capacitatea creativă este o înzestrare numai a unora dintre indivizi. Mai semnificativ ar fi raportul statistic (e drept, întreprindere nu tocmai ușoară, fiindcă presupune evaluarea acestei capacități, definirea criteriilor etc.), dintre indivizii creatori și totalul unui grup populațional – tineri, adulți, vârstnici. Ar trebui, în plus, să ne raportăm numai la subiecții vârstnici sănătoși (cu referire îndeosebi la sănătatea mentală), fiindcă, din păcate, mai mult decât celelalte

336

vârste, îmbătrânirea se asociază cu un număr mai mare de îmbolnăviri.

Oricum, problema este demnă de interes și a făcut și face obiectul unor dezbateri, studii, controverse. Experții care s-au dedicat clarificării acestei probleme rămân divizați.

Primele studii consacrate acestui subiect situau vârful creativității umane între treizeci și patruzeci de ani, aproximativ 10% din toate marile contribuții în știință, cultură, arte, aparținând unor persoane de peste șaizeci de ani.

Dar se poate replica: grupul vârstnicilor deține doar 20% din totalul populației, astăzi, pentru că în trecut erau și mai puțini. În acești 20% se includ și indivizii „necreativi" și cei bolnavi. Pe de altă parte, creativitatea presupune, dincolo de dotarea, să-i zicem, nativă, care poate rămâne nevalorificată, și pregătire îndelungată și cumul de experiență, aceasta explicând că, deși maximul inteligenței umane este atins la 25 de ani (între 16-25 de ani), creativitatea se materializează mult mai târziu și aceasta nu se explică prin apariția unor noi capacități, ci îmbunătățirii organizării activității și a perfecționării schemelor de generalizare, sinteză și abstractizare, pentru aceasta bătrânețea nu este numai un cumul de „achiziții" negative, biologice și psihologice, ci, cum se spune, nu fără îndreptățire, și o „vârstă a înțelepciunii". Mulți gerontologi susțin că începutul bătrâneții, subliniem din nou, pentru indivizii sănătoși, poate fi considerată vârsta de 75 de ani, deci, la peste două decenii de la regresia funcțiilor reproductive, pentru că în acest interval subiecții normali își păstrează capacitatea de muncă, afectivitatea și interesul față de viață; după 50 de ani scade ușor și progresiv capacitatea vitală, dar poate crește, în destule cazuri, cea creativă; uneori, crește chiar eficiența socială – domeniile politicului (mulți dintre politicieni sunt vârstnici, ceea ce a făcut să fie des invocată gerontocrația, o realitate, chiar dacă neagreată de unii; de reamintit că Senatul vine de la Senium, fiindcă membrii acestei instituții erau persoane în vârstă, „Sfatul bătrânilor", „Sfatul înțelepților" – „Gerusia" la vechii greci, care a funcționat și pe teritoriul țării noastre, așa cum s-a descoperit că a existat în vechea Cetate Histria de la Marea Neagră, erau organisme consultative pe lângă puterea politico-administrativă), domeniul militar cu referire la marii conducători și chiar ai managementului, unde, printre performeri putem întâlni destule persoane de vârstă „post-adultă". Majoritatea conducătorilor politici ating apogeul realizărilor lor dincolo de 50 de ani. Unele cercetări au aprofundat relația vârstă-creativitate, studiind „momentele de vârf" ale afirmării creative în diferite profesii. „În cele mai multe, apogeul realizărilor se situează peste vârsta de 50 de ani. Sunt mai puțini premiații Nobel având sub 50 de ani, decât cei peste această vârstă, și chiar peste 50 de ani."

Potrivit cercetărilor amintite, medicii au momentul de vârf în jurul vârstei de 52 de ani, matematicienii și astronomii au cele mai bune realizări la 57 de ani, istoricii la 58 de ani, naturaliștii și juriștii la 59 de ani. O situație specială o au creatorii din domeniile artei și literaturii – compozitori, pictori, scriitori care nu au un anume vârf, ci creează continuu, uneori, cei ce au privilegiul longevității, până la vârste foarte înaintate (câteva exemple celebre asupra cărora vom reveni: Verdi și Haydn, Michelangelo și Picasso, Goethe și Bernard Shaw). Se zice că artiștii creatori sunt impensionabili sau „inoxidabili".

Deși nu se poate nega teza declinului intelectual de îmbătrânire, o serie de observații, cercetări și experimente recente aduc probe în favoarea realității că anumite funcții intelectuale nu sunt afectate semnificativ, că unele performanțe pot fi asemănătoare cu cele întâlnite la celelalte vârste, ceea ce diferă, în general, fiind viteza unor reacții. Unii cercetători afirmă că vârsta îi face mai lenți și mai prudenți. Alte studii recente permit să se afirme că îmbătrânirea nu afectează nici cantitatea, nici calitatea creațiilor, unele persoane realizând operele lor cele mai importante la vârsta avansată.

Fizicianul octogenar Heinz Maier-Leibnitz afirmă că disponibilitatea și dorința de a lucra chiar cresc, dar că energia nu mai este la înălțimea dorințelor.

Unii creatori în diverse domenii ale științei și culturii, sexagenari și septuagenari afirmă că puterea lor de înțelegere, eficacitatea deciziilor, experiența, chiar creativitatea sunt mai mari ca la vârstele anterioare. Toate aceste evoluții pozitive sunt exemple de inteligență cristalizată, de capacitatea de a utiliza în propriul profit informațiile disponibile într-o cultură (Mihaly Csikszentmihaly).

La 91 de ani (!) Linus Pauling afirmă că el a publicat de două ori mai multe articole între 70 de ani și 90 de ani decât în orice perioadă anterioară.

O altă teză susține că vârstnicii nu mai creează, în general, opere noi, ci le desăvârșesc, le îmbogățesc pe cele elaborate anterior; teza respectivă nu poate fi generalizată, dacă ținem cont de numeroasele exemple de opere și contribuții elaborate după intrarea în ceea ce numim „vârsta a treia".

Istoricul C. Vann Woodward a avut șansa ca odată intrat în cea de-a treia vârstă să poată să-și corecteze mai ușor erorile din lucrările elaborate anterior, publicând noi ediții ale operelor sale.

O înțelegere mai aprofundată ne oferă observația psihologilor privind diferențierea funcțiilor cerebrale în două categorii: funcțiile sau inteligența „fluidă" și funcțiile sau inteligența „cristalizată". Declinul datorat îmbătrânirii afectează în special funcțiile fluide – abilitatea de achiziționare și operare cu relații și modele abstracte, capacitatea de a reacționa rapid, de a calcula repede și bine; acest deficit nu creează însă dificultăți în comportamentul cotidian al vârstnicilor, întrucât aceștia învață să-l compenseze; nici scăderea memoriei, atunci când este moderată, fiziologică (presbymnezie benignă), nu devine alarmantă.

Al doilea tip de inteligență, „cristalizată", este mai mult în funcție de achiziții; permite judecățile logice, de comparare și înțelegere a categoriilor diferite, de a formula concluzii ca urmare a raționamentelor logice. Depinde mai mult de reflexie decât de rapiditatea reacțiilor, și crește, în general, cu vârsta, până la 60 de ani cel puțin. Unii cercetători au găsit această formă de inteligență, stabilă chiar și la subiecții nonagenari.

Oricum, declinul funcțiilor fluide este nesemnificativ după vârsta de 60 de ani, și mai important, peste 80 de ani. De altfel, gerontologii contemporani susțin că în condițiile prelungirii duratei de viață, semnele îmbătrânirii – deficitul, declinul se fac evidente abia începând cu vârsta de 75 de ani (existând și destule excepții), dacă persoana este sănătoasă, sub această vârstă, adică între 60-75 de ani performanțele sunt asemănătoare cu cele ale perioadei adulte.

În plan social, această realitate se reflectă în tendințele de prelungire a limitei de vârstă pentru retragere, tendințe materializate încă nu atât conform realității biologice a evoluției umane, ci conform altor realități sociale, ca de exemplu – lipsa locurilor de muncă, discriminările la angajare ș. a.

Conchizând la acest punct, de reținut că senescența fiziologică, spre deosebire de cea patologică, se instalează fără seisme prea evidente, dat fiind faptul că organismul, în general, și psihicul, în special, antrenează rezerve compensatorii și echilibrări și reechilibrări specifice, deosebit de complexe.

După opinia cercetătorilor, influența vârstei asupra creativității este mediată de mai multe elemente: maturizarea biopsihologică, procesul formativ, experiența acumulată, condițiile obiective (somatice și exterioare, exogene) pe care le atrage. Ultimele se repercutează nu atât asupra capacității de creație (care poate, realmente, exista, dar să fie nevalorificată), cât asupra productivității. Se poate vorbi de o limită a creativității, de determinarea cronologică a momentului de început a involuției creativității? Răspunsul este negativ câtă vreme organismul, cu o vigoare bio-psihologică prelungită, titani ai spiritului s-au dovedit capabili de creație originală, practic, până la sfârșitul îndelungatei lor vieți. Ei au continuat să creeze chiar și în ciuda vicisitudinilor unei bătrâneți resimțite și agravate de îmbolnăviri, dovedind vioiciune spirituală.

Îmbolnăvirile pot interveni de o manieră ambivalentă – fie suspendă capacitatea de creație (bolile grave, stadiile evolutive avansate, afectările cerebrale organice), fie stimulează capacitatea de creație, mobilizând toate resursele, creația apărând ca o compensare a suferințelor sau ca o victorie asupra bolii.

Desigur, ca orice activitate umană, și capacitatea de creație este antrenată la un moment dat în regresul de ansamblu al procesului de îmbătrânire. Dar, chiar la vârste foarte înaintate există posibilități de compensare a deficiențelor biologice, atâta timp cât creativitatea se menține încă.

Marele savant spaniol, neurohistologul Ramon Y Cajal adresa următorul îndemn oamenilor de știință care îmbătrânesc: „dacă mâinile tale slăbite nu mai pot ține mânerul târnăcopului îți mai rămâne încă să prelucrezi și să desăvârșești minereul scos din adâncuri de alții. De asemenea, să scrii în liniștea locului tău de retragere, istoria sau filozofia științei respective, căci nimeni nu poate să o exprime mai bine decât acela care i-a trăit întâmplările și sensul arzătoarelor ei dificultăți teoretice."

Biografia creatorilor de știință, cultură și artă ne arată cel mai adesea, depășind pragul intrării în bătrânețe, că ei nu au realizat noul, ci au desăvârșit operele sau concepțiile descoperite anterior. Istoricul C. Vaan Woodward a putut mai ușor să-și corecteze erorile din scrierile anterioare, publicând o nouă ediție a cărților sale. Prin urmare, la vârstele avansate, creativitatea este păstrată în măsura normalității cerebrale cu caracteristici cantitative și calitative diferite, la vârsta maturității, determinate de evoluția economică a procesului de îmbătrânire și de domeniul de creație respectiv.

Se cunoaște efectul retragerii din viața profesională care, la unele persoane, se materializează adesea într-o prăbușire intelectuală, totdeauna mai accentuată la bărbați; este ceea ce s-a numit „şocul psihologic al pensionării", „maladie de re-traite", ieşirea la pensie, asociată cu izolarea socială, pierderea de roluri şi statute accelerează decăderea funcţiilor intelectuale. Acest efect nu atinge persoanele în vârstă care trăiesc în cadrul familiei, activând în prelungirea profesiei lor sau asumându-şi anumite atribuţii familiale; ele îşi conservă mai bine facultăţile intelectuale, spre deosebire de cei ducând o existenţă izolată, care sunt mai afectaţi de un declin psihic şi intelectual. A rămâne intelectual activ toată viaţa reprezintă, de asemenea, o condiţie sine qua non a preîntâmpinării declinului generat de vârsta înaintată; „viaţa de peste 80 de ani, de care mă bucur, cred că o datorez muncii intelectuale", observa cu luciditate filosoful român Constantin Rădulescu-Motru.

De altfel, existenţa capacităţii de creativitate, în multe cazuri la vârste foarte înaintate este un argument pentru cele de mai sus. În general, oamenii de cultură, de artă, „nu se pensionează", „nu se retrag", evită în felul acesta stresul retragerii şi continuă să creeze. Funcţia de creativitate este între cele privilegiate, care se pot păstra uneori intacte până la vârste foarte înaintate. Laureatul Premiului Nobel pentru literatură, Albert Camus scria: „Creaţia ia sfârşit odată cu moartea creatorului"; în unele cazuri şi oamenii de ştiinţă de mare valoare, având şansa înţelegerii unor autorităţi, sunt menţinuţi în activitate în formule adaptate, ajustate, în cercetare, consiliere, activităţi de formare, spre a li se oferi posibilitatea de a crea în continuare, de a li se valorifica potenţialul creativ restant pentru societate, pentru generaţiile mai tinere.

Dacă Pasteur ar fi fost pensionat, el nu ar fi avut posibilitatea să descopere vaccinarea antirabică, descoperire pe care a făcut-o la 63 de ani.

La fel, Benjamin Franklin nu ar fi inventat lentilele bifocale, pe care le-a realizat când împlinise 78 de ani, ca să ne rezumăm la aceste două exemple.

Retragerea, este indiscutabil, în primul rând o necesitate socială, ne-am putea însă imagina că în lipsa retragerii (dacă acest lucru ar fi posibil), eliminându-se factorul stresant care dezangajează, demobilizează, demotivează, mulți ar putea crea în continuare.

În argumentarea celor de mai sus prezentăm câteva „studii de caz", care se adaugă celor deja menționate, edificatoare pentru creativitatea la vârstă înaintată.

• Benjamin Franklin, cum arătam mai înainte, a inventat lentila bifocală la 78 de ani.

• Frank Lloyd Wright termină celebrul muzeu Guggenheim, una dintre capodoperele sale, la vârsta de... 91 de ani.

• Tiţian (Vecellio Tiziano) la 90 de ani muncea ca în prima tinerețe și continua să-și desăvârșească stilul. La 95 de ani a terminat celebrul său tablou „Bătălia de la Lepanto", iar la 97 de ani, o altă capodoperă „Coborârea de pe cruce". Avea să moară la 99 de ani, răpus de... ciumă.

• Compozitorul Giuseppe Verdi ne-a oferit unele dintre cele mai valoroase capodopere la vârsta senectuții: a terminat „Othello" la 74 de ani, „Falstaff" la 80 de ani – una din cele mai bune opere ale sale, în care adopta un nou stil muzical, diferit de ceea ce compusese înainte, în sfârșit, la 85 de ani compune cunoscutul său „Requiem".

• Richard Strauss a compus lucrarea simfonică „Metamorfoze" la 82 de ani.

• Robert Stolz 95 de ani, Jan Sibelius și Nadia Boulanger 92 de ani, Arturo Toscanini 90 de ani, Fritz Kresler 87 de ani au făcut dovada unei longevități creatoare.

• Stradivarius, marele constructor de viori a creat prețioasele instrumente care l-au făcut celebru, până la 93 de ani, iar la fel de cunoscutul Amati, de asemenea celebru lutier, până la 85 de ani.

• Și alți muzicieni au atins vârste înalte, Pablo Casals, marele violoncelist stins din viață la 97 de ani, compozitorul Leopold Stokovski, la 95 de ani, Joseph Haydn care a compus celebrele „Oratorii" la 80 de ani, au fost activi și productivi în arta lor; această incidență crescută a longevității printre muzicieni a făcut pe unii cercetători să presupună că muzica are influenţe pozitive asupra duratei vieţii şi conservării intelectului.

Printre creatorii de literatură, de asemenea, foarte mulţi longevivi:

• Goethe a încheiat elaborarea operei sale la vârsta de 83 de ani.

• Bernard Shaw a trăit 92 de ani şi a scris opere durabile până la această vârstă.

• Victor Hugo a scris cinci dintre romanele sale, de altfel celebre, între 75 şi 80 de ani, iar ciclul de versuri intitulat „Legenda secolelor" la 81 de ani.

• Miguel de Cervantes a creat al său „Don Quijote de la Mancha" la 59 de ani.

• Sofocle a dat literaturii universale „Oedip rege" la 75 de ani şi a trăit 90 de ani.

• Corneille, Voltaire, J. J. Rousseau, Ibsen, L. Tolstoi, Th. Mann, Agatha Cristie au trăit şi au scris până la vârste memorabile.

• Mai aproape de noi, laureatul Premiului Nobel pentru literatură, Nikos Kazantzakis a scris „Alexis Zorba" la 64 de ani şi „Hristos răstignit a doua oară" la 72 de ani.

• Savantul francez academician, Julien Green a predat editurii „Seuil" din Paris romanul „Les etoiles du sud" (900 de pagini) la venerabilă vârstă de 88 de ani!

• Artele plastice, în afara decanului de vârstă Tiţian, amintit mai înainte, au dat universalităţii pe Michelangelo, majoritatea capodoperelor sale fiind create la vârsta senectuţii; a început celebra frescă „Judecata de apoi" la 58 de ani şi a terminat-o la 66 de ani; la 87 de ani a încheiat macheta cupolei San Pietro din Roma; până în ultimii ani a creat şi într-un alt domeniu al artei – în cel al poeziei.

• Pablo Picasso a trăit 92 de ani, fiind activ şi creator până la această vârstă.

• Tintoretto, Jordaens, Antoine Houdon, Ingres, Frans Hals, Claude Monet, Henri Matisse, Marc Chagall şi de altfel, mulţi alţii, au creat opere de valoare până la adânci bătrâneţi.

Longevitatea creativă se întâlneşte şi printre oamenii de stiinţă:

• J. Newton a trăit 90 de ani, Galileo Galilei şi Thomas Edisson câte 84 de ani, Albert Schweitzer 90 de ani, Pasteur 73 de ani, George Emil Palade, nonagenar era încă activ, la fel, la vârsta senectuţii antropologul Robert Le Vine, astronomul Vera Rubin, medicii Ionas Salk şi Rosaly Yalow rămân deosebit de activi, unii chiar diversificându-şi preocupările. Compatriotul nostru Henry Coandă, care a creat în Franţa, a trăit 88 de ani, şi lista ar putea continua.

Şi creatorii români – în arte, literatură, ştiinţe – s-au distins şi prin longevitate: Cecilia Cuţescu-Stork, Marius Bunescu, Oscar Han, Constantin Brâncuşi, Camil Ressu, Theodor Pallady, Corneliu Baba, Margareta Sterian, Ion Irimescu în artele plastice, Dimitrie Cuclin, Tiberiu Brediceanu, Eduard Candella, Florica Muzicescu, Cella Delavrancea ş. a. în muzică; mari actori: Lucia Sturza Bulandra, Silvia Dumitrescu-Timică, Gheorghe Storin şi mulţi alţii au creat pe scenă roluri memorabile la vârste foarte înaintate (octogenari şi nonagenari); Radu Beligan este un alt exemplu de vitalitate creatoare; şi fiind vorba de actori, marele actor francez Charles Vanel a interpretat ultimul său rol în film – „Les saisons du plaisir" la vârsta de 95 de ani! Tudor Arghezi, Ion Agârbiceanu, Al. Cazaban, Vasile Voiculescu (a încheiat ciclul celor mai frumoase poezii ale sale, „Ultimele sonete închipuite ale lui Shakespeare" la vârsta de 72 de ani), Mihai Codreanu, Mihail Cruceanu, Emil Cioran, Octavian Paler printre alţii în literatură, Mihai Ciucă, Petru Poni, Ştefan Procopiu, Simion Mehedinţi, Octav Onicescu, Ana Aslan, Ştefan Milcu, Solomon Marcus, Neagu Djuvara, printre alţii, în ştiinţe.

Psihologul american Mihaly Csikszentmihalyi de la Clemont College, California, reprezentant de seamă al „psihologiei pozitive", consacra în cartea sa „Creativitatea – psihologia descoperirii şi a invenţiei" (Creativity – Harper Collins Publisher, 1996) un capitol amplu – Bătrâneţii creative.

El încearcă, în principal prin intermediul unei anchete adresată unor personalităţi creative americane (inclusiv deţinători ai premiului Nobel) din domenii diferite: ştiinţe, arte, economie, filosofie, istorie etc, să răspundă întrebării „Ce se schimbă cu vârsta?", formulând întrebări corespunzătoare adresate direct personalităţilor incluse în anchetă, cu menţiunea de a se referi la ultimii douăzeci-treizeci de ani, comparativ cu perioada anterioară. S-a scontat că răspunsurile sunt în măsură să reflecte fidel modul în care indivizii creativi percep propria îmbătrânire, în general.

Rezultatele au arătat că, în ansamblu, ei nu au perceput schimbări semnificative între cincizeci şi şaptezeci de ani sau între şaizeci şi optzeci de ani. Capacitatea de muncă nu a diminuat, obiectivele au rămas sensibil aceleaşi şi nici calitatea şi cantitatea producţiilor nu s-au schimbat foarte mult. În plus, niciunul nu s-a plâns de sănătatea sau de starea sa generală, şi toţi, chiar şi nonagenarii se declarau satisfăcuţi de forma lor fizică, chiar dacă erau conştienţi de limitele fireşti.

Ceea ce era surprinzător era faptul că, în ansamblu, schimbările pozitive erau aproape de două ori mai numeroase decât cele negative. În faţa acestor rezultate s-a pus şi întrebarea dacă nu cumva realităţile au fost înfrumuseţate spre a se autoavantaja? Autorul anchetei, ţinând cont de francheţea răspunsurilor la toate întrebările, crede că nu a părut să fie vorba de o aparenţă. O altă surpriză a fost menţinerea atitudinii creative împotriva unor inerente modificări negative induse de îmbătrânire. Există, de altfel, o observaţie mai generală că mulţi indivizi confruntaţi cu o condiţie existenţială defavorizantă – boală, handicap, îmbătrânire – se mobilizează mai bine spre performanţe superioare, uneori surprinzătoare, ca şi cum aceasta ar semnifica o victorie asupra condiţiei existenţiale amintite; acest lucru este, de asemenea, argumentat de domeniul creaţiei, în special, plin de astfel de exemple (Beethoven, Toulouse-Lautrec, între mulţi alţii).

SCURTE NOTE DE CĂLĂTORIE
PRIN SPAȚII NECONVENȚIONALE –
CIMITIRELE

Non omnis moriar.

Horațiu

În mod obișnuit, în mentalitatea comună, o vizită într-un cimitir se face de nevoie, cu ocazia decesului unei rude, prieten, a unei personalități, cu ocazia pomenirii ritualice – parastas, sărbători dedicate morților. Există, în general, nu se poate nega, o distanțare de un astfel de loc, poate și dintr-un reflex de apărare, de îndepărtare a perspectivei sfârșitului semnificat de cimitire.

În urmă cu mai mulți ani, aflându-mă pentru o perioadă mai lungă la Paris și vizitând unul din cimitirele cele mai cunoscute ale capitalei Franței, apoi și următoarele două în ordinea importanței, pentru francezi, și, de fapt, cum aveam să constat, și nu numai pentru aceștia, am fost surprins să observ că nu mă aflu într-un loc al plângerii, regretelor, al grupurilor îndoliate, jelind defunctul, ci într-un fel de templu, de panteon, de muzeu în aer liber pentru că mă întretăiam nu numai cu persoane singure, ci și cu grupuri de tineri, de elevi care se opreau din când în când în fața câte unui mormânt. La intrare, orice vizitator primește gratuit un pliant cu planul aleilor și pozițiile mormintelor, în acest pliant fiind semnalate cele ale personalităților care-și petrec aici somnul de veci. În ultimii ani, și la noi, Cimitirul Bellu, de pildă, a fost inclus printre obiectivele ce pot fi vizitate cu ocazia „Nopții Muzeelor", inițiativă franceză

347

lansată și la noi în 2011, acest cimitir fiind inclus printre muzeele vizitabile, căpătând astfel o nouă funcțiune – educativă, culturală și istorică; măsura a avut un surprinzător succes, ținând cont de o anumită semnificație negativă a vizitării, în afara ocaziilor ceremoniilor funerare, înmormântări, comemorări, pomeniri, parastase, vizite periodice ale rudelor la cei dispăruți, pentru aprins lumânări, candele, depus flori, și cu deosebire semnificația anxiogenă legată de prejudecăți ale întâlnirilor cu spiritele celor morți, noaptea... fiindcă în nopțile respective ale celor trei ani care s-au scurs de la debutul „nopții muzeelor" s-au înregistrat destui vizitatori ai acestui „muzeu în aer liber", „panteon al personalităților", „monument compozit de arhitectură și sculptură"... Și totuși și astăzi persistă credințe în supranatural: cea mai veche candeleareasă spune: „În nopțile cu lună plină, bântuie pe aleea centrală o fată desculță și despletită care mai mult plutește decât umblă. Spre ziuă dispare in cavoul domnișoarei." (este vorba de cavoul Iuliei Hașdeu).

*

Cimitirul Père-Lachaise este cel mai prestigios din Paris, situat la nr. 16, rue du Repos, pe una din cele șapte coline ale Parisului, administrat de Primărie, Direcția Generală de Informare și Comunicare și Direcția Parcuri, Grădini și Spații verzi.

Amplasamentul s-a făcut pe proprietatea părintelui de la Chaise (Père de la Chaise), de unde numele celebrului cimitir. Père de la Chaise era confesorul lui Ludovic al XIV-lea. În 1803, din ordinul lui Napoleon, terenul a fost defrișat în scopul creării unui nou cimitir care va deveni curând și foarte căutat de burghezia pariziană. Aici vor fi înmormântate mari și cunoscute personalități ale culturii, artelor, științei, politicii și tot aici poate fi întâlnită cea mai abundentă aglomerare de monumente, multe opere de artă având autori, artiști, sculptori și arhitecți dintre cei mai cunoscuți.

La 12 iunie 1804, Napoleon decide că nicio înhumare nu se va mai putea face în afara cimitirului Père-Lachaise. Se începe transferul personajelor celebre. Din momentul în care osemintele lui Molière și La Fontaine au fost deplasate aici, în 1817, Père Lachaise devine „un bien de repos frequentable".

Cartierul a devenit foarte popular în sensul nobil al cuvântului, prin faptul de a avea în centru un panteon al personalităților de cea mai mare densitate; a urmat o înflorire a comerțului stimulată de afluxul de turiști, în cartierul La Chaise.

Accesul în spațiul vast al cimitirului se face prin cinci porți dispuse pe laturile mărginite de câteva mari bulevarde.

În interiorul cimitirului, alături de numeroase morminte, se află un Colombarium, care adăpostește urnele cu cenușă și un Crematoriu. Cimitirul înregistrează peste două milioane de vizitatori în fiecare an.

Vizitatorul primește la intrare un plan-ghid gratuit intitulat „Les personalités – Cimetière du Père Lachaise" cu harta aleilor și mormintelor unde sunt semnalate peste 100 de morminte ale unor personalități ale culturii, științei, politicii, armatei; printre acestea, Fréderic Chopin, Théodore Géricault, Oscar Wilde, Sarah Bernard, Edith Piaf, Marcel Proust, Beaumarchais, Apollinaire, Balzac, Bizet, Cuvier, Corot, Delacroix, Modgliani, Pissaro și mulți alții. Printre aceștia, și românii George Enescu, Ana de Noailles, Elvire Popesco, semnalați în ghidul destinat vizitatorilor, alături de celelalte peste o sută de personalități.

*

Cimitirul Montparnasse, situat în cartierul cu același nume, în vecinătatea unui alt reper modern al Parisului, turnul Montparnasse, este al doilea ca importanță din cimitirele capitalei Franței, și, de asemenea, ca număr de personalități care-și petrec aici odihna de veci. Cimitirul a fost creat în 1824 pe amplasamentul unor vechi ferme și a unei proprietăți a fraților de Saint Jean-de-Dieu. O stradă, Emil-Richard împarte, din 1899 acest „lieux de repos" în două: micul și marele cimitir; în micul cimitir, o capodoperă a lui Brâncuși, monument funerar comandat de o familie, Chenu, în 1910, „Sărutul", foarte căutat de vizitatori. Coperțile ghidului au reproduse două momente: „Sărutul" lui Brâncuși și cenotaful lui Baudelaire.

Cartierul este marcat de atmosfera creată de artiști și scriitori care frecventează cafenelele, cabaretele, sălile de cinema, de la începutul secolului XX și întrețin o viață intensă până târziu în noapte; tot aici se găsesc multe muzee – Muzeul Zadkine (sculptură), muzeul Antoine Bourdelle, sculptor, elev al lui Rodin, Musée de Poste.

Un alt monument care domină partea centrală a cimitirului mare este Cenotaful lui Charles Baudelaire, care eternizează memoria autorului celebrelor „Fleures du mal".

În acest cimitir am fost impresionat, vizitându-l prima dată, să constat că este în realitate un „muzeu" deschis vizitatorilor; am întâlnit pe alei grupuri de elevi, de tineri, am primit la intrare un plan-ghid gratuit, intitulat „Cimètiere Montparnasse – Sepulture parmi les plus demandées", în care se găsesc semnalate 145 de poziții ale mormintelor unor celebrități înhumate aici, care fac faima acestui cimitir; printre aceștia, scriitori, artiști, oameni politici, arhitecți, militari, teologi ș. a., francezi, dar și străini care au trăit în Franța, J. P. Sartre și Simone de Beauvoir, Samuel Becket, H. Flammarion, Vincent d'Indy, Saint-Saëns, Edgar Quinet, Guy de Maupassant, Jean Pierre Rampal, Robert Desnos, Mareșal Pétain, Serge Gainsbourgh și alții.

Printre personalitățile semnalate vizitatorilor sunt și compatrioți de-ai noștri: Constantin Brâncuși, Emil Cioran, Clara Haskil, Eugène Ionesco, Tristan Tzara.

*

Cimitirul Montmartre

Am încheiat periplul vizitelor în spaţii mai puţin conven-
ţionale din zona, să-i spunem, turism cultural, cu al treilea tur
parizian într-o ordine a celor mai căutate (Père Lachaise, Mont-
parnasse), Montmartre.

Situat în cartierul cu acelaşi nume, şi acest mai mic
cimitir se remarcă prin celebrităţile care şi-au găsit aici odihna
pentru eternitate; printre acestea am putut remarca persona-
lităţi de primă dimensiune ale literaturii, muzicii, filmului ş. a.:
Stendhal, Madame Récamier, Heinrich Heine, Hector Berlioz,
Jacques Offenbach (creatorul temei muzicale a can-can-ului),
Leo Délibes, J. Giraudoux, Alfred de Vigny, Fr. Truffaut, V.
Nijinski.

*

Cimitirul Bellu, cel mai mare cimitir din Bucureşti şi

din ţară, supranumit şi „Père Lachaise"-ul românesc, care se
întinde pe 28 de hectare, între Valea Plângerii şi Calea Şerban
Vodă, este nu numai un loc de îngropăciune, ci şi un uriaş
muzeu în aer liber, o carte de istorie sui generis, larg deschisă
sub cerul liber, Pantheon al celebrităţilor României, în sfârşit,
expoziţie permanentă de sculptură şi arhitectură funerară.

Cea mai mare necropolă a României, emblemă de pres-
tigiu a capitalei, a luat fiinţă în 1850, când o comisie a Sfatului
Orăşenesc hotărăşte amenajarea unui cimitir pe uliţa Şerban
Vodă, pe locul unde se afla o mare moşie a baronului Barbu
Bellu (1825-1900), care era şi ministru al Cultelor şi Justiţiei şi
care donează terenul Sfatului Orăşenesc.

Membrii familiei Bellu (Bellios la origine) au ajuns în Țara Românească în jurul anului 1780 venind din Bela, Macedonia, cu ajutorul egumenului Mânăstirii Colțea.

La 13 mai 1817, împăratul Francisc I al Austriei îi acordă lui Constantin Bellios, trimisul principelui valah Ion Vodă Caragea, titlul de baron austriac. Membrii acestei vestite familii înrudiți cu alte familii ilustre – Bălăceanu, Mavrocordat, Văcărescu, Știrbei, Câmpineanu, Paleologu, au ocupat funcții înalte (dregătorii), având și vocația filantropică, a donației, cea de mecena.

Amenajările aleilor, construcția Capelei (arhitect Al. Orescu) se încheie în 1858. Cel ce a inițiat și s-a implicat în organizarea cimitirului a fost C. A. Rosetti (1816-1885); în 1990, capela veche deteriorându-se, este refăcută sub mandatul primarului Pake Protopopescu, în stilul catedralei din Carlsbad, pictura fiind realizată de mai mulți pictori între care, mai cunoscutul Artur Verona.

Ca și în cazul cimitirelor celebre pariziene, la „Bellu", oameni de seamă ai țării – oameni de știință, scriitori și artiști, oameni politici, conducători de oști, membri ai unor vechi familii princiare și boierești s-au mutat aici pentru veșnicie. Din păcate, în afară de semnalarea rotondei scriitorilor, cimitirul nostru nu dispune de un plan-ghid, o hartă cu selecția personalităților spre a putea fi vizitate de doritori.

Un tezaur de sculptură și arhitectură funerară – monument compozit, cum a fost numit, poartă semnături ale unor sculptori și arhitecți celebri; sculptori: Ion Georgescu, clanul Storck (Karl, Frederic și Carol), Oscar Han, Cornel Medrea, Vladimir Hegel, Dim. Paciurea, Ion Jalea, Romulus Ladea, Milița Pătrașcu, Constantin Baraschi, Ion Vlasiu, Celline Emilian; la aceștia se adaugă și 2 cunoscuți sculptori străini: Rafaello Romanelli și P. Garnet.

Arhitecți, de asemenea, dintre cei mai cunoscuți: Ion Mincu, Grigore Cerchez, Ion Berindei, Alex. Orescu (arhitectul Univesității București).

ÊTES-VOUS ROUMAINE?

Arta este creație în bucurie. Când orice
muritor va dobândi conştiința unui
artist fața lumii se va schimba.
                                    Tudor Vianu

Pe la jumătatea anilor '90 am locuit o scurtă bucată de vreme la Paris, într-o mansardă pe rue Froidevaux, o stradă paralelă cu bulevardul Edgar Quinet, în cartierul Montparnasse, cartier străjuit de turnul cu acelaşi nume, mult timp neacceptat de francezi, care socoteau că nu se integra prin înălțime şi modernitatea construcției în specificul acestei zone a oraşului. Nu este de prisos să amintim cât de mult îşi iubesc şi respectă francezii oraşul, dar şi autoritățile care au îngăduit doar această excepție, celelalte clădiri înalte, moderne − „gratte-ciel", cu pereți vitrați, aflându-se, cum se ştie, în cartierul „Defense" (turnul, construit în 1973, este înalt de 200 de metri, are 56 de pilieri, 56 de etaje, fiind, la data construcției, cel mai mare imobil de birouri din Europa; este construit din oțel şi pereți vitrați − „verre fumé").

Timp de aproape două săptămâni, mă deplasam dimineață spre Place de Fontenoy, sediul UNESCO − plecând din Froidevaux spre bulevardul Edgar Quinet, stația de metrou Raspail (şi amintesc celor care nu cunosc, sau nu cunosc îndeajuns, că Edgar Quinet (1803-1875), istoric, scriitor şi filosof francez, profesor la Collège de France s-a aflat printre marii filoromâni, pledând pentru drepturile şi libertățile naționale ale românilor; prezență constantă în presa vremii, autor al lucrării „Românii", din 1867 este membru al Academiei Române şi i se acordă și cetățenia română; a fost căsătorit cu Hermiona, fiica lui Gheorghe Asachi. În semn de recunoștință, memoria sa este cinstită cu atribuirea numelui său unei străzi din centrul Bucureștiului, care pornește din Calea Victoriei de lângă Restaurantul Capșa), unde ajungeam traversând Cimitirul Montparnasse, care se află între cele două artere paralele, Froidevaux și Edgar Quinet. Accesul dinspre Froidevaux se face dintr-o stradelă îngustă – rue Emile Richard, care taie micul cimitir (este cel mai mic din Paris, 18,72 ha și a fost dat în folosință în 1824) în două spații inegale, cea vestică fiind aproape dublă față de cea din est.

Alegeam să traversez cimitirul nu pe rue Richard, ci pe una din cele patru alei interioare care-l străbat de la sud la nord, adică din Froidevaux spre Edgar Quinet, numite „avenue" (de l'Ouest, Principale, de l'Est, Thierry), aceste „avenue" fiind întretăiate perpendicular de alte alei, de la vest la est, prilej pentru o vizită în trecere, de recunoaștere, pe care o completam prin plimbări mai lungi în unele după-amieze. Pentru cultura și mentalitatea noastră, a vizita sau a te plimba printr-un cimitir fără un motiv anume – înmormântare, vizită la mormântul unei rude, cunoștințe – pare un lucru mai puțin obișnuit. În realitate, un astfel de cimitir este în fapt și un muzeu care atrage vizitatori, dincolo de cei ce au rude sau prieteni în odihnă veșnică în acest spațiu, atrași de personalitățile eternizate aici, de monumentele de artă funerară având printre autori, artiști celebri; o vizită, deci, ca o lecție de istorie, de artă, de cinstire pioasă a memoriei unor mari dispăruți, biologic, dar supraviețuind spiritual și cultural în această nouă și eternă statornică așezare.

Am fost surprins de numărul de vizitatori, de tineri, de elevi care treceau zilnic pragul acestui lăcaș, răspândindu-se pe alei.

De altfel, și la noi, începând cu anul 2011, cel mai cunoscut cimitir, Cimitirul Bellu din Capitală, un „Père Lachaise" românesc, cum a fost denumit, Père Lachaise fiind cel mai celebru cimitir francez, și nu numai, a fost inclus pe lista muzeelor vizitabile în „Noaptea Muzeelor", având un surprinzător succes la vizitatori, ținând cont de o anumită semnificație anxiogenă legată de o vizită efectuată noaptea într-un astfel de loc...

Cimitirul Montparnasse se distinge printre cimitirele pariziene ca fiind al doilea ca importanță după „Père Lachaise", prin numărul personalităților celebre înmormântate aici, și, în consecință, prin numărul de vizitatori. A fost creat în 1924 pe o proprietate pusă la dispoziție de frații de Saint Jean –de-Dieu; din 1899, strada Emile Richard, stradă originală fără case de o parte și de alta, împarte Montparnasse-ul în marele și micul cimitir. Înainte de a prezenta galeria personalităților culturii, științelor, artelor, politicii, bisericii ș. a., inclusiv de origine română, și a încheia cu o întâmplare care dă titlul acestei, să-i zicem ca un subtitlu, „note de călătorie într-un spațiu mai puțin convențional", să adaug câteva date de „utilizare" de către vizitatori, așa cum sunt ele reglementate de Primăria Parisului; la intrarea principală, vizitatorul primește gratuit un pliant ce conține toate informațiile pentru ghidarea acestuia – programul de vizitare, harta cu aleile amintite și „diviziunile" numerotate, amplasamentul monumentelor și a mormintelor mai importante. De altfel, pe coperta pliantului se menționează ca titlu: „Cimètiere Montparnasse – Sepultures parmi les plus demandées" (mormintele cele (printre cele) mai căutate).

Din totalul mormintelor sunt selectate 145 – „les plus demandées", urmare probabil a unui studiu, a căror poziție e indicată cu detaliile necesare spre a putea fi identificate cu ușurință. Printre cele 145 de celebrități, majoritatea de origine franceză, dar și originare din alte țări, sunt semnalate vizitatorului și cinci personalități de origine română, care au creat și s-au afirmat în Franța: Constantin Brâncuși, sculptor, Emil Cioran, filosof, Clara Haskil, pianistă, Eugen Ionescu, scriitor, Tristan Tzara, scriitor, părintele dadaismului; alți mari români ca Anna de Noailles, George Enescu și Elvira Popescu, odihnindu-se în cimitirul Père Lachaise.

Spre a evalua valoarea compatrioților noștri selectați în galeria celebrităților „les plus demandées", iată câteva exemple din cele 145 semnalate vizitatorului: scriitori – Ch. Baudelaire (Cenotaf), Guy de Maupassant, Samuel Becket, Marguerite Duras; filosofi – Jean Paul Sartre. Simone de Beauvoire; artiști plastici – Antoine Bourdelle, Jean Antoine Houdon, Chaïm Soutine; muzicieni – César Franck, Vincent d'Indy, Saint Saëns, Jean Pierre Rampal; medici – Gustave Roussy; artiști fotografi – Gyula Brassaï, Man Ray, în sfârșit, cineaști, oameni politici, inventatori.

Într-una din după-amieze am pornit în căutarea românilor. Am intrat pe Avenue Principale, am traversat Alée Lenoir, la acea oră fiind puțini vizitatori. Mi-a atras atenția la o distanță de 50-60 de metri o tânără care așeza într-o vază mai multe flori albe, după care, ridicându-se și depărtându-se puțin, ca în fața unei picturi pe care vrei s-o recepționezi cât mai bine, privea spre flori, spre mormânt, într-o tăcere pioasă.

M-am apropiat în tăcerea acelei după-amieze calme, cu o solemnitate aparte, de tânăra cu păr negru, îmbrăcată într-o rochie albă, care se oprise în fața unui mormânt pe care așezase un buchet mare de flori albe într-o vază de piatră. Cu surpriză și emoție am constatat că scena aceasta cu mormântul, fata cu florile care îmi atrăseseră atenția în această după-amiază de septembrie m-a condus la... mormântul lui Brâncuși, în a cărui căutare, de fapt, pornisem.

Presupunând că este o compatrioată venită din România, între altele să caute și să se reculeagă la mormântul marelui sculptor, am cutezat s-o întreb: Êtes-vous roumaine? Și-a ridicat, puțin surprinsă, privirea de la piatra tombală patinată de vreme, împodobită cu acele flori proaspete și atât de albe și mi-a răspuns: „Non, je suis française." Am evitat un dialog mai lung spre a nu tulbura momentele sale de reculegere pioasă care se puteau citi pe chipul și în atitudinea sa, și totuși nu mi-am putut stăpâni curiozitatea (și mândria) și am mai întrebat-o „de unde admirația pentru Brâncuși?" Mi-a spus că, studiind artele plastice la Roma, și-a făcut lucrarea de doctorat cu subiectul „Brâncuși și opera sa".

Mi-am continuat apoi vizita prin acest extraordinar „muzeu", căutând mormintele românilor semnalați în ghidul difuzat la intrarea în cimitir, „parmi les plus demandées" și m-am oprit la Emil Cioran – philosophe, Clara Haskil – pianiste, Eugène Ionesco – écrivain, père du dadaisme; cinci români printre 145 de celebrități ale culturii mondiale! Dar Montparnasse-ul e căutat și pentru operele de artă funerare semnate de mari creatori ai sculpturii și arhitecturii. Unul din aceste monumente emblematice, „Le Baiser", Sărutul, este celebra operă cubistă a lui Brâncuși, care se află în partea mică a cimitirului, în extremitatea dinspre bulevardul Raspail, marcată în mod special în ghid și foarte căutată de vizitatori, cum aveam să constat în acea după-amiază. Sculptura care domină cimitirul mic a fost comandată de familia Chenu în 1910 și este una din cele mai cunoscute opere ale marelui artist. Amintindu-mi că marele sculptor ne-a lăsat și în țară o altă celebră lucrare, „Rugăciunea", în cimitirul din Buzău, am părăsit acest spațiu al reculegerii istoriei, emoționat și mai bogat sufletește.

Dar cimitirul este una din atracțiile istorice, culturale, artistice ale cunoscutului cartier parizian; faptul de a-l fi putut colinda „à pied" în acel somptuos septembrie parizian, mă obligă să adaug acestor note de călătorie pe un itinerar al culturii și artelor și următoarele: Montparnasse este un cartier sui generis, marcat de atmosfera creată de artiști și scriitori la începutul secolului XX, presărat cu numeroase cafenele, braserii, cabarete, cinematografe care pulsează de viață până târziu în noapte. Imensa braserie „La Coupole" datând din 1927, construcție în stil Art-deco, a fost locul de întâlnire al artiștilor și scriitorilor, aici puteau fi întâlniți J. P. Sartre, Georges Simenon, Josephine Baker și alții. Pe strada Campagne – Première au locuit printre alții: Modigliani, Miró, Max Ernst, Picasso, Giacometti, Kandinski; tot în Montparnasse au locuit Rodin, Brâncuși, Zadkine. Pe bulevardul Montparnasse se află celebra cafenea „La closerie de Lilas", frecventată de Verlaine, André Breton, Strindberg, Hemingway. Ca o curiozitate, mesele poartă etichete inscripționate cu numele artistului sau scriitorului, aceştia având mese fixe, rezervate. Am savurat o cafea, răgaz care mi-a pricinuit să retrăiesc atmosfera impregnată de aerul respirat de atâtea celebrități: am găsit liber locul cu inscripția „Paul Eduard". Ateliere de pictură şi sculptură, săli unde se țin cursuri de arte plastice se află pe rue de la Grande Chaumière; un astfel de atelier a fost transformat în cantină pentru artişti unde luau masa, întâlnindu-se: Picasso, Braque, Modigliani, Max Jacob, Blaise Cendrars, Fernard Leger ş. a. Nu lipsesc din acest fascinant cartier, muzeele – Muzeele de sculptură Zadkine şi Antoine Bourdelle, cunoscutul elev al lui Rodin, „Musée de la Poste", „Les Catacombes", în sfârşit, statuile – statuia lui Balzac înaltă de 3m, realizată de Auguste Rodin.

COMPORTAMENTUL SEXUAL

*Sexualitatea este un factor de influență
important pentru bunăstarea și
sănătatea indivizilor.*

OMS

Sexualitatea umană constă dintr-un ansamblu de atitudini, de comportamente, de practici și de activități. Organizația Mondială a Sănătății a constatat „o creștere a cunoștințelor care dovedește că sexualitatea umană ocupă un loc din ce în ce mai important și că în numeroase culturi sexualitatea este considerată un factor important de influență pentru bunăstarea și sănătatea indivizilor, relație care înainte nu era sau era prea puțin conștientizată; există relații determinante între ignoranță și ideile false despre sexualitate, pe de o parte, și diversele probleme de sănătate și de calitatea vieții, pe de altă parte".

Sexualitatea este astăzi un concept complex și multidimensional, incluzând dorința sexuală, actul sexual, valorile și credințele despre sex (Fran E. Kaiser, 1996).

De asemenea, ea include abilitățile persoanei de a stabili relații cu ceilalți, emoțiile și sentimentele, precum și impactul schimbărilor fiziologice și ale îmbătrânirii asupra funcționării sexuale (Kamel, 2001).

În plan științific, problematica sexualității a început să fie abordată din secolul XVIII, la început din perspectivă biologică – biologia sexualității constituindu-se și îmbogățindu-se în cursul secoleleor următoare XIX și XX, pe baza observațiilor curente asupra omului și a animalelor și a achizițiilor științifice – anatomie, fiziologie, psihologie și continuând, multidisciplinar, pe măsura conturării și dezvoltării disciplinelor medicale: psihiatria, endocrinologia, ginecologia și urologia, și dintre cele socio-umane – sociologia, până la delimitarea în epoca modernă a disciplinelor de sinteză și de sine stătătoare, sexologia, și mai recent, medicina sexualității.

În mod deosebit a fost studiat în raport cu ponderea sa în sexualitate și cu diversificarea și variațiile individuale de gen, de vârstă, de personalitate socială, mediu cultural și altele – comportamentul sexual, delimitându-se cel considerat normal (natural, de referință, normativ), inclusiv diferențele specifice de gen, cel apreciat ca deviant (reprezentat în special de parafilii/perversiuni), în sfârșit, odată cu apariția medicinii sexualității – influențele diverselor patologii: ale aparatelor genitale (masculin și feminin), psihiatrice, endocrine, alte boli cronice, cu repercusiunile respective asupra sexualității și comportamentului sexual.

Viziunile și conceptele ancestrale asupra sexualității au avut, între altele, și percepții diferite (în funcție de epocă), asupra comportamentului prin prisma diferențelor dintre cele două sexe și asupra rolurilor acestora.

Deși sexualitatea are la bază instinctul de reproducere, instinctele fiind factorii care determină apariția și orientarea comportamentelor subordonate procesului de supraviețuire al speciei, sexualitatea umană nu este doar instinct și s-ar putea afirma chiar că omul este un „animal" cu instinct relativ slab. El are nevoi sexuale, dar nu are instincte suficient de puternice pentru ca satisfacerea lor prin acte de comportament să fie programată satisfăcător în mecanismele sale nervoase. „Instruirea" post-natală, educația, „cultura", în sens larg, sunt cele care contribuie hotărâtor la orientarea pulsiunii sexuale și la comportament erotic, această contribuție esențială, de natură educațional-culturală explică bogăția, diversitatea sexualității umane, dar și aberațiile sale.

Dincolo de mobilul inițial, primordial al reproducerii, comportamentul sexual este la om nu doar forța motivațională

primară în comportamentul uman, căutarea gratificaţiei sexu-
ale, a „plăcerii" şi a detensionării (a plăcerii prin detensionare),
cum susţin psihanaliştii „ortodocşi", ci şi o funcţie a întregii
personaţităţi sociale şi nu (numai) o cale de a descărca tensiuni
sexuale acumulate, cum susţine Alfred Adler, care subliniază
rolul şi semnificaţia comportamentului sexual pentru personal-
itatea socială, în raport cu tendinţele de afirmare, cu eventualele
complexe de inferioritate ce se cer depăşite, cu „protestul viril",
cu capacitatea de a-ţi asuma o responsabilitate sau teama de
aceasta, cu încrederea în sine şi în alţii, cu echilibrul dintre
egoism şi sociabilitate etc.

   Unii autori, J. Marmar, citat de Victor Săhleanu, sistema-
tizează câteva dintre raţiunile nesexuale mai frecvent întâlnite
pentru relaţiile sexuale umane pe linia demonstrării comple-
xităţii, funcţiunilor şi specificului sexualităţii umane dincolo de
funcţia reproductivă, unica funcţie prezentă la celelalte specii
animale.

   Sexualitatea, în sens restrâns, se poate întâlni ca o „teh-
nică" pentru a obţine dragoste şi afecţiune; ea exprimă în cazul
acesta nevoia de a avea asigurări împotriva temerii de a fi
respins (mai ales) la fetele şi la femeile care se consideră lipsite
de sex-appeal.

   Relaţiile sexuale pot fi câteodată o apărare împotriva sin-
gurătăţii; raportul sexual poate fi „substitut" al comunicării
sociale şi verbale în mediile sociale în care se realizează mai uşor
(pentru că se bazează pe fiziologia comună întregii specii) decât
o reală comuniune sufletească sau o colaborare, ori un schimb
de impresii şi de idei; astfel de legături pur trupeşti nu sunt, de
obicei, persistente, pentru că nu sunt satisfăcătoare decât pe
termen scurt.

   Alteori, sexualitatea este un mod de a depăşi sentimente
de inferioritate sau de inadecvare. Dorinţa de a avea multe
legături trupeşti poate fi dorinţa de a te convinge că nu eşti
deficitar.

Sexul poate fi folosit și ca demonstrații de putere. Complexele de inferioritate se pot manifesta prin acte de cruzime; în acest fel, bărbații tind să-și afirme, să-și evidențieze social capacitatea de a domina, de a supune.

În alte situații, sexualitatea poate fi un prilej de a umili pe celălalt sau chiar de a-l insulta. O astfel de utilizare a sexualității se înrudește, până la un punct, cu folosirea aluziilor sexuale în înjurături sau blesteme. Comercializarea sexului – prostituția – este un alt comportament specific uman.

Violul este sinonim în unele limbi și jargoane cu „batjocorirea"; seducția însăși poate fi o formă de răzbunare.

Alteori, sexualitatea este înțeleasă și ca o apărare împotriva anxietății. Adultul anxios își caută uneori metode trupești de calmare, fie mâncând (de unde obezitatea la unii anxioși), fie „făcând dragoste".

Actul sexual poate fi practicat ca o datorie conjugală între soți. Alteori, poate fi o formă de filantropie, făcând parte din manifestările de grijă protectoare pentru o altă persoană, asemenea dăruiri filantropice (și nu erotice) sunt, firește, mai frecvente la femei (În nuvela *Douăzeci și patru de ore din viața unei femei* a lui Stefan Zweig, este descris un astfel de caz, în care dăruirea sexuală a fost o încercare de a salva un bărbat de la sinucidere). În cazuistica proprie, din perioada în care lucram într-un cămin-spital pentru persoane vârstnice și pentru persoane cu handicap, am reținut un exemplu care poate fi calificat ca „sex filantropic": două infirmiere tinere se ofereau, periodic, cu generozitate, unor asistați vârstnici sau altora mai tineri cu diverse handicapuri.

Actul sexual poate fi acceptat cu gratitudine (sau care poate fi pretins ca o formă de gratitudine) și poate fi folosit și ca mijloc de a obține avantaje.

În alte împrejurări, actul sexual poate îmbrăca forma unui ritual, religios sau laic. Culte religioase practică actul sexual ca element de oficiere a unui ritual și această practică a existat din toate timpurile.

O altă practică, laică, atribuie actului sexual o funcție igienică (ca gimnastica și dușul) de menținere și întărire a sănătății ca o adevărată măsură terapeutică. În credințele populare abstinența este considerată drept cauza unor dezechilibre psihice, deși relația pare să fie mai degrabă inversă. În mod cert, activitatea sexuală are rol în sanogeneză; dar nu contactul genital, cu componentele sale mecanice și secretorii (Victor Săhleanu), ci ansamblul vieții sexuale echilibrate, împlinite, armonioase.

Secolul XX, după revoluția industrială, revoluția sau explozia demografică a adus și o revoluție sexuală (Sexual Revolution – Hérbért Marcuse), reflexie la care au aderat, cu analize și contribuții din perspective diferite, E. Bloch, Margaret Sanger, J. P. Sartre, Simone de Beauvoir. H. Marcuse a examinat perspectiva unei sublimări non represive, ducând la o activitate de tipul jocului și la trăiri de tip estetic, eroul mitologic reprezentativ fiind Orfeu (și nu Prometeu); în orice condiții de umanizare a erosului, sexualitatea este compatibilă cu ordinea și armonia sexuală.

Componentele sexuale, strâns legate și de erotică (dacă sexualitatea și genitalitatea sunt comune omului și animalelor, erotica este specific umană), s-au diversificat și remodelat, de la cel sexual-fiziologic normal, la cele accentuate – erotomanie (nimfomanie, satiriazis), perversiuni (fetișism, exhibiționism, voyeurism, sadism, masochism) la comportamente patologice (parafilii – pedofilie, gerontofilie, bestialitate, acte sexuale cu animale, necrofilie); dacă în vechile tratate de psihiatrie, medicină legală, sexologie, comportamente sexuale „accentuate", erotomania, de pildă, erau incluse la „perversiuni", homosexualitatea era clasificată, de asemenea, printre perversiuni, astăzi această percepție este fie reconsiderată, fie omisă din asemenea clasificări, din considerente etice, de drepturi și non-discriminare, ceea ce o plasează ca variantă de comportament sexual, din ce în ce mai admisă și acceptată (a se vedea legalizarea căsătoriilor, dreptul de a adopta copii, recunoscute în unele ţări), homosexualii autoprezentându-se ca „diferiţi", în raport cu heterosexualii.

Dacă adăugăm evoluţia sentimentelor de dragoste proprii fiinţelor umane care au evoluat diacronic, de la omul primitiv la cel modern – variantele erotic-pozitive – căsătoria („instituţionalizarea sexualităţii"), familia, stabilitatea şi fidelitatea conjugală la cele erotic-negative – divorţul, adulterul, gelozia patologică, crima pasională şi altele, avem imaginea şi argumentele unei dinamici a evoluţiei sexualităţii în strânsă legătură cu erotica, nu întotdeauna pozitive, ca şi alte evoluţii – civilizaţia, ştiinţa, (a se vedea derapajele etice), morala ş. a.

Şi, în linia evoluţiilor sexualităţii şi comportamentului sexual în viitor, iată scenariul avansat de Robin Baker, rezumat prin următoarele predicţii: Nevoile vechi de sexualitate se vor întâlni cu tehnologia modernă (fertilizare in vitro, clonare şi alte biotehnologii viitoare), impactul putând fi următorul – copiii se vor naşte exclusiv in vitro; actul sexual se va putea practica doar pentru plăcere; sterilitatea va fi quasi-generală; tabu-urile actuale vor deveni irelevante – de sex, reproducere – doar mici comunităţi izolate vor refuza noile tehnologii de reproducere; viitorul: între clone şi uterul artificial; copiii vor apărea la comandă (scoaterea de celule din bancă atunci când se va dori un copil, fie că e vorba de heterosexuali, de impotenţă); vom putea avea copii; săracii nu-şi vor putea permite nici sterilizarea, nici reproducerea asistată, datorită costurilor mari şi s-ar putea asista la mişcări sociale cu revendicări sui generis.

Este un scenariu posibil, dar improbabil. Există, din fericire, o instanţă – bioetica – ce veghează la posibilele derapaje, prevenindu-le şi sancţionându-le; aşa a fost posibilă în toate ţările introducerea clonării reproductive, a manipulării biotehnologice privind stabilirea sexului viitorului nou-născut la alegere şi altele, aceasta privind biotehnologiile şi reproducerea, pentru că „liberalizarea" în domeniul sexului la care asistăm în ultimele decenii, detabuizarea, dezinhibiţiile din ce în ce mai manifeste în viaţa cotidiană, par evoluţii fireşti greu de evitat în ciuda dezaprobărilor și opoziției puritanilor, pudibonzilor, bi-sericii; pentru că forța mass-mediei, culturii, literaturii, artelor, a legislației (care depenalizează multe manifestări și compor-tamente care erau înainte sancționate de lege, rămânând fermă cu violul, incestul și pedofilia, în special, ca și cu celelalte para-filii).

Se poate argumenta această tendință a „liberalizării" sexuale" cu industria cinematografiei „porno", cu urcarea pe scenă în unele spectacole considerate „îndrăznețe", cu „viziuni" regizorale moderne, a nudității (actorii se dezbracă pe scenă în fața spectatorilor) și chiar a actului sexual.

Dar, literatura oferă în ultimul timp din ce în ce mai mul-te exemple de opere cu subiecte inspirate de latura sexuală a vieții umane, în prezentări realiste, inclusiv a comportamentelor etichetate înainte ca deviante, și, în mai mică măsură calificate astfel, și astăzi, în fond, este o dovadă a reflecției că sexul, cu toate variantele sale de comportament face parte din viața noastră, este o realitate care nu trebuie ascunsă, ignorată, mistificată.

De altfel, multe din aceste lucrări au fost distinse cu premii literare importante, edificându-se ca un gen literar distinct.

Dacă în primele decenii ale secolului trecut o carte ca „Amantul Doamnei Chatterley" a scriitorului englez D. H. Lawrence era oarecum singulară, șocând prin îndrăzneala abordării unei relații sexuale descrise cu naturalism și detalii, astfel de lucrări apar cu o frecvență în creștere, care nu mai scandalizează, ci se integrează peisajului prozei contemporane. De altfel, însuși Lawrence nu-și recunoștea romanul ca litera-tură porno, cum se grăbiseră unii să-l califice, ci, anticipând, ca o proză cu accente de critică socială, pledând pentru întoarcerea la natură și reintegrarea instinctului erotic printre valorile esențiale ale umanității moderne.

Răsfoind aleator apariții recente, în edituri de prestigiu, unele distinse și cu premii importante, am reținut, de pildă, proze cu teme sexuale importante sau exclusive, fie de ficțiune, fie autobiografice, cu mult succes de public. Michel Huellebeck – „Particule elementare", povestea vieții unei familii de intelectuali presărată cu evenimente din toată gama comportamentelor sexuale – abuzuri sexuale, viol, relații homosexuale, droguri ș. a.; Adam Thirlwell – „Strategii", roman care, deși e plin de evenimente sexuale, nu este scris nici pornografic, nici exclusiv erotic, ci abordează, nu fără umor, după expresia autorului, „probleme cruciale ale etichetei sexuale". Deși sexul ajunge de-a lungul scrierii ca o obsesie, autorul descriind cu voluptate inclusiv scene sado-masochiste, „sex în trei" ș. a. Thirlwell, ca și predecesorul său co-național Lawrence, neagă o abordare a sexului pentru sex, justificându-se ca un promotor a temei erotismului într-o manieră nouă, demascând supralicitarea acestuia „într-o etapă în care sexualitatea a devenit religie, iar excesul s-a impus ca normă". Autorul a primit în 2003 premiul „Best of Young British Novelists".

Bruce Benderson – în „Românul" (recompensat în Franța cu prestigiosul Prix de Flore – 2004) oferă cititorilor o autobiografie erotică, ce nu este altceva decât cronica unei pasiuni neconvenționale pe care autorul o face pentru „un tânăr și fermecător vagabond român", pe care îl întâlnește pe străzile Budapestei și care-l va urma în România, prilej de a descrie, privind prin lentilele unui new-yorkez realitățile tranziției societății românești. „Românul meu, mărturisește sincer și oarecum autocritic autorul, un jurnal erotic sumbru, prezintă povestea adevărată a unei relații homosexuale periculoase și instabile dintre un american boem și un est-european depravat (...). Totul în carte este real. Nu este ficțiune."

Helen Walsh (născută în 1977), în romanul de debut autobiografic, intitulat cu sinceritate „Rebela", vorbește despre viața ei tumultoasă, începută precoce la 16 ani, când are o primă experiență sexuală cu o femeie și continuată cu peregrinări prin cluburi, consum de droguri, proxenetism (lucrează un timp ca proxenet pentru prietenii ei travestiți).

Comportament contradictoriu, autoarea s-a dedicat apoi muncii cu adolescenții defavorizați social dintr-un centru de recuperare, poate că urmându-și propria recuperare. Romanul care a stârnit furtună în presa britanică este considerat o oglindă a feminității confuze de azi.

În sfârșit, nici literatura română nu duce lipsă de cărți aparținând acestui gen și amintim, printre altele, pe tânăra Ana Argenti cu romanul său de debut, „Dragostea celălalt nume al crimei", apărută în 2007, presărată cu evocări de scene sexuale fierbinți.

Am inserat în finalul acestui text și o succintă addenda literară, literatura fiind, pe de o parte, unul din importantele vehicule pentru reflectarea realității tendințelor comportamentelor (în cazul de față – cel sexual), pe de altă parte, și un mijloc de influențare a comportamentelor.

E NECESARĂ O PSIHOPEDAGOGIE A SFÂRȘITULUI VIEȚII?

Nu credeam să învăţ a muri vreodată...
Mihai Eminescu

Este lesne de observat că problema morţii, fenomen cu care medicul se confruntă atât de des în activitatea sa, este foarte rar abordată de acesta, atât de practician, cât și de cercetător, în preocupările cărora ocupă un loc cu totul neînsemnat. Când se vorbește, referirile se fac la bolnav, boală, medicamente, vindecare.

„Este un fapt constatat că medicilor nu le place să vorbească despre moarte", observa Pierre Delore, un cunoscut medic și etician francez.

Fenomen natural implacabil, fază obligatorie a evoluţiei vieţii, de o mare complexitate, având încă multe necunoscute, deși este accesibil observaţiei directe, cercetării, este investigat rar și atunci unilateral, în ciuda multiplelor sale dimensiuni, cel mai adesea – cadavrul – ca suport pentru disecţiile anatomice și studiile microscopice sau anchetelor medico-legale (necropsii).

O asemenea tratare insuficientă a temei morţii de către știinţele medicale, ca și de celelalte discipline umaniste – psihologia și sociologia – lasă loc, chiar favorizând un anumit avans al tehnologiei, al anumitor filozofii spiritualiste, concepţii și doctrine inspirate de metempsihoză, teozofie, care neagă cunoașterea obiectivă.

Dar, pentru o mai bună înţelegere a poziţiei medicinii și a slujitorilor ei faţă de fenomenul morţii, în prezent, ca și a

368

abordării în perspectivă a acestei delicate teme, se cuvine să analizăm cauzele rezervelor noastre faţă de problemele morţii.

• Mai întâi, este vorba de un reflex general de protecţie al oamenilor, care îi îndepărtează de lucrurile triste, grave, care rămân, ca urmare, mai puţin cercetate şi insuficient cunoscute.

• Pe de altă parte, societatea modernă este preocupată să valorifice tinereţea şi sănătatea şi să respingă, prin contrast, bătrâneţea, moartea şi muribunzii, iar medicul este şi el un membru al acestei societăţi.

• În mod general, atitudinea faţă de moarte este de ordin strict personal şi depinde de concepţia fiecăruia despre lume. Cultura, educaţia, toate acţiunile formative ar putea modela şi concepţia şi atitudinile noastre faţă de moarte.

• Medicul are, sau ar trebui să aibă, o dublă poziţie faţă de moarte – a omului obişnuit, care se supune acestui destin biologic ineluctabil, a medicului care se opune, neagă, luptă, îndepărtează moartea. Refuzul cercetării morţii demonstrează, se pare, că predomină prima poziţie.

El se poate retrage din faţa morţii, din instinctul său de om, dar, în acelaşi timp, prezenţa morţii are semnificaţia unui eşec al activităţii sale, fiind o insultă la adresa medicinii. Îmi amintesc faptul că, în perioada cât am fost medic de circă, cu fiecare deces survenit în teritoriul de care răspundeam mă încerca un sentiment de culpabilitate, de neputinţă, de eşec, pe care-l îndepărtam cu greu, pentru că refuzam moartea, pentru că, de fapt, evitam să o accept ca pe un fenomen natural, ca pe o verigă finală a vieţii.

De altfel, explicaţia atitudinii mai rezervate a perso-nalului medical faţă de bătrân, de bolnavul grav, de muribund, tocmai în situaţiile când s-ar cere mai multă apropiere este cunoscută şi acceptată mai demult – medicul, asistentele, infir-miera văd în bătrân, în muribund, proiecţia propriului lor destin biologic mai apropiat sau mai îndepărtat, de care instinctiv încearcă să fugă.

Pornind de la observația adusă în discuție, psihologii, sociologii, medicii înșiși au analizat poziția medicului vis-a-vis de problema morții, unii dintre aceștia apreciind că în rațiunea profesiei lor, moartea nu este considerată de medici ca un fenomen natural, ci ca un eșec. În orice moarte ei au senzația că se vede o probă implicită de vinovăție, incompetență sau ineficacitate.

Medicii care aplică profesiunii lor criterii de valoare și de eficacitate în curs în domeniul social, consideră moartea bolnavului lor ca un dușman personal, sentimentul de neputință în fața morții se schimbă în act de acuzare; alții cred că nu este vorba numai de o atitudine profesională. Dificultatea medicilor de a accepta moartea bolnavilor lor este în strânsă legătură cu motivațiile care i-au împins să îmbrățișeze profesiunea medicală, să aibă dorința de a controla, să învingă sau să nege moartea.

Toate acestea ne pot face să conchidem că teama de contactul cu moartea este justificată la medici, ceea ce nu înseamnă că nu trebuie combătută, cu toate că nu este vorba de „tanatofobie", care este, după cum se știe, aspectul morbid, obsesional al acestui sentiment.

În ultimii ani, se remarcă o preocupare mai susținută pentru studiile dedicate problemelor morții, într-o serie de țări. Robert Fulton de pildă, remarcă, referindu-se la țara sa – S. U. A. – că s-au publicat mai multe articole asupra acestui subiect în ultimii cinci ani decât în tot secolul trecut; studiile aparțin în primul rând medicilor, dar și psihologilor și sociologilor.

Problema grefelor a readus, pentru un timp, în prim plan, problema morții, cu deosebire definirea criteriilor de afirmare a morții, și, consecutiv, implicațiile etico-juridice; ceea ce am dori să abordăm în cele ce urmează se referă la practica medicinii, pentru că există un consens general asupra necesității ca medicul să facă față nu numai problemelor vieții, ci și celor ale morții.

Un argument de ordin general ar fi acela că știința are datoria să sondeze și fenomenele negative, iar omului îi este necesară și cunoașterea sfârșitului vieții sale.

Prin urmare, este necesară o cunoaștere mai adâncă a fenomenului morții în toată complexitatea sa, implicând condițiile biologice, psihologice, sociale, contemporane, fiindcă, evident, condițiile morții trebuie raportate în permanență la condițiile societății la evoluția civilizației, la un moment dat, o altă raportare fiind la cultură, tradiții, religie.

Se poate astfel vorbi de noile condiții ale morții în societatea contemporană, ale cărei mutații biologice, demografice, psiho și socio-familiale, urbanistice au influențat nu numai modul de viață, ci și modurile de moarte.

Astăzi, de pildă, moartea este mai puțin prezentă ca altădată în viața cotidiană, aspect în relație, în primul rând, cu prelungirea speranței vieții.

Așa cum constată Jeanette Folta și Edith Deck, timpul în care o familie poate să spere de a nu avea în sânul ei nicio moarte este în jur de treizeci, poate chiar patruzeci de ani, ceea ce lasă membrilor săi timpul de a uita că moartea este destinul care-i privește pe toți oamenii, adică pe ei înșiși și nu numai pe ceilalți. Evoluția de astăzi a familiei tot mai mult către „familia nucleară" face, de asemenea, ca întâlnirea cu moartea să se petreacă în alte condiții decât în vechea „familie celulară", care deplângea mai des dispariția unuia din membrii care o compuneau.

Fenomenul morții se petrece astăzi mai discret și una din explicații o constituie urbanizarea. În sat, individul care moare este decedatul tuturor și glasul care anunță evenimentul răsună în toate inimile.

Un alt aspect contemporan al problemei este tendința tot mai accentuată a oamenilor de a scoate moartea din familie, de a o izola, ceea ce face ca în prezent, marea majoritate a deceselor să se întâmple în instituțiile medicale (spitale) sau medico-sociale (cămine-spital). Datele autorilor americani arată că în prezent, circa 70-80% din totalul deceselor survin în instituţiile sus-amintite, iar în Germania, peste jumătate. Legat de aceasta, J. Krant arată că instituţiile nu reprezintă un cadru natural pentru moarte; cadrul natural este acolo unde muribundul a trăit, un loc în care el s-a bucurat, care are pentru el o semnificaţie; aici se găsesc fiinţele care îi sunt scumpe, a căror prezenţă şi solicitudine sunt resimţite de el ca o uşurare, ca o împăcare. Din observaţiile personale raportul între familiile care îşi aduc bătrânii sau bolnavii grav din familie „să moară" în spital sau în cămin-spital (acest scop fiind numai rareori mărturisit şi motivat, cel mai adesea, mascat de o dorinţă fals afectivă de „a mai fi trataţi", „de a se mai încerca" etc.) şi între acelea care îşi preiau bătrânii şi bolnavii, fără speranţa de a mai putea fi salvaţi, să se sfârşească în familie, este de 15 la 1 şi tinde să crească în favoarea primilor. Semnificativ pentru această poziţie a familiei de astăzi este motivaţia, care revine frecvent, a celor solicitaţi să-şi preia bolnavii grav spre a se sfârşi în familie şi care se rezumă, în general la: imaginea decesului într-o locuinţă, în bloc, la ritualul în aceste condiţii etc., moartea fiind identificată cu un sentiment de jenă, cu un complex de inferioritate, de aceea se vorbeşte de „exilarea" morţii în spitale, de „internarea" morţii, de excluderea din familie.

În realitate, există de fapt şi condiţia morţii ca un inconvenient care generează ruşine, care jenează.

Dacă cineva ar adresa întrebarea „la ce bun să cercetăm moartea, ce beneficii ar putea aduce aceasta?", credem cu convingere că s-ar putea răspunde: „o cercetare mai atentă a morţii poate ajuta vieţii" – afirmaţie care intenţionăm să fie argumentată în cele ce urmează.

Să ne referim la câteva aspecte actuale ale decesului în spital: izolând din ce în ce mai mult pe incurabili şi pe bătrâni în spitale, societatea, familia – pierde contactul cu moartea, se dezobişnuieşte s-o întâlnească, într-un fel o neagă, în ciuda realităţii inexorabile. Pe de altă parte, în spital personalul o izolează, de asemenea, din momentul în care ea devine iminentă. De altfel, studii efectuate prin anchete de opinie în țările occidentale au constatat că vârstnicii se tem de moarte. Reproducem un sondaj publicat în revista „New Scientist" : 67% dintre cei chestionați au recunoscut că le este frică de moarte. Unul din cinci se gândește la perspectiva morții de cel puțin 10 ori pe zi (este posibil să fie vorba de vârstnici depresivi, bolnavi cronic – nota autorului); 48% cred că vor trăi peste 80 de ani, 10% sunt de părere că vor trăi peste 100 de ani (persoane optimiste); în sfârșit, alți 12% cred că vor trăi peste 120 de ani, iar unii cred că este posibilă reîncarnarea.

Autorii studiului afirmă în concluzii că dacă ne gândim mult la moarte, aceasta va veni mai repede decât credem, cheia unei vieți lungi fiind o gândire pozitivă, o viață sexuală normală, o voință puternică, o credință solidă, capacitatea de a negocia viața atunci când trebuie, îngrijire medicală atentă, dacă este nevoie și simțul umorului, și, am adăuga, înainte de toate, o viață cumpătată.

Muribundul nu este numai singur, ci și izolat; izolat de ai săi, și ceea ce este mai dramatic, chiar și de medic de multe ori, de spital, de care și-a legat unicele și ultimele speranțe. G. Condrau crede că „nu există nicio ființă omenească care să se afle într-o situație de mai mare izolare ca un muribund într-un spital". Rschoke, referindu-se la același sentiment al izolării pe care îl resimte muribundul, a scris: „Nicicând mai mult ca astăzi, omul nu a fost atât de izolat în ultimele sale momente, pus într-un colț oarecare din infirmerie, lăsat singur cu chinurile sale, în frica morții și nevoia de căldură umană. Or, este știut că numai moartea îndurată într-un climat de participare colectivă, de asistență medicală, de plenitudine, imprimă celui în cauză senzația de împlinire, de desprindere umană de viață și lume."

Se poate observa că cele două etape ce premerg moartea – preagonia și agonia – au o desfășurare diferită pe planul asistenței și al îngrijirilor, față de asistența celorlalți bolnavi. Iată câteva păreri publicate, care concordă, de altfel, cu observațiile noastre.

Elisabeth Kübler-Ross, autoare a unor studii de tanato-psihologie, observă că „în spital agonia devine o desfășurare mecanică, depersonalizată și frecvent dezumanizată, mediul spitalicesc fiind bivalent, în același timp liniștitor (pentru că bolnavul știe că toate resursele tehnice vor fi puse, fără îndoială, în slujba salvării lui) și neliniștitor (datorită ambianței imediate a instrumentelor, aparaturii, a celorlalți bolnavi grav, care relevă individului gravitatea stării sale și îl fac să se teamă că va muri departe de ai săi, în singurătate, părăsit)".

Pentru a înfrunta moartea trebuie să cunoaștem (spațiul nu ne permite să tratăm în detaliu aceasta) care sunt atitudinile muribundului în fața morții. Varietatea de reacții psihologice în perioada preagonică a fost descrisă în amănunt de Ion Biberi, psihiatru, filosof, scriitor, cu preocupări în tanatologie; tot el explică această varietate comportamentală prin faptul că, în determinismul ei, în elementele biologice, se adaugă cele ale sferei sociale; perspectiva morții, ca urmare, se corelează cu reflexele sentimentelor sociale care pot da, în anumite cazuri, înfățișarea dominantă a atitudinii individuale. Ca să conchidem, la acest punct credem că este în interesul medicului ca din formația sa să facă parte și psihologia muribundului, atitudinile față de moarte, noțiuni de tanatopsihologie care pot fi regăsite, de obicei, și în scrierile târzii ale lui André Malraux, introspecții și reflecții din perioada îmbolnăvirii transpuse în povestiri.

Odată rezolvată problema „formării" în acest domeniu, integrat activității sale, este necesar acordul asupra noțiunii de „asistență a morții", de asistență a muribunzilor, particularizată din cadrul general al asistenței medicale.

O cerință, de acum clasică și oarecum depășită de noul concept al îngrijirilor paliative ar fi nesuspendarea trata-mentului până în ultimul moment, o foarte veche datorie medicală. Unii autori (Delore) nu sunt de acord cu manoperele investigatorii și terapeutice laborioase, care se fac de obicei agonizanților, pe care le consideră inutile. Noi credem că încrân-cenarea terapeutică ce se practică încă are unele motivații psihologice pentru rude, aparținători, ceilalți bolnavi și uneori îl pot apăra pe medic față de unele acuzații (care nu sunt prea rare) că nu ar fi făcut „totul" pentru terapia bolnavului respectiv. Or, de multe ori „totul", când nu mai sunt speranțe de întoarcere la viață înseamnă suferințe în plus, înseamnă atingerea calității vieții, obiectiv care, în această fază finală substituie obiectivul vindecării care nu mai este posibil.

O altă conduită pentru care avem, din păcate, din ce în ce mai puțină răbdare, este terapia morală, ajutorul psihic, acompaniamentul relațional, alte forme de „terapie", recomandate fiind: terapia prin rude, terapia recreativă (Nayler și colab.), terapia ambientală asupra cărora se insistă.

O problemă delicată o constituie izolarea în încăperi separate a bolnavilor grav; aceasta este o necesitate pentru ei înșiși, și mai ales pentru ceilalți bolnavi. Trebuie avut în vedere totdeauna că această izolare să fie făcută cu tact, pregătită psihologic. Transferul acesta trebuie explicat celui în cauză, care ar putea vedea în el apropierea sfârșitului; izolarea trebuie să-i fie prezentată ca o măsură fără semnificație gravă, motivată de necesitatea unei odihne și al unui somn mai bun. Legat de comunicarea cu acești bolnavi se impun, de asemenea, sublinieri. Astfel, se apreciază adesea greșit că bolnavul care nu mai poate colabora, care nu mai răspunde la întrebări, nici nu mai înțelege ce se petrece în jurul său. În mod obișnuit însă, mai întâi dispare posibilitatea de comunicare și apoi cea de înțelegere, de receptare. Acest adevăr nu ar trebui ignorat deoarece comandă atitudinea pe care trebuie s-o avem față de un muribund sau bolnav în stare gravă. Pe această linie a „umanizării morții", pentru că este nevoie de aceasta, sunt și alte cerințe care trebuie respectate. Astfel, dacă asistența medicală propriu-zisă, farmacologică, fie că este menținută pentru rațiuni psihologice, fie că devine inutilă, ne rămâne la îndemână și devine o datorie – „asistența umană", ceea ce presupune o prezență permanentă a unei persoane calificate și „formate" pentru aceasta, lângă căpătâiul muribundului sau bolnavului grav. În spital, bolnavul nu trebuie lăsat să moară singur. El nu trebuie să beneficieze de o simplă gardă de noapte, ci de o ființă umană comprehensivă, care să-l însoțească până în momentul morții. Trebuie să formăm, în acest scop, infirmiere și asistente cu calități morale deosebite. În cazul în care are rude, acestea ar trebui să fie prezente în aceste momente, iar medicul să faciliteze prezența „terapeutică" a acestora. Muribundul, spune Delore, ar trebui să părăsească lumea celor vii cu o ultimă privire plină de dragoste, privire ce ar trebui să fie reciprocă, chiar dacă moare în spital. O altă cerință o constituie relațiile medicului cu rudele, legat de aceasta, avertizarea familiei asupra deznodământului; această avertizare trebuie făcută cu tact, cu menajamente, medicul și personalul sanitar urmând să-și impună o conduită plină de solicitudine și răbdare de a oferi toate explicațiile. Este necesar, în mod special, să se spună familiei că s-a făcut tot ce e posibil din punct de vedere terapeutic și că s-au luat toate măsurile ca bolnavul să nu sufere sau să sufere cât mai puțin. Această pregătire a familiei, făcută din timp, ne ușurează sarcina, totdeauna foarte delicată, de a anunța deodată decesul. Anunțarea acestui eveniment trebuie făcută, de asemenea, cu grijă; asistenta șefă va primi familia, va descrie ultimele clipe de viață ale defunctului care se odihnește, în sfârșit, eliberat prin moarte de suferințele sale și de o boală incurabilă, sau în cazul unui vârstnic plecat împăcat după o viață lungă, împlinită.

În încheiere, problema „limitării fenomenului morții în spitale"; pentru că suntem de părere că fenomenul morții trebuie limitat în spitale, pe toate căile – întâi, evident, printr-o asistență de calitate, apoi prin stimularea afecțiunii aparținătorilor de a-și lua să moară acasă pe cei pe care nu-i mai putem ajuta, pentru care medicina devine neputincioasă; aceasta pentru a păstra ca dominantă „imaginea spitalului ca loc de vindecare", nu ca loc unde sunt aduși oamenii să se sfârșească; evident, moartea va rămâne un fenomen obișnuit, în aria spitalului, în activitatea noastră, dar, din rațiunile mai sus expuse, avem datoria să-i limităm proporțiile.

Am încercat în cele de mai sus să argumentăm necesitatea de a reconsidera poziția noastră față de moarte, de a integra asistenței medicale asistența muribunzilor, în fine, de a cunoaște mai bine fenomenul morții. În fond, suntem cu toții muritori și se cuvine să ne pregătim și în acest sens pentru că acest destin biologic al ființelor vii nu poate fi îndepărtat, și, pregătiți fiind, vom trece „dincolo", cum se spune, mai împăcați, mai plini de liniște. Iar această tanatopedagogie e necesară nu numai personalului medical, ci tututror, indivizilor, familiilor.

CUM VORBIM CU SEMENII NOȘTRI VÂRSTNICI, CU BOLNAVII?

Parler est un soin.
(A vorbi este un act de îngrijire.)

Prin anii '50-'60 ai secolului trecut, Academia Română edita o foarte utilă (și căutată) revistă, intitulată potrivit titlului de mai sus, (CUM VORBIM), preluat pentru aceste însemnări, aportul acestui periodic în promovarea corectitudinii limbii române, atât vorbite, cât și scrise, a fost fără îndoială important și un astfel de demers s-ar impune și astăzi, când dispunem de o media bogată și diversă, vehicul ideal pentru educarea în acest sens a populației, dar care nu onorează totdeauna această oportunitate.

Am început cu aceste considerații de ordin general spre a aborda un domeniu particular al limbajului folosit în exercițiul medical. Cum vorbim noi, membrii echipei medicale și de îngrijire cu pacienții noștri? Cum vorbim despre pacienți? Cum ne adresăm (în scris sau vorbit) publicului în acțiunile de educație pentru sănătate, popularizare a medicinii?

Mai întâi, să reamintim puterea cuvântului de a face bine sau rău, virtuțile sale ca instrument terapeutic, utilizarea sa, ca urmare, nu numai în dialogul medic-bolnav în actul medical, ci consacrat în cadrul unor metode terapeutice ca psihoterapia, sugestia, hipnoza, hipnoterapia sau sfatul medical, consilierea, educația sanitară (potrivit cercetărilor de semiotică, semantică și psiholingvistică).

Să adăugăm că, în pofida ofensivei comunicării și dialogului, electronice (cuceriri ale progresului, necesare, fără îndoială, indispensabile astăzi), contactul interuman prin dialog nu va putea și nu va trebui eliminat. Rolul cuvântului în cunoaștere, depozitar al structurilor semantice ale comunicării interumane, în mod particular în comunicarea medic-pacient este esențial. Prin caracteristicile sale, cuvântul participă în relația terapeutică, ca vehicul existențial al influenței psihologice în procesele de transfer și contratransfer (influențele reciproce medic-bolnav).

Este necesară în domeniul nostru de activitate valorificarea maximală și sistematică a potențialului afectiv al cuvântului în relațiile de comunicare interpersonale, care pot avea atât o finalitate pozitivă (constructivă, de optimizare timică), cât și una negativă (de inducere a unor stări, dispoziții disforice).

Orice cucerire tehnologică, indiferent de domeniu, se impune a fi complementarizată, echilibrată prin etică. Cineva observa că ceea ce câștigăm în tehnică riscăm să pierdem în etică; de fapt, etica și tehnica pot coexista și este datoria noastră să întreținem această dualitate reciproc potențatoare.

Să acceptăm, în ceea ce ne privește, limbajul medical, adică două din cele mai importante însușiri ale cuvântului care operează în actul medical alături de alte instrumente – puterea și etica. Privind puterea cuvântului, încă marele gânditor Demosthene observase: „cuvântul care salvează" (ajută, vindecă) și „cuvântul care rănește" (face rău); alții au dezvoltat ideea cuvântului care vindecă, care previne, care consolează; cuvântul adaptat; cuvântul care educă; „le langage est une apprentissage culturel" ș. a.

Etica limbajului, adresabilitatea, etichetările stigmatizante și discriminatorii au făcut obiectul unor preocupări și, consecutiv, programe și recomandări din partea organismelor internaționale ONU, OMS, UNESCO, GEE (Grupul European de Etică).

În ultimii ani s-a recomandat, de pildă, evitarea denumirii de handicap și înlocuirea cu cea de dizabilitate; în realitate, s-a urmărit eliminarea denumirii de „handicapat" care s-a încărcat între timp de conotații discriminative și stigmatizante. O analiză de ordin semantic mai profundă, demonstrează că nu mai există o sinonimie perfectă între cei doi termeni, dizabilitate fiind antonimul lui abilitate, format prin atașarea prefixului diz (dis) – și care semnifică îndemânare, iscusință, pricepere, dibăcie și vine din latinescul habilitas (răspândit în vorbire prin franțuzescul habilité); noțiunea de handicap desemnează „dezavantajul social" determinat de o anumită dizabilitate, provocată de o deficiență (nivel de organ) sau incapacitate (nivel de funcție, raportat la persoană), handicapul constând dintr-o restricție de activități care generează un dezavantaj social (nivel de societate) (OMS). Ca urmare, cuvântul handicap nu trebuie pus la zid, ci păstrat pentru semnificația sa menționată mai sus, ceea ce trebuie evitat este forma sa adjectivată: „handicapat".

O altă recomandare ONU se referă la folosirea cuvântului bătrân și corespondenților săi în celelalte limbi.

Se apreciază că apelativul „bătrân" a căpătat între timp și conotații psihologice negative, discriminante, stigmatizante (bătrânelul, bătrânica) și propune sintagma „persoană în vârstă", care introduce și noțiunea de persoană, care impune respect; se restrânge, de asemenea, pentru aceleași motive, folosirea cuvântului senil, care poate fi înlocuit în terminologia medicală cu tardiv, ca în exemplele osteoporoză (senilă) tardivă, hipertensiune (senilă) tardivă etc., ca și utilizarea ca prefix a lexemurilor prezbi – (prezbiacuzie) sau ger-geri-gero ca în exemplele – gerodepresie, progerie, gerodistrofie.

Desigur, nu este posibilă o substituire totală, dar eforturile de a le înlocui totdeauna, acolo unde este posibil, sunt justificate.

În plan general, în vorbirea curentă se răspândește și la noi, în țările occidentale fiind aproape generalizat, apelativul de senior, care implică respect, în locul celui de bătrân.

Tot legat de comunicarea cu pacienții vârstnici este acuzată de eticieni „tutuirea" (tutoyer= a tutui, fr.); în limbile latine se folosește pluralul ca formulă de adresabilitate cu respect către o persoană în vârstă, de un anumit rang social etc.

Privind, de asemenea, comunicarea, dialogul medic (personalul echipei de îngrijire) – pacient, există exemple de contrageri (contracții, reduceri) ale unor sintagme, din motive de simplificare, de grabă sau de a profesionaliza sau încifra unele înțelesuri; astfel, dacă în loc de bolnavi de inimă spunem „cardiaci", bolnavilor de diabet – „diabetici", celor prezentând anemie – „anemici" este acceptabil, alte astfel de substantivări sau adjectivări cum sunt „canceroși", „ulceroși", „demenți", „epileptici", „retardați", „terminali" sau „tuberculoși", atunci când vorbim „despre", sau în texte scrise, profesionale, administrative, științifice, este stigmatizant și se impune a fi evitat.

TEII, COPOUL, POETUL –
ITINERAR IEȘEAN

...Lângă teiul vechi și sfânt
Ce cu flori până'n pământ
Un izvor vrăjit ascunde
                    Eminescu, Povestea teiului

În anul acela am coborât din văzduh asupra Iașilor în două rânduri: mai întâi, într-o după-amiază înaltă a începutului verii. Sfârșitul lui iunie incendiase orașul cu focuri de tei care ardeau galben, înmiresmând beat de parfumuri festive, sărbătorind parcă vechiul oraș pentru generozitatea de a fi făcut culturii, istoriei și științei atâtea neprețuite daruri spre eternizarea acestui neam în universalitate.

Dealul domol al Copoului ardea cel mai intens, prin sutele de focuri galbene ale teilor care pulverizau în aer flăcări invizibile, dar intens parfumate, aruncând, din când în când scânteile palide ale florilor scuturate.

Se înserase când, ajuns la poalele dealului, m-a primit Poetul, amfitrion în bronz, dominând maiestuos intrarea într-unul din lăcașurile sale scumpe, mobilate cu tei, adumbrind bănci și alei, mângâind cu miresmele lor ajunse la paroxism în aceste zile de cireșar, chipul de bronz al Veronicăi, marea sa iubire, și al bunului său prieten, Creangă, încremenite în liniștea solemnă a templului vegetal.

Erau atâtea flori – ale iubirii, ale prețuirii, ale omagiului, depuse cu pietate de oaspeții Iașiului – oaspeți ai Poetului, de oameni ai locului în trecere – con-orășenii săi onorați de această cinste, încât m-am simțit stingher și apăsat de impietetea de a nu fi adus cu mine o floare. Rugându-l să-mi ierte această nelegiuire, am pătruns odată cu amurgul în templul teilor de pe dealul Copoului, căutându-i umbra, paşii şi urmele care au înnobilat, veşnicind acele alei; am sorbit cu nesaţ aerul plin de miresme intense ale înserării calde şi catifelate, străluminând ceaţa albastră – uvertură a unei înalt somptuoase nopţi de iunie, cu luminiţele uşor tremurate, licărind printre frunzele-abajururi ale teilor-candelabru, aprinse în aceste ceasuri solemne de iunie spre a-l cinsti pe Poet, plecat dintre noi la plânsul teilor.

A doua oară, am revenit într-un fel de binecuvântat anotimp, cântat de Poet, adus de aceleaşi treburi ale unor întâlniri între oameni de ştiinţă şi cultură din ţară cu atât de primitorii lor colegi ieşeni, în mijlocul toamnei, Iaşiul primindu-ne din nou sărbătoreşte, de data aceasta înveşmântat cu fireturile, paietele şi strasurile auriu-arămii ale unui octombrie cald şi fastuos.

Am urcat din nou cu înfrigurare dealul Copoului, aşternut, de data aceasta cu întinsele covoare în tonuri elegante de aur şi aramă ale frunzelor, migrând ca nişte păsări călătoare din înaltul copacilor spre pământul atoate-genezic, într-un ciclu toamnă-primăvară, bioritm primar, ritual teluric al mitologiei vegetale. Fiindcă, probabil, există sărbători ale naturii, anual celebrate, printre acestea cu siguranţă – cea a căderii frunzelor, a întoarcerii lor spre a se preface în sevă şi cea a ivirii mugurilor şi renaşterii, pulsând de sângele verde.

M-a întâmpinat din nou Poetul, de data aceasta omagiat de aceeaşi tei, prin ploaia de aur a frunzelor mângâindu-i bronzul şi aşternându-i-se ca semn de preţuire pentru versurile dedicate. Şi am păşit iar, pătrunzând în aerul aceloraşi locuri, dar într-un decor schimbat – cerului de un albastru mai stins, replicându-i frenezia fovă a vegetaţiei multicrome, dominate de tonurile galben-roşietice ale unui foc ce arde mocnit, fără a mai încinge aerul.

M-am apropiat de singura fiinţă contemporană cu Poetul care se mai află în viaţă – „Teiul lui Eminescu", prietenul său

vegetal, gârbovit de vreme, dar dominând cu maiestuoasă senec-
tute solemnitatea de aur a bătrânului parc; m-am aşezat pe
bancă, contemplându-l îndelung, cum va fi făcut Poetul, în-
cercând să reconstitui clipele trecutelor întrevederi care au
însemnat atâta pentru limba şi literatura noastră.

Şi-n acele momente am avut revelaţia comunicării poetu-
lui cu lumea căreia i-a încredinţat nepreţuita sa moştenire.
Fiindcă am observat cum teiul desprindea, în răstimpuri, epis-
tole galbene, având parcă înscrise mesaje în desenul filigranat
al nervurilor fine, cu delicateţea şi migala scrisului Poetului. Am
ridicat câteva, aşezându-le între filele cărţii pe care o luasem,
alegând-o din multitudinea celor închinate Poetului de cărtu-
rarii acestui popor, atât de generos cu cinstirea memoriei sale.

În răstimpuri, câte-o frunză se rostogolea, şi mânată de
vânt, parcurgea cei câţiva zeci de metri ce despart teiul de atât
de frumosul chip al Veronicăi, bronz senin înfrăţit cu zeităţile
de marmură antică închipuind iubirea, privind spre locul
întâlnirilor Poetului cu prietenul său vegetal, sub coroana
căruia, tânără pe atunci, au înflorit atâtea din minunile poeziei
româneşti. M-am gândit (atunci) că Poetul îi va fi scriind şi
acum Veronicăi sale dragi...

MOARTEA ÎN PERSPECTIVA RELIGIEI CREȘTINE, ÎN CULTURA ȘI TRADIȚIILE ROMÂNEȘTI

Nu poți aștepta moartea, dar te poți pregăti, în mod cert,deoarece, în mod ineluctabil și incert, moartea se poate produce în orice moment.

J. P. Sartre

Emil Cioran reflecta undeva, asupra morții în următorii termeni: „medicina ne-a furat moartea și a făcut din noi muribunzi", atrăgând atenția asupra unei părți a existenței noastre, ultima căreia paliatologii îi spun „stare terminală" (finală) și a raporturilor sale cu îngrijirea medicală.

A înțelege ce este moartea, cum ne putem pregăti s-o întâmpinăm, ce putem face noi, cei (încă) vii pentru cei ce se pregătesc să părăsească lumea pământească, și, în special, cum să-i ajutăm noi, cei dedicați și pregătiți să-i fim alături în aceste ultime momente, ar fi dificil și chiar imposibil de realizat din afara religiei, dintr-o perspectivă atee, doar strict științifică și profesionist-pragmatică.

Aflându-mă mai bine de 40 de ani în slujba semenilor noștri nefericiți de o parte, cu povara unei boli incurabile, deturnați uneori prematur de la drumul vieții spre celălalt drum, al separării sufletului de trup, ca și în slujba celor mai privilegiați fiindcă în pragul despărțirii de viață au atins și trăit vârsta senectuții, mi-am însușit învățămintele religiei determinat de cei care mi s-au încredințat pentru îngrijire și suport moral, și, introducând în practica mea de „carer", de confesor, de pedagog în ale tanatologiei, învățătura religiei, am căpătat certitudinea că sunt mai eficace, că asistența spiritului pe care o adăugam celorlalte acte de îngrijire, eu, cu posibilitățile mele sau clericii pe care-i atrăgeam în anturajul persoanelor pe care le aveam în îngrijire ca membri de bază ai echipei de îngrijiri paliative, era indispensabilă.

Imboldul către acest demers, spre înțelegerea necesității integrării religiei în reflecția, atitudinea și practica îngrijirii persoanelor aflate la sfârșitul existenței, mi l-a dat următoarea observație: am constatat că aproape toate persoanele intrate în acest ultim parcurs al vieții și nu numai cei credincioși, ci și cei ce rămăseseră până atunci departe de credință, își întorceau fața către divinitate, uneori sperând de la aceasta mai multă alinare a suferințelor, risipirea spaimei față de sfârșitul implacabil, alinare și împăcare cu sine și cu lumea, o ieșire senină și liniștită din această viață, decât de la medicină, pe care ridicarea privirii către Dumnezeu o potența într-o complementaritate aproape generalizată; fiindcă, practic, nu-mi amintesc să fi întâlnit vreun caz, între cele aflate la sfârșitul existenței, care să respingă ajutorul spiritual; chiar cei ce supravalorizau demersul medical, mai rezervați față de religie, acceptau, pe măsură ce zilele vieții lor se scurgeau către implacabila ieșire, ajutorul religiei ca pe o speranță.

Orice persoană aflată în proximitatea sau iminența morții, chiar dacă nu a făcut-o și înainte, meditează din cele mai vechi timpuri asupra morții; atât omul religios, cât și cel nereligios. Toți, în mai mică sau mai mare măsură se întreabă asupra tainelor morții și asupra a ceea ce va fi după moarte.

Această preocupare este determinată și de faptul că firea omenească are aspirația trăirii eterne pentru care a creat miturile „tinereții veșnice", al „tinereții fără bătrânețe și vieții fără de moarte", a imaginat diferite „elixire" pentru a atinge acest vis, aceste aspirații.

Religia ne învață însă că această aspirație, deși nu este posibilă în viața terestră (explicându-ne și de ce), poate fi împlinită într-o a doua viață, dincolo de moarte, a sufletului după despărțirea sa de trup. De la începuturile sale în religiile creștine, omul nu a încetat o clipă să alerge după viața veșnică sau măcar să prelungească viața omenească, fie și cu câțiva ani.

Dar miturile vieții eterne au vizat întotdeauna trupul, fiindcă religia ne încredințează că sufletul nu moare niciodată.

În lumina acestor aspirații, către o viață veșnică (trupească și pământească), moartea a reprezentat cea mai înfricoșătoare taină care i-a preocupat pe oameni. Recunoscând umbra morții, omul privește adevărul în față: fiindcă nimic nu este mai sigur în viața noastră decât moartea.

De altfel, credința în viața viitoare își are originea nu numai în învățătura eshatologică (eshatologie – totalitatea concepțiilor religioase referitoare la soarta finală a omului, a omenirii și a lumii, de la grecescul eshaton – ultim), ci este sădită în însăși natura omului și este element al conștiinței religioase. Toate popoarele vechi credeau că sufletul, după despărțirea de trup este examinat și judecat de zei, care, dacă îl află bun, îl fac părtaș al fericirii de dincolo de mormânt, iar dacă îl află rău, îl pedepsesc. Cu alte cuvinte, credeau că sufletul intră în noua viață în urma unei judecăți. În plus, intuiau dualitatea acceptată atât de religie, cât și de medicină – „suflet-trup", „psyche-soma" (psiho-somatică).

Crezând în viața de dincolo de mormânt, cea mai mare parte dintre popoarele primitive și-o imaginau cu totul senzorială și credeau că sufletul simte nevoia satisfacerii acestor dorințe pur senzoriale. De aceea, ei puneau în mormântul răposatului hrană, băuturi, arme și obiectele personale, pentru ca acesta să-și îndeplinească dorințele. Cu tot primitivismul lor, aceste populații, ca și cele contemporane, tribale, aflate încă în precivilizație, aveau și au conștiință morală, și, prin urmare, nu le este străină nici ideea de răsplată pentru faptele bune sau rele din timpul vieții.

Și strămoșii noștri, dacii, credeau în nemurire și judecata viitoare (răsplățile pentru faptele vieții). Ei credeau așa de mult în nemurire, încât, pentru a-l îndupleca pe zeul lor, își jertfeau pe cei mai buni și mai curați dintre tinerii lor. După cum spunea Herodot, „dacii erau cei mai bravi și mai viteji dintre traci", aceasta pentru că nu se temeau de moarte, ci mergeau în întâmpinarea ei ca la o întâlnire unde își cunoșteau străbunii și zeii. Ei credeau într-un zeu atotputernic, și în mai mulți zei care îl slujeau. Zeii aceștia puteau proveni și din rândul oamenilor cu o viață sfântă, cum a fost cazul lui Zalmoxes, așa cum, de altfel, mai târziu, se va întâmpla în creștinătate cu sanctificarea și beatificarea.

Aproape toate mitologiile prezintă în istorisiri mai mult sau mai puțin senzaționale, încercările pe care le face sufletul înaintea judecății. Astfel, în mitologia grecilor, la porțile iadului stă câinele cu trei capete, Cerberul, pe care trebuie să-l îmblânzești cu ofrande. Negrii din Guineea sunt convinși că două spirite – unul bun, altul rău – însoțesc sufletul care a părăsit trupul; pe drum el întâlnește un perete care îi oprește trecerea. Sufletul virtuos, cu ajutorul spiritului bun, trece cu ușurință obstacolul, în timp ce spiritul rău se zdrobește de perete.

Această credință amintește de celebra punte Al-Shirat a mahomedanilor. Toate religiile necreștine propovăduiesc existența locurilor de răsplată și de pedeapsă după moarte, ca dovadă a universalității conștiinței morale.

Creștinismul, în doctrina sa include instanțele „vămilor", a judecății particulare și universale, cu unele deosebiri între cele trei confesiuni. Doctrina ortodoxă propovăduiește pentru cealaltă viață după despărțirea de trup a sufletului – vămile, judecata particulară și cea universală, raiul și iadul... Doctrina romano-catolică introduce o dogmă nouă, un loc intermediar între rai și iad, purgatoriul unde sufletele au șansa de a se curăța prin pedepse purificatoare. Doctrina protestantă admite doar judecata universală și nu o recunoaște pe cea particulară. Protestanții admit că omul întreg moare, dar disting moartea și non-existența, moartea fiind percepută ca o încetare a funcțiilor vitale. Starea de moarte nu e văzută de unii dintre ei ca o stare de somn, ci ca o stare tranzitorie ce continuă să-l țină pe cel mort în preocuparea lui Dumnezeu de a-l învia cândva. Încolo, el a încetat să mai existe.

Am menționat că populațiile vechi, precreștine, îngroapă odată cu mortul și alimente, îmbrăcăminte etc., pe care credeau că acesta le va folosi în viața viitoare. Odată cu aceasta aduceau și jertfe zeilor, ca să aibă grijă de sufletul celui ce a murit, să câștige astfel bunăvoința lor pentru cel mort. În acest fel, ei mărturiseau credința într-o judecată particulară. Vechii greci și romanii, perșii, arabii, polinezienii și malaiezienii, populația din centrul și din sudul Africii etc., cu toții au crezut și mai cred, într-un chip sau altul, că viața omului nu se sfârșește aici, pe Pământ, odată cu moartea lui, ci sub o formă sau alta se prelungește și dincolo de mormânt.

Adevărul despre nemurirea sufletului și viața de dincolo de mormânt, precum și adevărul legăturii anterioare, al raportului și al comunicării tainice între lumea de dincolo de mormânt și lumea pământească, a fost exprimat de reprezentanții spirituali ai diferitelor curente de gândire din antichitate, precum Socrate, Platon, Cicero, cât și de scriitori din Evul Mediu. Popoarele primitive credeau că sufletele morților rătăcesc sub formă de umbre în jurul locuințelor lor pământești și cred că aud în freamătul vântului gemetele acelor umbre rătăcitoare. Poeți din antichitate, Virgiliu, de exemplu, afirmau că sufletele răposaților, purtate de vânturi, se purificau în călătoriile lor pe Pământ.

În epoca modernă, filosofia europeană s-a apropiat în multe cazuri de religie, în reflexiile asupra morții.

Heidegger, care s-a preocupat mult de sensul existenței, spune că a trăi înseamnă „a exista către moarte" cu propriile sale cuvinte: „a exista cu adevărat înseamnă a conștientiza și asuma existența către moarte."

„Perseverăm în viață, reflecta Cioran, tocmai pentru că ea nu se sprijină pe nimic, pentru că îi lipsește până și urma unui argument. Moartea, în schimb, este prea exactă; toate argumentele sunt de partea ei (...). Prăpastia ce desparte două lumi incomensurabile se cască între omul care are conștiința morții și cel care nu o are deloc."

Nu numai filosofi, ci și medici cu aplecare spre filosofie au reflectat asupra morții, și legat de acest eveniment asupra vieții din perspectiva religiei sau a compatibilității dintre știință și religie, cum a fost savantul român Nicolae C. Paulescu, descoperitorul insulinei, privat de Premiul Nobel; în contextul nefericit pe care-l cunoaștem, savantul ne-a lăsat lămuriri esențiale – „Filosofie biologică" (Fiziologie filosofică); Noțiunile „suflet" și „Dumnezeu" în Fiziologie (1905, reeditată din 1944). Gândirea sa asupra imaterialității sufletului, cauzelor vieții – „Viața este efectul a două crize imateriale; una, cauza secundară sau sufletul, unică pentru fiecare ființă viețuitoare, alta, cauza primară sau Dumnezeu, unică pentru totalitatea ființelor viețuitoare", relațiilor sufletului cu corpul, ideea de Dumnezeu ca o formă a ideii de infinit.

Dintre multele lucrări ale medicilor privind moartea, tanatologia, îl amintim la noi pe Ion Biberi, medic-scriitor, filosof și eseist, iar dintre străini pe Adrienne von Speyr, doctorița elvețiană din Basel, considerată dublul feminin al teologului Hans Urs von Balthasar, ale cărei lucrări despre teologia morții, adunate în „Misterul Morții", apărută în 1989, mărturisesc cultura sa biblică și intuiția spirituală, precum și pe psihiatra americană de origine elvețiană, Elisabeth Kübler-Ross, pe care medicina paliativă o revendică printre pionierii săi, pentru lucrările publicate ca urmare a studiilor dedicate trăirilor ultime ale muribunzilor cărora li s-a consacrat în calitate de medic devotat și plin de înțelegere, trăiri asupra cărora se apleacă și teologia.

În credința creștină, moartea nu are nimic în comun cu „sfârșitul" în sens absolut, moartea fiind doar un prag de trecere spre o altă dimensiune existențială; și, totuși, oamenii se tem de ea. Credința creștină ne răspunde: ne temem pentru că nu o cunoaștem, nu ne aparține ca dat al firii, nu avem experiența trăirii ei cum o avem pe cea a trăirii vieții, ne temem pentru că nu știm ce va fi după moarte.

Dincolo de dimensiunea terestră – moartea fizică sau corporală – moartea are și o dimensiune spirituală, eternă. Învățătura despre moarte, despre judecata particulară și cea universală, despre viața de veci, constituie unul dintre elementele fundamentale, și în același timp una dintre premisele clădirii creștinismului.

Rezultă că moartea nu poate avea doar o dimensiune statică, ci efectul ei se răsfrânge atât asupra trupului, cât și asupra sufletului, omul fiind o constituție și o construcție integrală.

Dacă totul s-ar finaliza în moarte, scrie marele teolog al creștinătății ortodoxe, Dumitru Stăniloaie, atunci totul ar fi fără rost, atunci suferința, bucuria, lupta noastră ar fi neîntemeiate.

În sensul cel mai larg al cuvântului, moartea reprezintă sfârșitul vieții pământești, adică despărțirea sufletului de trup. Ea ne apare ca o poartă prin care sufletul omului intră în veșnicie, trece la o viață nouă, iar trupul se întoarce în pământul din care a fost luat: „pământ ești și în pământ te vei întoarce" (Geneza III. 19).

În timp ce sufletul trece la o viață nouă, trupul dispare încetul cu încetul prin aceea că elementele din care este alcătuit sunt atrase în combinații din natura înconjurătoare.

Moartea desparte corpul de suflet, primul dispare reintegrându-se în natură, sufletul continuă o altă viață pe un alt plan al existenței.

Aceasta nu îndreptățește omul să se grăbească la altă viață, să și-o curme singur, fiindcă, în credința creștină, viața este un dar de la Dumnezeu, și numai El are dreptul să ne-o ia.

Moartea fizică se numește în Sfânta Scriptură: despărțirea de trup (Filip. I. 23), despărțire (II, Tit., IV 6), desfacerea locuinței părintești (II. Cor. V. 1), lepădarea cortului (II, Petr. 1

14), somn de adormire (Dent. XXXI, 16; IX, 24), a-și da duhul (Mt. XXVI, 50).

Din toate lucrurile sensibile și certe care există în viața noastră, moartea rămâne cea mai evidentă, chiar dacă de multe ori uităm că ea există.

Omul modern tinde să se dezobișnuiască de moarte, să-și uite destinul, chiar să nege moartea sau s-o atribuie doar altora.

Religia ne învață că ea există, că trebuie s-o întâmpinăm pregătiți, cu mai puțină spaimă, spre a putea părăsi când ne va veni timpul, această viață mai senini, mai împăcați cu speranța unei alte vieți.

Moartea marchează trecerea spre veșnicie, spre deosebire de viață, care este intrare în vremelnicie.

Potrivit concepției creștine, moartea se înscrie ca un moment necesar și plin de sens pe traiectoria vieții începute la naștere, ea făcând să treacă viața noastră pământeană în faza eshatologică, acolo unde se revelează sensul deplin al existenței omenești.

Creștinismul consideră moartea ca un avertisment necesar și universal, datorită necesității împlinirii existenței umane în Dumnezeu cel transcendent. În această explicație moartea are sens, fiind chiar evenimentul prin care viața își găsește sensul.

Întrebărilor dureroase pe care mulți și le pun în momentele când au certitudinea părăsirii vieții din punct de vedere medical – intrarea în stadiile terminale – „de ce eu?", „de ce acum?", religia le oferă răspunsuri: moartea este singurul și ultimul destin al omului, comun tuturor pământenilor. În fața morții, viața nu este decât un bun fragil și trecător. Ea este o umbră, o suflare, un neant; ea este o deșertăciune pentru că soarta finală a tuturor este aceeași.

În fața morții, toți oamenii sunt egali. De aceea, gândul la moarte ferește de trufie, și drept urmare, umple inimile oamenilor de iubire, ale unora față de alții.

Moartea, aducându-ne aminte că cele pământești sunt trecătoare, doar că prin ele se pot câștiga bunuri veșnice, ne îndeamnă la seriozitate, la o viață rațională, în cumpătare, și ne face să apreciem la justa lor valoare bunurile pământești, dar fără a face din ele singurul scop al vieții, ci prin ele să țintim numai la viața spirituală.

Moartea este certă pentru toți, dar momentul venirii ei nu este sigur pentru nimeni. Această nesiguranță a momentului sosirii, precum și adevărul că după moarte nu mai este timp pentru pocăință și îndreptare trebuie să fie pentru noi, întotdeauna, un motiv care să ne îndemne să ducem o viață virtuoasă.

Îndemnul „Adu-ți aminte de moarte" sunt cuvinte prețioase și pedagogie creștină, care-l determină pe credincios să stăruie în virtute, într-o viață curată.

Moartea nu e numai un sfârșit distructiv, suportat pasiv, venit din afară, ci și un mod de pregătire a neamului pentru ea, prin acțiunea lui lăuntrică. Cu cât omul își face din moarte mai mult o prezență valorizatoare în toată viața lui, cu atât o transformă mai mult în trecere spre plenitudinea vieții și își umple viața pământească mai mult de valoare.

Sfinții Părinți considerau că frecventa reamintire a morții este modalitatea cea mai sigură prin care omul poate să dobândească frica lui Dumnezeu, cea care naște pocăința, și de aceea îl binecuvântează pe acela care ia aminte la plecarea sa în această viață. „Binecuvântat fie cel ce își amintește că se va despărți de viața aceasta."

Neîncetata amintire a morții reprezintă „o bună cale pentru întremarea trupului și sufletului. Îndreptându-se cu gândul către moarte, creștinii cunosc durerea și întristarea care duc la mântuire; acela care își întoarce neîncetat gândul către moarte ajunge să dea dovadă de multe virtuți. Amintirea morții zămislește suspinul, conduce la dobândirea de sine în toate împrejurările; aduce în fața ochilor spectrul iadului; este inversul lucrurilor și al rugăciunii; stă la straja inimii și îl îndeamnă și îl ridică pe om deasupra celor lumești, îndeamnă la luare aminte și la cumpănire, alungând din inimă tot focul ispitelor, împlinește multe din proiectele Domnului.

După mărturisirea creștină, moartea este un fenomen nenatural pentru ființa omului; aceasta explică teama și respingerea morții de către oameni. Cu toate că nu este naturală, pentru creștinismul adevărat, moartea nu este un rău absolut, ea fiind privită ca atare mai ales de necreștini, fiindcă pentru creștini este doar sfârșitul călătoriei și trecerea în viața viitoare.

Iată, prin urmare, sintetizând, în viziunea creștină, moartea este o despărțire, despărțirea sufletului de trup, o trecere spre altă viață și un nou început.

Această tanato-pedagogie ne aduce nu numai înțelegerea corespunzătoare, dar și liniștea necesară spre a suporta mai bine, cu mai puține neliniști și îndoieli, mai senini și mai împăcați.

Religia creștină respinge teoria distrugerii sufletului odată cu moartea. Sufletele asigură nemurirea noastră spirituală, după moartea fizică, biologică a trupului.

„Existența noastră omenească poate fi comparată cu o carte. Majoritatea oamenilor consideră că textul real, istorisirea principală este viața pământească, iar viața viitoare este privită ca o simplă anexă. Atitudinea autentic creștină este exact inversă: viața de aici este doar prefața, introducerea cărții, iar viața viitoare este principalul ei conținut. Momentul cărții nu este concluzia cărții, ci începutul primului capitol" (Kallistos Ware).

„Să ne rugăm Domnului să ne dea la vremea morții aceste două daruri: cât privește trupul – ținuta și curajul, cât privește sufletul – îngenunchiere, frică si neprefăcută căință", îndeamnă N. Steinhardt, cunoscutul nostru teolog și filosof.

„Singurul lucru ce ne rămâne să-l facem este acela de a învăța să murim cu demnitate. Cinismul n-a mântuit pe nimeni. El este partea celor slabi", adaugă Kallistos Ware.

Abordând, de asemenea, modul în care ne raportăm la moarte astăzi, scriitorul disident rus, atât de cunoscut, Soljenițân, scria:

„Pudoarea cu privire la moarte a înlocuit astăzi pudoarea cu privire la sex. De acum, moartea este considerată obscenă. Și peste toate, acum ne temem de moarte și de morți. Dacă există un mort într-o familie, avem rețineri să le scriem, să mergem acolo, nu știm ce să spunem despre ea, despre moarte (...) «La o parte nenorociților (...), lăsați-ne să trăim» în ceea ce ne privește, noi nu vom muri niciodată. Iată piscul filosofiei secolului XX!" (A. Soljenițân: „Non, nous ne mourons pas!" în „Le cahier de l'Herne", Paris, 1971).

Un alt ajutor pe care credința creștină îl oferă celor aflați în pragul părăsirii vieții este modul în care ni se explică teama de moarte, sentiment aproape general, și cum putem să depășim sau să diminuăm acest sentiment.

Elisabeth Kübler-Ross a cercetat și a descris trăirile și zbuciumul ființei umane în pragul morții. Religia se apleacă asupra acestor trăiri, și dintr-o altă perspectivă ne învață cum să înfrângem această spaimă.

Esența trăirii tanato-angoasei ține de trecerea dramatică de la cele familiare și orânduite, cum sunt natura și legile ei, cei apropiați cu viața lor, la necunoscutul, tainele veșniciei. Realitatea este că sufletul suferă atunci când se desparte de trup. Sfântul Ioan Damaschin, într-o cântare din slujba înmormântării spune: „Vai! Câtă durere are sufletul când se desparte de trup. Vai! Cât lăcrămează el atunci și nu are cine să-l miluiască. Către îngeri ridicându-și ochii, în zadar se roagă; către oameni întinzându-și mâinile, nu are cine să-l ajute."

„Este o teamă firească, când sufletul nu vrea să se desprindă de corp, din pricina dragostei naturale și a familiarității puse în el de la început de Creator, în virtutea căreia, în chip firesc, se teme, agonizează și evită moartea" (Gh. Calciu-Dumitreasa).

Ne vine greu să ne desprindem, să trecem pragul morții, deși suntem obligați s-o facem. Există ceva care dispare și ceva care rămâne.

„Fiecare moare singur și pentru el însuși. În clipa despărțirii sufletului de trup, simțul răspunderii copleșește totul și omul e numai cu sine, cu temerile, răspunderile, nădejdile sale. Ceilalți, oricât de iubiți ori neiubiți, dau în lături și întreg mediul înconjurător, lumea însăși se destramă și piere" (N. Steinhardt).

Învățătura creștină ne ajută să risipim teama, să suportăm mai bine trăirile ultime ale vieții pământești în drumul către faza eshatologică, acolo unde se revelează sensul deplin al existenței omenești. Teama de moarte nu are atât un conținut psihologic, fiind mai degrabă o teamă duhovnicească, ce conduce la pocăință și îndeamnă la rugăciuni și mântuire.

Unii creștini reușesc să întâmpine această ieșire din viața terestră cu o stare de mulțumire sau împăcare, de beatitudine, pace și liniște.

Ca urmare a acestei pedagogii creștine pentru înfrângerea spaimei, învățăm că noi înșine ne putem pregăti moartea, de noi depinde ca aceasta să fie ușoară sau chinuitoare.

Fiindcă numai printr-o căință continuă și printr-o credință vie ne vom prilejui o moarte dulce și fericirea veșnică.

Creștinismul oferă suport și după moarte, făcând ca aceasta să fie mai ușor de îndurat de către cei părăsiți. Prin rugăciunile și pomenile celor răposați în cadrul Sfintei Liturghii, doliul este mai ușor de suportat, cei vii învață să accepte și să întâmpine propria moarte la timpul venirii pentru fiecare. Nu putem face nimic mai bun sau mai de preț pentru răposați decât să ne rugăm, pomenindu-i cu prinoase la Sfânta Liturghie.

«Faceți pentru el ceea ce îi este de trebuință și vă stă tuturor în putere. Nu vă cheltuiți banii cu împodobirea pe dinafară a sicriului și a mormântului, ci, cheltuiți-i spre ajutor celor aflați în nevoi, pentru pomenirea celui drag care a răposat, cheltuiţi-i cu lucrarea Bisericii care se poate îngriji de sufletul lui.

Când ţi-a răposat cineva, dă de ştire cât mai repede unui preot, să poată citi „Rugăciunea de ieşire a sufletului", care s-a rânduit să se citească fiecărui creştin ortodox îndată după moarte. Încearcă, dacă se poate, să împlineşti slujba de înmormântare într-o biserică şi mereu să citească cineva „Psaltirea" la căpătâiul celui răposat, până la îngropare. Nu trebuie mare pompă în timpul slujbei, dar negreşit, înmormântarea trebuie desăvârşită în întregime, fără omisiuni» (Serafim Rose, „Sufletul după moarte", Editura Anastasia, 1995).

P. S. Precizare: la români, cele două perspective, religioasă şi cultură + tradiţii se suprapun, se identifică şi nu pot fi tratate distinct.

A MURI ASTĂZI: MODURI DE A MURI; CAUZE; „MEDICALIZAREA" MORȚII

> *Oamenii cred că numai ceilalți mor.*
> Paulo Coelho

Dintre toate realitățile existenței noastre, moartea reprezintă expresia inerenței depline; despre moarte nu se poate vorbi în termeni probabilistici decât atunci când este vorba de modul și momentul în care va surveni; cineva spunea, cu multă dreptate, că moartea este singura certitudine, cel mai cert adevăr al vieții.

Relația cea mai strânsă a morții este cu bătrânețea; fiindcă, dacă moartea copiilor, a tinerilor și chiar a adulților se întâlnește mai rar, cu cât vârsta e mai mică, fiind nefirească, considerată un accident (s-a spus că moartea copilului este nedreaptă, revoltătoare, pe când moartea bătrânului este banală și banalizată), bătrânii mor toți (C. Bogdan), în prezent, în lume mor anual peste 52 de milioane de ființe umane, mai mult de jumătate fiind persoane vârstnice.

Ca și moartea, bătrânețea este și ea inerentă, întrucât toate organismele suferă un proces de involuție, după evoluție, dar cu o condiție numai: viața să nu fie suprimată consecutiv unui eveniment infaust (boală, accident, agresiune sau autoagresiune) înaintea îmbătrânirii individului; rezultă că, spre deosebire de bătrânețe, care este condiționată de durata de timp a vieții individului care urmează să îmbătrânească, moartea, atunci când se produce, este necondiționată și este, așadar, o certitudine de ordinul II, adică având un anumit grad de relativitate. Așadar, moartea este o necesitate absolută, iar bătrânețea o întâmplare cu un grad maxim de probabilitate.

În baza experienței de peste patru decenii de gerontolog cu activitate în slujba unor categorii de persoane vârstnice dintre cele mai defavorizate și vulnerabile – persoane foarte în vârstă, cu boli multiple (polipatologie), dependență, insuficiențe pluriviscerale, stări terminale, aflate în pragul părăsirii vieții, am constatat că moartea bătrânului este de două feluri: moarte gerontologică – naturală, „de bătrânețe", prin epuizare de program genetic (nerecunoscută de cei mai mulți), și moartea geriatrică, urmare a unei (unor) îmbolnăviri (C. Bogdan); quasi-negarea morții naturale (gerontologice) și preferința pentru moartea cu diagnostic de boală are în special rațiuni statistice, fiind un aspect de „medicalizare" a morții, „a muri totdeauna de ceva"; admițând însă că la un moment dat, știința ar găsi remedii curative pentru toate bolile, omul ar câștiga nemurirea?

Privind moartea „de bătrânețe", naturală, Organizația Mondială a Sănătății, deși o admite ca foarte rară, nu o acceptă statistic, solicitând înscrierea pe fiecare certificat de deces o cauză reprezentată de o boală. Savantul rus Abrikosov, anatomo-patolog, este printre primii care o recunoaște și marele nostru savant, Gh. Marinescu o recunoaște de asemenea. Gânditorul român, Petre Țuțea, cu valoroase reflecții privind îmbătrânirea, bătrânețea, geriatria, boala și moartea menționează printre cauzele morții omului și moartea naturală, diferită de cea ca urmare a unei boli: omul „moare prin *extincție naturală* (subl. noastră), prin boală, prin viciu, prin accident și prin sinucidere".

Evoluția civilizației, achizițiile științifice și tehnologice au influențat nu numai modurile de viață, ci și modurile de moarte; astăzi, marea majoritate a deceselor survine în instituții: medicale (spitale sau clinici) și medico-sociale (cămine, hospice, azile), chiar și atunci când nu mai e nimic de făcut din punct de vedere medical, când muribundul doreşte să se sfârşească la el acasă, în familie, acolo unde a trăit, vegheat de cei dragi.

Autorii americani găsesc că între 70-80% din decese se petrec în instituţii. Familia contemporană elimină moartea din casă, o „internează în spitale, o exilează în cămine, o „instituţionalizează". Dr. J. Krant afirmă că „instituţiile nu reprezintă un cadru natural pentru moarte; cadrul natural este cel unde muribundul a trăit, este locul de care el s-a bucurat, care are pentru el o semnificaţie. Aici se găsesc fiinţele care îi sunt scumpe, a căror prezenţă şi solicitudine sunt resimţite de el ca o uşurare."

Din observaţiile personale (C. Bogdan), raportul între familiile care îşi aduc bătrânii „să moară în spital (cămin)", (acest scop fiind rareori mărturisit şi motivat, cel mai adesea fiind mascat de solicitări ca: „să fie tratat până în ultima clipă", „să se facă totul", „să se mai încerce" etc.), în cazurile în care este evident că mijloacele medicinii au devenit neputincioase şi cele care (la solicitarea persoanei aflate în stadiul terminal susţinută de medic sau la solicitarea acestuia) acceptă să-şi preia bătrânul sau bolnavul fără speranţe de întoarcere la viaţă să se sfârşească în familie era de 1 la 15, adică 1 familie din 15 solicitate. Această atitudine are mai multe explicaţii: una obiectivă, legată de noile condiţii urbane – perspectiva decesului acasă, într-un apartament de bloc sau în spaţiul unei locuinţe restrânse; altele, de ordin subiectiv: moartea este astăzi din ce în ce mai mult privită ca un eveniment impudic, ca un inconvenient care generează ruşine, jenant, ca un complex de inferioritate. În sfârşit, faptul că moartea este mai puţin prezentă ca altădată în viaţa cotidiană, aspect în relaţie cu prelungirea duratei vieţii; dacă în trecut timpul în care o familie spera să nu aibă în sânul ei nicio moarte era de 20 de ani (vârsta la care copiii îşi pierdeau părinţii), astăzi, în legătură cu creşterea duratei vieţii, acest interval este de 40 şi chiar 50 de ani (vârsta copiilor la decesul părinţilor), ceea ce lasă membrilor săi timpul de a uita că moartea este destinul care-i priveşte pe toţi oamenii, adică pe ei înșiși și nu numai pe ceilalți. Intervine o dezobișnuire de moarte care, atunci când survine, găsește familia puțin sau deloc pregătită. Nuclearizarea familiei din ce în ce mai prezentă în condițiile urbanizării, separarea de părinți, decoabitarea (locuințe separate sau trimiterea bătrânilor în cămine) face ca întâlnirea cu moartea să se petreacă în alte condiții decât în vechea familie celulară extinsă, ai cărei membri conlocuiau în același habitat (tip de familie care se mai păstrează în medii rurale și în țările tradiționale, puțin industrializate și urbanizate), familie care deplângea mai des dispariția unuia din membrii care o compuneau.

Aceste mutații psiho-socio-familiale determinate de urbanizare și industrializare au determinat ca fenomenul morții să se petreacă astăzi mai discret. La sate, încă, individul care moare este decedatul tuturor și glasul care anunță evenimentul răsună în toate inimile într-un cor al solidarizării și compasiunii; mortul este, într-un fel, al întregului sat.

De altfel, există diferențe importante între societățile tradiționale, preindustriale: speranța de viață redusă, mortalitate infantilă ridicată, variații mari în rândul populației (demografice, socioeconomice), mortalitate cauzată de boli infecțioase, boli acute, malnutriție și societățile post-industriale: speranța de viață ridicată, mortalitate infantilă redusă, variații mici în rândul populației, mortalitate dominantă prin boli cronice și la vârste înaintate.

Privind moartea în spital, azi, locul aproape clasic al decesului, determinat – dincolo de necesitatea firească de acordare a asistenței medicale – de tendința actuală a societății și familiei de a izola bolnavii incurabili și bătrânii în spitale și hospice-uri, ceea ce face ca familia să piardă contactul cu moartea; uită că face parte din viață, se dezobișnuiește să o întâlnească, o evită, o neagă, în ciuda realității ei inexorabile; pe de altă parte, în spital, personalul o supune celei de a doua izolări, din momentul când ea devine iminentă. De fiecare dată când treceam prin saloane sau săli de operație, spune Elisabeth

Kübler-Ross, eram impresionată de concizia vizitei medicilor în saloanele unde agoniza un bolnav. Ambianța sumbră, vocile depresive care înconjoară acești bolnavi creează o atmosferă impresionantă; o aceeași impresie i-a făcut aceleiași când, solicitând să vadă, se apropie de pacienții grav, incurabili, ai unui spital de 600 de paturi, medicii i-au spus că ei nu au astfel de cazuri (Elisabeth Kübler-Ross).

Astfel, muribundul nu este numai singur, ci și izolat; izolat de ai săi, și ceea ce este dramatic și greu de înțeles, izolat de medicină, căreia i s-a încredințat, de care și-a legat unicele și ultimele speranțe. G. Condrau crede că nu mai există nicio ființă omenească care să se afle într-o situație de mai mare izolare, ca un muribund într-un spital.

Zschocke, referindu-se la același sentiment al izolării și disperării pe care îl resimte o astfel de persoană, scrie: „Nicicând mai mult ca astăzi, omul nu a fost atât de izolat în ultimele sale momente de viață, pus într-un colț oarecare, într-o rezervă, lăsat singur cu chinurile sale, în frica morții și nevoia de căldură umană. Or, este știut că numai moartea îndurată într-un climat de participare colectivă, de comuniune, de asistență medicală adaptată, de plenitudine imprimă celui în cauză senzația de împlinire, de desprindere umană de viață și de lume."

Elisabeth Kübler-Ross observă că în spital agonia devine o desfășurare mecanică, depersonalizată și frecvent dezumanizată, mediul spitalicesc fiind bivalent, în același timp liniștitor (pentru că bolnavul știe că toate resursele tehnice vor fi puse fără îndoială în slujba salvării lui), și neliniștitor (datorită ambianței imediate, a instrumentelor, aparaturii, a celorlalți bolnavi grav, care relevă individului gravitatea stării sale și îl fac să se teamă că va muri departe de ai săi, în singurătate, părăsit).

Delore consideră atitudinea medicului în fața muribundului deseori jenantă, neîndemânatică.

Psihanalistul american Janice Norton a demonstrat că familia, prietenii, medicii se îndepărtează adesea de paturile cu bolnavi în agonie.

Claude Veil arată că societatea contemporană tinde să denaturalizeze moartea; or, acceptarea morții, reinserția sa în viața socială ar facilita formarea tuturor acelora care trebuie s-o înfrunte, în particular medicul și personalul mediu.

Un actor principal care ar putea ușura suferințele unui pacient aflat la sfârșitul vieții, dincolo de o prescripție medicamentoasă de rutină, și care ar putea contribui ca „trecerea" dincolo să se facă în împăcare, liniște, fără angoasele tragice ale acestor ultime momente, este medicul.

Deși ultimele decenii au contribuit la pătrunderea în practică a conceptului de îngrijiri paliative, poziția dominantă în asistența muribundului este caracterizată mai ales de rezervele și distanțarea medicului (ca și a personalului de îngrijire, în general) față de acest fenomen care face parte din viață și care este atât de prezent în activitatea sa (P. Delore).

Pentru un pacient, moartea în spital este una din cele mai puțin dorite, iar poziția medicilor este, de asemenea, rezervată; Pierre Delore remarca faptul că medicilor nu le place să vorbească despre moarte; cei mai mulți, exceptând pe cei ce aderă la practica îngrijirii paliative, fie evită pacienții terminali sau îi abandonează, fie aderă la conduita încrâncenării terapeutice (l'acharnement) într-un moment când, după cum susținea același Delore: „geniul tehnicii riscă să devină un demon, el urmând în aceste ultime stadii ale existenței să cedeze locul geniului unei medicini umane."

Pentru o mai bună înțelegere a poziției medicinii și a slujitorilor ei față de fenomenul morții în prezent, ca și a abordării în perspectivă a acestei delicate teme, se cuvine să analizăm cauzele rezervelor noastre față de problemele morții.

Mai întâi, este vorba de un reflex general de protecție al oamenilor, care îi îndepărtează de lucrurile triste, grave, care rămân, ca urmare, mai puțin cercetate și insuficient cunoscute.

Pe de altă parte, societatea modernă este preocupată să valorifice tinerețea și sănătatea și să respingă, prin contrast, bătrânețea, moartea și muribunzii, iar medicul este și el un membru al acestei societăți.

În mod general, atitudinea față de moarte este de ordin strict personal și depinde de concepția fiecăruia despre lume. Cultura, educația, toate acțiunile formative ar putea modela și concepția și atitudinile noastre față de moarte.

Medicul are o dublă poziție față de moarte – a omului obișnuit, care se supune acestui destin biologic ineluctabil; a medicului care se opune, neagă, luptă, îndepărtează moartea. El se poate retrage din fața morții, din instinctul său de om, dar în același timp, prezența morții are semnificația unui eșec al activității sale, fiind o insultă la adresa medicinii. Îmi amintesc faptul că, în perioada cât am lucrat ca medic de circă, cu fiecare deces survenit în teritoriul de care răspundeam, mă încerca un sentiment de culpabilitate, de neputință, de eșec, pe care-l îndepărtam cu greu, pentru că refuzam moartea, pentru că, de fapt, evitam să o accept ca pe un fenomen natural, ca pe o verigă naturală a vieții.

De altfel, explicația atitudinii mai rezervate a personalului medical față de bătrân, de bolnavul grav, de muribund, tocmai în situațiile când s-ar cere mai multă apropiere, este cunoscută și acceptată mai demult – medicul, asistenta, infirmiera, văd în bătrân, în muribund, proiecția propriului lor destin biologic mai apropiat sau mai îndepărtat, de care, instinctiv, încearcă să fugă.

Pornind de la observația adusă în discuție, psihologii, sociologii, medicii înșiși au analizat poziția medicului vis-à-vis de problema morții; unii dintre aceștia consideră că în rațiunea profesiei lor, moartea nu este considerată de medici ca un fenomen natural, ci ca un eșec. În orice moarte ei au senzația că se vede o probă implicită de vinovăție, incompetență sau ineficacitate.

Medicii care aplică profesiunii lor criteriile de valoare și de eficacitate în curs în domeniul social, consideră moartea bolnavului lor ca un dușman personal, sentimentul de neputință în fața morții se schimbă în act de acuzare; alții cred că nu este vorba numai de o atitudine profesională. Dificultatea medicilor de a accepta moartea bolnavilor lor, este în strânsă legătură cu motivațiile care i-au împins să îmbrățișeze profesiunea medicală, să aibă dorința de a controla, să învingă sau să nege moartea. Facultatea mă formase ca diagnostician sau terapeut, și despre moarte, ca proces complex multidimensional, aflasem prea puține lucruri. Viețile pacienților se încheiau brusc prin stop cardiac. Secvența pre-mortem cu specificul ei era tratată doar clinic-farmacologic și abia secvența post-mortem se bucura de o atenție mai mare din partea a două discipline – anatomia patologică, și, parțial, în unele cazuri, medicina legală.

Prezența atât de frecventă în exercițiul medical, dar absent din programa de învățământ, e vorba de tanatologie cu ramurile sale, ca tanatogeneza, tanatopsihologia, tanatosociologia, este o mare omisiune a programei de formare universitară a viitorului medic.

În încheierea acestor considerații privind percepția morții astăzi, moartea și bătrânețea, moduri de a muri și cauze, „medicalizarea" morții, moartea în spital, poziția familiei, poziția medicului față în față cu moartea, se poate afirma că:

A muri astăzi, înseamnă a muri totdeauna de „ceva"; a nu muri „chez soi"; a muri din ce în ce mai bătrân; a muri într-o mare variabilitate de cauze și condiții; în sfârșit (un mare câștig), a muri, din ce în ce mai mult, în îngrijire specifică, adaptată, pe modelul paliativ.

O ABORDARE ŞI O TERAPIE COMPLEXĂ A SFÂRŞITULUI VIEŢII (MEDICALĂ, MORALĂ, SOCIALĂ, SPIRITUALĂ). ÎNGRIJIREA PALIATIVĂ

La mort est une question vitale.
Elisabeth Kübler-Ross

Dimensiunile în creştere ale morţii, determinate de prelungirea duratei vieţii şi, consecutiv de creşterea numărului de persoane vârstnice şi foarte vârstnice („grand age"), de mortalitatea crescută prin tumori maligne, demenţe senile, ca şi de apariţia bolii SIDA, au determinat în ultimele decenii o nouă mişcare în medicină: Îngrijirile Paliative.

De fapt, întoarcerea privirilor de la un pragmatism care ţinteşte exclusiv vindecarea şi către realitatea dureroasă şi tristă a celor fără speranţă de revenire la sănătate şi la viaţă, datează din anii '40 şi a apărut în Anglia – Mişcarea ospiciilor britanice – graţie îndeosebi celei ce poate fi considerată pioniera şi iniţiatoarea mişcării în favoarea muribunzilor, fondatoarea a Saint Cristopher's Hospice din Londra şi autoarea celebrei lucrări „The management oh terminal diseases" Cicely Saunders, de formaţie iniţială asistentă socială, asistentă medicală, care a făcut ulterior studii de medicină.

În fapt, meritele acestei umaniste a veacului nostru, Cicely Saunders sunt acelea de a fi răspuns cu un da întrebării: dacă se mai poate face ceva pentru muribunzi, pentru cei fără speranţă de întoarcere la viaţă.

Spre a înțelege mai bine acest nou concept, o trecere în revistă a câtorva definiții și reflexii este necesară:

• Medicina paliativă cuprinde toate tratamentele și îngrijirile medicale, chirurgicale și psihologice, ca și susținerea spirituală, destinată să aline suferința și să amelioreze confortul unui bolnav, indiferent de diagnostic, și pentru care un tratament curativ a devenit incert sau ineficace.

• Îngrijirile paliative definesc complexul de măsuri folosite pentru ameliorarea suferințelor bolnavilor incurabil, aflați în ultima parte a vieții.

• Medicina paliativă cuprinde toate tratamentele și îngrijirile medicale, presupune o schimbare de mentalitate și de atitudine față de suferința muribundului, nu numai a personalului medical, ci și a societății întregi.

• Îngrijirile paliative pornesc de la o abordare ontologică a suferințelor și nevoilor în perioada de sfârșit a vieții, încercând să redea un nou echilibru ființei umane.

• Medicina paliativă este o medicină mai exigentă, care obligă la abordarea tuturor aspectelor persoanei bolnave și nu trebuie considerată ca o medicină minimală, făcută din bunăvoință și caracterizată prin abținere.

• Îngrijirile paliative sunt acele îngrijiri care oferă o exigență integrală persoanelor suferinde de o boală incurabilă, care se găsesc în ultima fază a sfârșitului vieții lor.

• Îngrijirile paliative trebuie privite ca o parte integrantă a unei resposabilități terapeutice-medicale și de îngrijire.

• Îngrijirile paliative se bazează pe o abordare și înțelegere globale ale muribundului și comportă trei elemente care se intrică strâns; controlul durerii, terapia simptomelor, altele decât durerea și acompaniamentul relațional necesar confortului psihologic.

Reiese cu claritate că filosofia îngrijirilor paliative a avut ca punct de plecare, între altele, reconsiderarea morții. Pe măsură ce dimensiunea morții s-a extins în societatea contemporană, s-a înregistrat o schimbare a condițiilor tradiționale în care se petrece acest eveniment al existenței. Moartea a fost „instituționalizată", în civilizația occidentală (S. U. A. și Europa), între 70-80% dintre decese petrecându-se în spitale și case de îngrijire, în timp ce toate anchetele realizate printre persoanele vârstnice, aflate în pragul sfârșitului vieții, au relevat că între 70-77% dintre acestea ar dori să se sfârșească în propriul lor cămin, vegheate de cei dragi. Imaginea morții include astăzi, cel mai adesea, moartea unei persoane separată de ai săi, de cele mai multe ori, sub o mască de respirație asistată, monitoare sofisticate, perfuzii...

Moartea părăsește căminele, fiind izolată în spitale și creându-ne iluzia că ea nu mai există. Dezobișnuirea de moarte riscă uitarea ei, care alimentează o conduită nefirească și riscantă la cei care se află încă departe de acest moment, ei comportându-se ca și cum ar trăi infinit; acest comportament afectează sănătatea, scurtează viața și împiedică o desăvârșire morală care trebuie să includă și ajutorul, compasiunea, înțelegerea pentru cei care, dintr-un motiv sau altul părăsesc viața, fie că ne sunt apropiați, fie că nu. Moartea, nu trebuie uitat, rămâne o lege universală a viului, premisa vieții.

Schimbările survenite în societățile zilelor noastre, în plan demografic, urbanistic, arhitectural, psiho-afectiv, familial și cultural, influențează atitudinile față de fenomene cum sunt boala, bătrânețea, moartea.

Pe de altă parte, modernizarea și tehnologizarea spitalelor, ca și formarea personalului de îngrijire cu accent pe curativ, au banalizat sau ignorat îngrijirile care trebuie acordate muribunzilor. Aceasta a avut și are drept consecință fie un abandon al pacienților în fază terminală, fie, paradoxal, la extrema cealaltă, o înverșunare terapeutică („l'acharnement thérapeutique") inadecvată în aceste cazuri, care urmărește, mai degrabă să ne asigure asupra capacității noastre de îngrijire, dar, care, în realitate ascunde sentimentul nostru de neputință în fața morții, și, alteori, să asigure familia că „s-a făcut totul", evitând și unele reproșuri sau reclamații.

Filosofia îngrijirilor paliative include cinci principii:

• să se reaccepte că a muri este un fenomen normal;

• a ameliora simptomele care perturbă stadiul terminal, este un scop al tratamentului;

• unitatea de îngrijire cuprinde pacientul și anturajul său apropiat;

• este necesar să se susțină familia pe timpul doliului;

• o echipă pluridisciplinară compusă din profesioniști și benevoli este cea mai aptă de a aplica acest tip de tratament.

Bolnavul, în general, dar și vârstnicul, aspiră, de obicei, să nu moară singur, adică izolat și părăsit, această perspectivă inducându-i o angoasă extremă. Filosofia medicinii paliative, și e de sperat că întreaga medicină, societatea în general, ne reamintește că el dorește și are dreptul în ultimele sale clipe de viață la o prezență umană apropiată, capabilă de „a asculta", de a înțelege, de a semnifica, traversând liniștea sa, cuvintele sau gesturile sale, cât de elementare ar fie ele – de a-i ridica o pernă, de a-i răcori fruntea, de a-i umezi buzele, de a-i oferi un pahar cu apă, de a-i da un recipient pentru eliminare, de a-i ține mâna. Toate acestea înseamnă că nu este abandonat și angoasa sa chinuitoare ar putea fi îndepărtată sau diminuată.

Fiecare bolnav are dreptul fundamental de a se aștepta ca modificările sale de comportament, pe care n-ar vrea să le aibă, fie ele ostile, marcate de agitație sau depresie, să fie înțelese, tolerate de cei care îl îngrijesc.

El are dreptul la îngrijiri individuale care stimulează participarea sa, cel puțin la deciziile care se iau în ce-l privește și îi respectă demnitatea.

El are, de asemenea, dreptul la independență și autonomie, în domeniile unde el este în stare să și le asume.

Pe de altă parte, pentru ceilalți – personal, rude, membri ai societății, în general, se impune necesitatea absolută de a respecta pacientul muribund considerat ca o persoană și nu ca un obiect de îngrijire („Les mourants sont des êtres comme nous tous"). Aceasta este o condiție etică esențială, baza oricărui demers paliativ. Neacordând respectul cuvenit muribundului, care riscă să nu mai fie considerat ca persoană (a se vedea atitudinile de ignorare, abandon, lipsă de interes a personalului) și a nu-i proteja demnitatea înseamnă a face un act antimedical, golit de conținut moral.

Cunoașterea mai bună a psihologiei muribundului este o condiție de bază a celui care se dedică sau practică, atunci când se impune, îngrijirile (medicina) paliativă. În pragul morții, muribundul aruncă o ultimă privire asupra vieții sale, căutându-i sensurile, semnificația, analizându-i eșecurile și reușitele, descoperindu-i țesătura profundă; el are nevoia de „a pleca" reconciliat cu el însuși, de a se simți recunoscut în nevoile sale spirituale; de a-și înțelege propria sa viață, de a da un sens morții sale. El are nevoie de a fi ascultat, de a-i fi împărtășite gândurile legate de acest bilanț. Nu trebuie ignorat că el poate avea încă proiecte semnificative care-i dau în continuare un sens vieții care i-a mai rămas.

Îngrijirile paliative trebuie practicate în respectul absolut al opiniilor filosofice și religioase ale fiecăruia.

Drepturile pacientului suferind de o boală incurabilă sau ale persoanei vârstnice aflate la sfârșitul vieții au fost sintetizate de mai mulți autori în variante care au multe puncte comune și ele fac deja, în unele țări, obiectul unor „carte" de drepturi specifice. Există și ar trebui mai bine cunoscută și însușită „Declarația drepturilor persoanei muribunde".

Formarea în medicină e subordonată, cum se știe, ideii de vindecare, de înfrângere a bolii (ceea ce, până la un punct se justifică), această psihologie a formării medicului constitu-indu-se, în esență, într-o motivație pozitivă, utilă, fiindcă mobilizează resursele medicinii și ale slujitorilor ei; exclusivi-tatea acestei direcții în formare poate duce însă la negarea morții, ceea ce este un dezavantaj atât pentru medic, cât și pentru pacienții săi. Investirea medicului numai cu virtutea de învingător, cu statutul de farmacoterapeut nu este nici suficientă și nici benefică. Fiindcă, pornind de la aceasta, ar însemna că el trebuie să neglijeze sau să-și abandoneze pacienții pe care nu-i poate vindeca, și aceștia, în legătură cu influențele multor factori pe care i-am amintit, sunt din ce în ce mai mulți.

Ideile lansate de Cicely Saunders și de ceilalți umaniști care i s-au asociat s-au răspândit încet, în primul rând pentru că impunea medicilor să-și recunoască limitele; astăzi este considerată ca o revoluție în medicină, o revoluție mai ales morală, de care medicina avea nevoie pentru a se fortifica și a-și conserva și îmbogăți umanismul. Prin medicina paliativă, chiar dacă medicina, în general și-a recunoscut limitele, ea a devenit mai eficace. A recunoaște că oamenii mai și mor, că există ființe, semeni de-ai noștri, fără speranța vindecării și a întoarcerii la viață, deși înseamnă pentru cea mai mare parte a oamenilor sănătoși a recunoaște limitele medicinei, ale eficacității în sens curativ, înțelegerea inexorabilului morții, asumarea acesteia ca un corelativ și o condiție a vieții a fost în realitate beneficiul cu semnificația cea mai importantă a acestui concept.

Dacă în urmă cu câțiva ani susținătorii practicii medicale paliative erau ignorați, desconsiderați, fie etichetați drept „gestionari ai eșecului medical", poziție tributară concepției care consideră moartea ca un „eșec suprem", astăzi sunt din ce în ce mai mulți aceia care au o înțelegere mai aproape de adevăr a menirii celor ce slujesc medicina, totuși este încă puțin.

Incapacitatea de a accepta inexorabilul, moartea este proprie culturii occidentale; toate acestea determină ca îngrijirile paleative să fie ignorate, neglijate, considerate nerentabile.

Cei ce îngrijesc sunt datori să construiască în jurul muribundului climatul cel mai bun pentru ca acesta să-și asume boala și moartea, cu împăcare și resemnare înțeleaptă.

Administrarea îngrijirilor paliative are drept obiectiv:
• controlul durerii și a altor simptome;
• apărarea demnității, garantând în special un grad de autonomie cât mai mare posibil;
• optimizarea relației între pacient și anturajul apropiat;

• a asculta întrebările şi frământările esenţiale ale bolnavului şi a discuta cu el, în general;

• a ajuta rudele să suporte doliul.

Două mari principii guvernează organizarea şi structurarea îngrijirilor paliative: mai întâi, unul de ordin filosofic: drepturile şi aşteptările pacientului aflat la sfârşitul vieţii şi apoi unul pragmatic, nevoile sale fundamentale, generale şi individuale, personalizate.

Fondată pe o abordare şi o înţelegere globale ale muribundului, considerat ca o persoană „à part entière", administrarea îngrijirilor paliative comportă trei acţiuni profund intricate: controlul durerii, nursing-ul, îngrijirea şi terapia simptomelor şi acompaniamentul relaţional.

Acompaniamentul se defineşte ca susţinere şi prezenţă la căpătâiul bolnavului cu care trebuie stabilită comunicarea verbală şi non-verbală şi este o misiune a întregii echipe de îngrijiri paliative.

DESPRE LIMITELE LONGEVITĂȚII VIEȚII OMULUI

Întrebărilor „de ce îmbătrânim?", „de ce murim?" li s-a alăturat mai matura și mai realista „cât vom putea trăi?", până la ce vârstă va crește speranța de viață.

Cu alte cuvinte, știința, cu multele sale discipline impli-cate în studiul devenirii biologice a ființei umane este în măsură să formuleze un prognostic de larg interes, privind evoluția duratei vieții omului? Fiindcă interesul nu ține, de fapt, numai de curiozitate și de dorință, ci presupune și anticiparea unei situații în perspectiva pregătirii abordării optime în sensul valorificării avantajelor si ameliorării dezavantajelor.

Ce discipline ale științelor ne-ar putea ajuta să determi-năm prognoza longevității umane? Subliniem că viitorul poate fi abordat pe mai multe căi, dar cele științifice au șansa de a se apropia mai mult de adevăr, și, cu toate acestea, nu în peri-metrul certitudinilor, ci în limitele mai puțin precise ale probabilului. Mai întâi, medicina cu ramurile sale – gerontolo-gia și geriatria, genetica, mai ales în lumina noilor achiziții științifice, igiena, dietetica, apoi socio-demografia și ecologia, ar putea fi cele mai îndreptățite.

Argumentele privind utilitatea în primul rând a medicinii vor fi furnizate, apreciem, în cele de mai jos.

Aspirația omului de a trăi mai mult, etern dacă este posibil, este foarte veche și constantă. Miturile „tinereții eterne" („tinerețe fără bătrânețe" în filosofia noastră populară), al „nemuririi", au creat în decursul istoriei omenirii numeroase preocupări, pe cele mai diverse planuri, creând uneori iluzia reușitei, impresia rezolvării practice a problemei îmbătrânirii și a morții, în sensul, evident, al victoriei omului, a vieții. Și pentru că viața pământească nu a putut proba în niciun fel înfrângerea bătrâneții și a morții, s-a dezvoltat credința în viața „de apoi", „de dincolo", întreținută de filosofiile religioase.

Antichitatea a fost foarte preocupată de îmbătrânire, aproape fiecare dintre filosofii acestei epoci rezervând o parte a gândirii lor problemelor vieții, cauzelor scurtării vieții și precipitării bătrâneții, îmbătrânirii, morții, căilor de a accede la o viață cât mai lungă, trăită în plenitudine.

Platon considera că dorința de nemurire este una din cele mai mari necesități ale sufletului omenesc și a susținut concepția prevenirii îmbătrânirii prin pregătirea acesteia din tinerețe. Democrit poate fi considerat precursor al geroigienei și geroprofilaxiei, ca demers obligatoriu în atingerea unei vârste înaintate în stare de bună sănătate; acelorași idei a subscris și Seneca.

Preocupări susținute privind problemele îmbătrânirii a avut, de asemenea, Terențiu, dar cel mai fertil pe acest teren s-a dovedit a fi Cicero, gândirea sa fiind cuprinsă în celebra lucrare „De Senectute", iar concepția „senectus ipso morbus" atrăgea atenția că bătrânețea fiind boală, ea trebuie tratată, și, deci, poate fi vindecată. Chiar dacă ulterior concepția bătrâneții-boală a fost infirmată de știință, ea a avut avantajul de a impune o atitudine activă de prevenire și combatere a îmbătrânirii, de cercetare a mecanismelor sale interne, după modelul cercetării bolilor și în interrelație cu acestea, pentru care constituie un teren favorabil, bolile, la rândul lor, precipitând-o, accelerând-o.

India antică și medievală a dezbătut multe idei despre bătrânețe și longevitate. Filosofia vechilor indieni, bogată în interpretări mistice, dar bazată pe o surprinzătoare ascuțime a observației, impunea individului o viață de renunțări și suferințe, unele dintre acestea autoimpuse, în demersul către realizarea longevității. Tradiția indiană arhaică, așa cum e redată în literatura vedică, afirmă că asceții indieni atingeau – prin tehnici speciale și printr-un anumit regim de viață – ceea ce este o idee validată azi de cercetările științifice – vârste apreciabile.

În anii, considerați de mulți, întunecați ai Evului Mediu, straniile experiențe ale alchimiștilor urmăreau, pe lângă obținerea aurului pur, găsirea controversatului elixir al vieții. Una din cele mai marcante personalități ale acestei epoci, călugărul Franciscan Roger Bacon, supranumit „doctor mirabilis", a ajuns, după îndelungi căutări, la o compoziție bizară, conținând aur curat, cimbru, ulei de rozmarin, inimă de cerb și carne de șarpe. Și dacă alchimiștii se limitau la aceste metode fanteziste, dar inofensive, alții, nu de puține ori, se dedau la excese sanguinare, potrivit unei convingeri macabre pe care o aveau unii, exclusiv din clasa celor ce dețineau puterea și dispuneau de bogății, conform căreia, băi repetate în sângele unor tineri ar întări organismul, oprind procesele de îmbătrânire; exponenții acestei teorii, preluată din antichitatea romană, unde bătrânii senatori beau din sângele gladiatorilor uciși, s-au dedat la masacre abominabile, intrând în galeria celor mai sadici criminali din istorie. Dintre toți, două nume provoacă și azi fiori cititorilor: este vorba de doi nobili, Gilles de Rais și contesa Erszebet Bathory, ale căror practici demonice au întrecut orice închipuire, făcându-se vinovați de uciderea a sute de tineri și tinere.

Odată cu renașterea, metodele de prelungire a vieții s-au diversificat, încercându-se să li se dea, totodată, un fundament științific. Astfel, vestitul doctor Paracelsus considera omul un produs cu o anumită compoziție chimică, bolile fiind o urmare a alterării acestei compoziții, iar bătrânețea rezultatul unei autointoxicări. Căutând piatra fundamentală a tinereții veșnice, Paracelsus a experimentat și recomandat ca medicamente, diverse substanțe chimice: antimoniu, sulf, mercur.

Maestrul chirurg Ambroise Paré caracteriza tinerețea ca fiind fierbinte și umedă, datorită apropierii de izvoarele generației, iar bătrânețea – rece și uscată, prin folosirea și epuizarea în atâția ani a umidității și căldurii înnăscute.

În epoca modernă, cercetările ştiinţifice se înmulţesc şi apar primele progrese palpabile în acest domeniu. Trecând peste teoriile englezului Sydenham şi ale olandezului Boerhaave, care propuneau ca remediu al îmbătrânirii prezenţa apropiată şi răsuflarea persoanelor tinere, ajungem la prima lucrare de proporţii în această sferă, „Macrobiotica", adică arta de a prelungi viaţa, a lui Hufeland; aceasta se baza pe o concepţie vitalistă după care, prin îmbătrânire, se pierde treptat energia (forţa) vitală pe care fiecare individ o are de la naştere.

Un mare ecou internaţional au avut experimentele lui Brown-Séquard, care şi-a injectat subcutanat un extract din testicule de câine şi cobră, în vederea întineririi.

Francezul Alexis Carrel, ca şi rusul Ilya Mecinikov, au considerat îmbătrânirea ca o autointoxicare datorită metabolismului celular. Savantul rus a mers chiar mai departe, recomandând folosirea bacilului acidului lactic pentru combaterea florei intestinale, generatoare de toxine ce produc scleroza organelor interne. El a definit îmbătrânirea ca un fenomen de atrofie senilă a organismului, a elementelor nobile şi specifice ale ţesuturilor, care sunt înlocuite cu ţesutul conjunctiv hipertrofiat.

Serghei Voronov a efectuat operaţii de transplant de glande sexuale de la maimuţă la om, şi A. A. Bogomoletz a făcut transfuzii de sânge cu ser autotoxic, încercând şi prin aceste mijloace să prelungească durata vieţii.

În epoca modernă a apărut o ştiinţă nouă, care, pe lângă numeroasele avantaje pe care ni le oferă, ne propune şi dezlegarea misterului longevităţii: este vorba de genetică. S-a identificat un mecanism fundamental de îmbătrânire celulară la om şi s-a descoperit gena care îl controlează. Această genă este o formă modificată a „genei imortalităţii celulare", similară cu cea a cancerului. Se ştie că una din particularităţile celulelor unui organism este că ele nu pot prolifera la nesfârşit în cultură. Când una dintre celule se divide, ea produce două celule-fiice care nu sunt perfect identice cu celula-mamă. Dovada deosebirilor existente permanent între celulele-mamă și celulele-fiice este aceea că, la un moment dat, acestea din urmă încetează să se mai reproducă. Care este cauza?

Doi biologi de la Facultatea de Medicină din Boston, Tara Seshadri și Judith Campisi ne propun un răspuns: celulele care îmbătrânesc conțin unul sau mai mulți inhibitori ai diviziunii celulare. Cei doi cercetători și-au concentrat studiile asupra proto-oncogenilor, gene care, transformându-se, pot declanșa procesul canceros. Experimentele făcute arată că îmbătrânirea nu se datorează unor accidente celulare succesive, unei acumulări de mici erori, care, în timp, dereglează mașina umană (așa-numita teorie a „discului zgâriat"). Concluzia la care au ajuns cei doi savanți este indubitabilă: îmbătrânirea este programată. Fiecare specie pare să posede o durată de viață predestinată printr-un program genetic: de la câteva zile – pentru unele insecte – la un an – pentru numeroasele plante – și de la o sută de ani – pentru om și broasca țestoasă – la mii de ani – pentru giganții sequoia din California. Se cunosc exemple de dereglare a acestui orologiu genetic – în speță, la om, o maladie numită progerie provoacă îmbătrânirea precoce chiar de la vârsta copilăriei, cu oprirea definitivă a acestui ceasornic vital în jurul vârstei de 10 ani. Profesorul Thomas E. Johnson de la Universitatea din Colorado demonstrează că fenomenul se poate produce și în sens invers. El a obținut prin selecție genetică linii de viermi intestinali de o longevitate excepțională, care trăiesc, în medie, cu 70% mai mult decât frații lor „sălbatici". Profesorul Johnson a și identificat grupul de gene responsabil de această anomalie.

Dar, deocamdată, aceste două teorii antitetice care încearcă să explice mecanismul universal al îmbătrânirii, reprezintă numai două teorii, evident, importante, în perimetrul celor aproape trei sute care își propun să decripteze fenomenul îmbătrânirii. Dacă teoria „uzurii" este mai optimistă, oferind alternative prevenirii și încetinirii uzurii, teoria îmbătrânirii programate ar putea sugera că nu prea este nimic de făcut, diacronismul duratei vieţii la om sugerând că între anumite limite longevitatea umană mai poate creşte.

Prin urmare, o aspiraţie veche a cunoaşterii – limitele maxime ale vieţii umane – niciodată satisfăcută cert şi pe deplin, păstrând mereu un inefabil neprevăzut – o fata morgana a cunoaşterii viitorului, ne preocupă şi astăzi, aşa cum a constituit pentru om dintotdeauna, o stăruitoare preocupare. Curiozitate, măsură de prevedere, dorinţa legitimă de a anticipa viitorul, de a-l modela după dorinţă şi necesităţi prin manipularea prezentului, toate la un loc, sunt stimulul acestei întreceri cu timpul; fiindcă, aflând viitorul, înfrângem timpul.

Şi pentru a descifra viitorul, după o perioadă, cum am văzut, dominată de magie şi mistic, supravieţuind şi astăzi, dar undeva, în planul doi, mintea omenească a imaginat metode implicând ştiinţificul. Gândirea şi-a asociat ştiinţa păstrând însă ca pe un martor şi profeţia. S-au edificat astfel trei căi de cunoaştere a viitorului bazate pe gândire şi pe date ştiinţifice: science-fiction, care asociază imaginaţia cu studiul posibilităţilor tehnice pentru a deduce dezvoltarea ulterioară. Leonardo da Vinci este, probabil, creatorul acestei ştiinţe. El a imaginat, ne amintim, paraşuta, elicopterul, carele de luptă şi submarinele; futurologia, ştiinţă recentă – 1923 – care constă în descrierea viitorului, fondată pe prelungirea sau răsturnarea tendinţelor deja observabile; în sfârşit, prospectiva, disciplină şi mai recentă, datând de circa 2-3 decenii, care, evitând să exprime cu certitudine viitorul, sugerează probabilul, posibilul, asemănătorul. Concomitent, profeţia, oarecum în opoziţie cu ştiinţa, care, însă, în general, o tolerează, şi încercând să-i valideze prognosticele îi acordă o oarecare atenţie; rămâne, totuşi, destul de răspândită, reincitând interesul chiar al unor pături instruite, se ocupă de cunoaşterea viitorului prin intermediul unei viziuni sau a unei revelaţii interioare.

Viitorul stării de sănătate, al calităţii biologice a vieţii, a evoluţiei duratei acesteia, a constituit din cele mai vechi timpuri o preocupare a oamenilor, dar mijloacele de studiu s-au schimbat în timp, pe măsura dezvoltării științelor. Medicina a oferit primele instrumente eficace, odată cu inițierea studiului bolilor, direct implicate în calitatea biologică și în durata vieții. Prognosticul îmbolnăvirilor la specia umană, evoluând de-a lungul timpului în funcție de situația epidemiologică, la nivelul cunoștințelor și eficacitatea demersului medical profilactic și curativ la nivelul socio-economic – habitat, alimentație, activitate – timp liber – condiționează la rândul său prognosticul duratei vieții, dimensiunea antropologică cu o dinamică ascendentă, între valorile medii joase ale începuturilor umanității și accelerarea spectaculoasă a epocii contemporane. Ce ne rezervă viitorul? Cât vom putea trăi? Până unde va ajunge durata vieții? Iată întrebări care revendică răspunsuri.

Dincolo de evoluția pe verticală există variații pe orizontală de la regiune la regiune, de la țară la țară, și aceasta în funcție de climat, condiții de mediu natural, dar mai ales de gradul de dezvoltare economico-socială, de nivelul instrucției, inclusiv de cunoștințele în domeniul culturii medicale, de existența și calitatea rețelelor de asistență medicală, variații care, însumate, dau media duratei vieții, corespunzând unui moment dat și unui spațiu geo-populațional.

Studiul evoluției de-a lungul timpului, analiza situației prezente, pot oferi indicii privind prognosticul longevității umane, limitele sale.

O incursiune în istoria evoluției duratei de viață ne este oferită de următoarele repere: în epoca de piatră, oamenii trăiau în medie 19 ani, în antichitatea europeană – 20-30 de ani, abia 27. 5 în secolul XVI, și 28. 5 în secolul XVIII. Aici se cuvine o paranteză: acum 2-3 secole se murea cam la fel peste tot, neexistând diferențele geografice de astăzi, generate de nivelele diferite de dezvoltare; mortalitatea infantilă atingea peste tot o treime din totalitatea nașterilor, mortalitatea adulților era de cinci ori mai mare ca astăzi, speranța de viață la naștere situându-se abia în apropiere de 30 de ani.

Prima creştere bruscă, un prim salt se petrece în secolul XIX, când se opreşte brusc la 40 de ani, pentru ca în secolul următor, XX, să se înregistreze un al doilea mare salt, şi mai spectaculos – spre 70 de ani. În continuare, vom mai asista la asemenea salturi? Se pare că nu. Sporul de longevitate al ultimelor decenii s-a realizat la amplitudinea pe care o cunoaştem în mare măsură pe seama reducerii mortalităţii infantile. Această rezervă a fost, în mare parte, epuizată, din care cauză creşterea în continuare a duratei vieţii va urma într-o progresie mai lentă. Care ar putea fi contribuţia medicinii la adăugarea de ani duratei vieţii?

Ştiinţele medico-biologice dispun în prezent de două strategii generale pentru prelungirea vieţii: prima constă în continuarea eforturilor de a învinge bolile majore. Dacă ofensiva împotriva bolilor cardio-vasculare şi a cancerului, de pildă, va putea fi încununată de succes, aceasta va aduce omului un câştig de 8-10 ani, situaţie în care durata medie va atinge 85-90 de ani.

A doua strategie urmăreşte să cunoască şi să modifice procesele biologice intrinseci care însoţesc îmbătrânirea, şi care pot acţiona independent de procesele patologice – adică urmăreşte să descopere secretele genetice şi biochimice ale îmbătrânirii, apoi să încetinească ceasul biologic care, potrivit unor cercetători, este probabil programat la specia umană. Această a doua abordare este dirijată de controlul ratei, mai curând decât de controlul bolii.

Până acum, toate creşterile privind speranţa de viaţă s-au datorat controlului accentuat asupra bolilor, cu alte cuvinte, succesului terapeuticii; dacă viitorul va duce şi la materializarea celei de-a doua strategii – viaţa omului ar putea câştiga noi ani; cu alte cuvinte, concretizarea posibilităţilor de influenţare a proceselor de îmbătrânire prin găsirea unor preparate care să întârzie declanşarea mecanismelor active ale îmbătrânirii şi să normalizeze activitatea nervoasă şi hormonală, ar putea adăuga noi ani ciclului vital.

O altă rezervă de creștere a duratei vieții (experimental) cu 30-35% este regimul alimentar. Există în această direcție o serie de argumente: studierea alimentației longevivilor, acțiunea pozitivă a alimentației asupra animalelor de experiență, în ceea ce privește durata vieții. Două cerințe trebuie să îndeplinească un regim alimentar rațional: limitarea cantitativă și compoziția calitativă – ambele bine studiate astăzi de nutriționiști.

Profesorul American Roy Walford apreciază că ameliorarea alimentației va contribui la sporirea numărului de ani. Astfel, el apreciază că în secolul XXI vom cântări cu 10kg mai puțin și obiceiurile noastre alimentare vor fi mult schimbate pentru că vom beneficia de rezultatele numeroaselor cercetări, azi, în curs, în domeniul nutrițional. S-a avansat deja mult în biochimia creierului. Se va ajunge, probabil curând, la elementele nutritive care ameliorează performanțele cerebrale. Fiindcă prognosticul longevității include și pe cel al stării mentale. Prima schimbare se va efectua la nivelul concepției privind alimentația; alimentele se vor substitui medicamentelor sau, cu alte cuvinte, vor căpăta și o funcție profilactică și curativă. „A mânca va însemna, de asemenea, a preveni îmbolnăvirea sau a vindeca", afirmă savantul american.

Fiecare individ se va hrăni în funcție de starea sănătății sale, de carențele sale proprii și va fi extrem de bine informat asupra calității nutriționale a produselor alimentare, asupra efectului lor farmacologic.

S-au acumulat deja rezultate ale cercetărilor care demonstrează rolul unor substanțe conținute în alimente – vitaminele C și E, betacarotenul, seleniul – care acționează ca antioxidanți ce se opun efectului de îmbătrânire a membranelor celulelor noastre, prin subprodusele nocive ale metabolismului oxigenului – radicalii liberi.

Se va transpune în alimentație principiul „subnutriției fără malnutriție", adică un regim pe bază de alimente conținând mai puține calorii, dar mai multe substanțe nutritive. Pentru o activitate medie se vor consuma 1800-2000 de calorii pe zi, însă, conținând toate vitaminele, aminoacizii, mineralele, proteinele, necesare bunei funcționări a organismului.

Fiecare va dispune în bucătăria proprie de un tablou cu valorile nutritive ale meniului. Alimentele de bază ale societății de mâine, în viziunea unor nutriționiști, vor fi cerealele (orezul brun, complet, în special), laptele, iaurtul, carnea de pește, de pasăre și toate legumele.

Se va corecta și tehnologia de preparare a alimentelor, atât în industrie, cât și în bucătăria familiei, urmărindu-se prezervarea valorii nutritive a alimentelor și evitarea generării de produse secundare nocive: congelarea rapidă, prepararea termică în cuptorul cu microunde, metode de coacere cu vapori.

Alimentația va fi completată cu suplimente de vitamine, în cazurile acelor vitamine care nu pot fi puse la dispoziție în cantitatea necesară prin alimente, cum este vitamina E, al cărei necesar zilnic este de 300 de unități, sau vitamina C – 60 mg/zi.

Corectând după criterii științifice alimentația, marea vârstă se va putea situa între 120-140 de ani, potrivit nutriționiștilor menționați.

Prin urmare, hrănit mai bine, în sensul de mai corect, scăzând în greutate, omul secolului XXI va trăi mai mult.

Senilitatea, dacă este inevitabilă, afirmă Walford, nu va surveni înainte de 130 de ani, adică în ultimii 10 ani de viață. Oamenii vor trăi mai mult, fiindcă vor fi mai atenți la sănătatea lor. Ei vor fi educați să-și supravegheze valorile sanguine ale colesterolului, acidului uric, zahărului, grăsimilor. În mod sigur, „calea dietetică" își are locul ei în demersul cuceririi de ani pentru viața omului, dar nu este, evident, singura cale. Alimentația se va interpotența cu prevenirea și combaterea bolilor, depoluarea, creșterea nivelului de instrucție, „terapia" bătrâneții, adică tratamentele bolilor, deficitelor, ameliorarea dependenței și altele.

În sinteză, răspunsul la întrebarea legitimă cât va putea fi prelungită în viitor durata medie a vieții omului, se conturează trei nuanțe privind ritmul și limitele acestei creșteri; o prognoză a optimiștilor care consideră că în viitor, durata medie (nu durata maximă) va ajunge la 100 de ani, o alta, pesimistă, opusă acesteia, care consideră că rezervele de creștere au cam fost epuizate și sunt de așteptat doar creșteri mici și, în sfârșit, una mai realistă, care apreciază că progresele în creșterea duratei vieții vor fi în continuare posibile, dar nu accelerate, spectaculoase, pe măsura progreselor cunoștințelor medicale și îngrijirii sănătății, a perfecționării modului de alimentație, care vor produce o scădere lentă, dar sigură a ratei de mortalitate. Se apreciază astăzi că prognozele demografice privitoare la cei de vârstă medie și bătrână sunt relativ sigure pentru următorii 25 de ani, deoarece ele depind de rata de mortalitate și nu de rata de fertilitate.

Gânditori, naturaliști (Aristotel, Buffon) consideră că omul ar trebui să trăiască 125-150 de ani, pornind de la evidențierea unei relații între durata creșterii și durata vieții la animalele vertebrate, în sensul că durata vieții este un multiplu cu 5-6 al duratei creșterii: de pildă, calul, care are o perioadă de creștere de 4-5 ani, trăiește 20-30 de ani, câinele, având o perioadă de creștere de 2 ani trăiește 10-12 ani, omul, urmând aceeași regulă, ar trebui să trăiască 125-150 ani, întrucât perioada de creștere este de 20-24 de ani. După acești învățați, decesele anterioare acestei vârste sunt accidentale, provocate de greșeli făcute în cursul vieții. O judecată asemănătoare l-a îndrituit pe Seneca să formuleze celebrul aforism „Omul nu moare, ci se omoară".

În mod global, se apreciază că în mileniul trei, omul va trăi în medie 100 de ani, primii 30 de ani fiind dedicați educării și studiului, următorii 30 – productivității, creației, ultimii 30 de ani – bătrâneții libere, odihnei meritate.

Este evident că viața nu va mai putea fi însă prelungită la infinit. Organismul uman nu va putea depăși posibilitățile biologice pe care i le-a dat natura, ca de altfel, oricărui organism viu de pe pământ. Sporurile care s-au obținut și se obțin reprezintă valorificarea rezervelor biologice (alimentație, prevenire și tratare, boli etc.), din diverse motive nevalorificate integral până în prezent. În S. U. A., transhumanismul, o doctrină utopică, apărută recent, susține că viața ar putea fi prelungită în viitor, practic, fără limite anume.

Se apreciază, deci, potrivit teoriilor științifice, că resursele biologice de sporire a duratei vieții pe seama rezervelor interne ale organismului sunt de ordinul a 30-40 de ani, pornind de la durata medie a vieții de astăzi.

Concomitent însă cu cercetările privind prelungirea vieții omului, se urmărește păstrarea și întărirea capacității sale de activitate, a aptitudinilor sale intelectuale și fizice, cu alte cuvinte, obiectivul nu mai este numai longevitate în dimensiune cronologică, ci longevitate cu dimensiune activă, conservând capacități fizice și intelectuale corespunzătoare.

Care este stadiul actual al speranței de viață la nivel planetar?

Foarte nete sunt variațiile, aparent doar geografice cu proporții neobișnuit de mari de longevivi: Valea Vilcabama din Munții Anzi – Ecuador, regiunea Hunza la poalele masivului Himalaya, în Cașmirul Pakistanez, Abhazia în Georgia, Azerbaidjan (Transcaucazia înregistrează densitatea cea mai mare de centenari raportat la suprafața geografică), Siberia Orientală.

Pornind de la realitatea acestor constatări se apreciază că factorii climatici și de relief care favorizează atingerea unor vârste înaintate ar fi: puritatea aerului, blândețea climatului, numărul de zile însorite, absența tensiunii nervoase, regimul alimentar echilibrat, munca fizică în aer liber și probabil că și alți factori neidentificați.

În țara noastră două regiuni se detașează printr-o vârstă superioară mediei celorlalte zone – Delta Dunării și Munții Vrancei, care ar pune în cauză doi factori – alimentația bogată în pește în prima zonă și climatul în cea de-a doua.

Privind influențele condițiilor social-economice, a gradului de dezvoltare, țările lumii se ordonează, potrivit unui clasament care include, într-o primă grupă, detașată, Japonia, cu o medie de vârstă astăzi de peste 80 de ani; un al doilea grup de țări – Suedia, Norvegia, Elveția, Țările de Jos, înregistrează în jur de 80 de ani, urmată de Franța, Italia, S. U. A., Canada, Australia, care se apropie și ele de 80 de ani, apoi, un grup incluzând țări din Asia – Coreea, Malaezia, Sri Lanka și din America de Sud – Argentina, Chile, Mexic, Venezuela – 70 de ani, și, în sfârșit, țări cu medii foarte joase, aparținând parcă unui alt timp – în jur de 50 de ani – Etiopia, Somalia, Angola, Ciad, Guineea, Senegal, Mauritania, Mali, Niger, Cambodgia, Laos, și, în sfârșit, în jur de 45 de ani (!) – Gambia, Sierra Leone, Afganistan.

În interiorul aceleiași țări există diferențe între rural-urban, condițiile urbanizării – aglomerare, poluare, stres, artificializare a mediului etc., fiind mai puțin favorabile longevității.

Există apoi o inegalitate în fața morții care este impusă de mai mulți factori și care reglează durata medie a vieții.

Astfel, moartea operează o selecție și în funcție de categoriile socio-profesionale. În general, speranța de viață este mai mare la cei cu pregătire superioară decât la muncitori, și aceasta, cel puțin în țările unde nevoile primordiale de hrană și locuință sunt acoperite, nu ține atât de inegalitatea veniturilor, cât, mai ales, de selecția impusă de calitatea biologică, de factorii de risc și comportamentul față de sănătate. Se dovedește că straturile sociale cele mai elevate sunt în general constituite din indivizi având în medie o sănătate mai bună decât a altora și având mai puține riscuri de mortalitate. Un alt factor de intervenție îl constituie riscurile profesionale – bolile profesionale și accidentele de muncă – orar, noxe, interesul pentru muncă, durata concediilor, vârsta de retragere.

Deci, trei factori contribuie la inegalitatea socială în fața morții sau, altfel exprimat, la existența sau inexistența șansei unei speranțe de viață mai mare – selecția prin calitatea biologică a stării de sănătate, riscurile de mortalitate și morbiditate, inclusiv prin condițiile de muncă și comportamentul față de sănătate – conștiința igienică, nivelul de cunoștințe. S-a dovedit că socializarea cheltuielilor de sănătate nu poate compensa acești trei factori.

Dar, o altă inegalitate în fața morții și consecutiv o diferențiere a speranței de viață aparent numai biologic, dar cum se va vedea, și socială, o impune sexul.

Dacă la maturitate există un echilibru numeric între cele două sexe, pe măsura înaintării în vârstă, la vârsta a treia și la marea vârstă – vârsta „a patra", apare un dezechilibru. S-a vorbit fie de „feminizarea" populației, mai corect a îmbătrânirii, fie de supraviețuirea sexului slab (?), fie de supramortalitatea masculină, ceea ce încearcă să desemneze același lucru, o speranță de viață în favoarea sexului feminin, care pare să atingă, în anumite țări cu longevitate mare, 8 ani și chiar mai mult.

S-a observat că la populația septuagenară starea de sănătate a femeilor este mai bună decât cea a bărbaților, nevoia de prestații medicale fiind mai mare pentru aceștia din urmă: de la 80 de ani diferențele privind starea de sănătate între cele două sexe se atenuează. Aceste diferențe care fac să se revizuiască ceea ce se spune clasic despre sexul masculin, ca sex „tare" și cel feminin, ca sex „slab", sunt încă neelucidate etiologic. Se pare că intervin factori hormonali și de mod de viață care determină ca femeia să fie mai sensibilă la boală, dar mai rezistentă la moarte, iar bărbatul mai rezistent la boală, dar mai puțin rezistent la moarte.

Nu se știe până la ce punct acest fenomen este imputabil mortalității selective mai puternică la bărbații de până la 70 de ani. De altfel, totdeauna sunt și mai multe avorturi spontane de feți masculini decât feminini. Inegalitatea în fața morții persistă până în jurul vârstei de 75 de ani, prin acumularea diferențelor, realizându-se un surplus de populație feminină exprimat atât prin ponderea sexului feminin în structura de ansamblu a populației la această vârstă net mai numeros, cât și prin diferența între valorile speranței de viață care urcă, în favoarea femeilor, așa cum am arătat, spre 8 și chiar 9 ani, în unele țări industrializate.

Iată cum se exprimă încă din copilărie această inegalitate în fața morții a celor două sexe: la 100 decese fetițe sub un an, revin 133 băieți decedați; între 1-4 ani revin 136 de băieți; între 5-9 ani 142 de băieți. La aceste vârste nu pot fi incriminate agresivitatea consumului de alcool și accidentele care afectează mai frecvent sexul masculin, dar mult mai târziu, la tinerețe și mai ales la maturitate, adâncind diferențele.

Este vorba de fragilitatea constituțională a sexului bărbătesc, care nu este, în fapt, sexul tare, așa cum este considerat.

Dar, natura, prevăzătoare, face să se nască mai mulți băieți (105%) decât fete. Generalizarea posibilității de a interveni în determinarea sexului copiilor înainte de naștere ar putea rupe acest echilibru impus de natură, de aceea, acest gen de cucerire științifică nu trebuie încurajat în a fi aplicat. Subsemnatul a avut ideea să cerceteze ce se întâmplă și la celelalte specii ale regnului animal și a constatat că fenomenul duratei de viață superioare a sexului feminin este prezent și la alte specii.

Dar aceasta nu poate explica însă de ce supramortalitatea masculină, evidentă astăzi, nu exista, de pildă, și în secolul XVIII, când moartea atingea egal ambele sexe. După alții, sexul este suportul unei diferențieri sociale, bărbatul fiind mai implicat în activitatea economică, suferă și mai multe agresiuni. Având acces mai ușor la posturile cu responsabilitate, el își rezervă și exercită adesea și meseriile cele mai grele fizic, mai puțin favorabile, cum s-a văzut, longevității. Pe de altă parte, funcțiunea socială a bărbatului este sursă de comportamente tipic virile, dar care, adesea, converg spre practici nocive – gust pentru risc, conduite violente, alcoolism, tabagism.

Femeia, dimpotrivă, este antrenată în profesii intermediare ale sectoarelor terțiare sau quaternare, cu mai puține riscuri profesionale. Ea este mai instruită (sunt mai multe fete decât băieți care reușesc la bacalaureat); ea acordă mai multă atenție corpului și sănătății sale, consultă mult mai des medicul și mai precoce, este mai preocupată de prevenirea unei îmbătrâniri timpurii și știe mai bine ca bărbatul să utilizeze resursele medicale pentru menținerea sănătății. Ca urmare, inegalitatea socială în fața morții apare mai puternic la bărbați decât la femei, care constituie un ansamblu mai omogen. Și totuși, nici aceste diferențe din planul angajamentului social diferit, al celor două sexe, nu explică în totalitate diferențele în speranța de viață, inegalitatea în fața morții. Aceasta și numai pentru următorul fapt paradoxal, raportat la această realitate: în timp ce femeile se angajează din ce în ce mai mult alături de bărbați în munci și răspunderi similare, diferența de supraviețuire în favoarea femeii crește sau se menține.

Mai probabil, un cumul de factori explică mai satisfăcător diferențele la care ne referim, cumul în interiorul căruia diferențele în anumite direcții ale efectelor, asupra sănătății, ale hormonilor masculini (mai agresivi) față de cei feminini (mai protectivi), dacă e să luăm, de pildă, doar mortalitatea. Dar, diferența de mortalitate se delimitează și pe alte coordonate, de la Nord la Sud. Care este cauza dominantă a îmbolnăvirilor în Nord și în Sud, cu alte cuvinte, de ce se moare în Nord, de ce se moare în Sud?

În linii mari, în Nord se moare de bolile zise „de civilizație", ale „bunului trai" (ceea ce apare ca un paradox, dar este o realitate, întrucât traiul bun se identifică în mare parte cu abuzul), de bolile degenerative; în Sud se suferă și se moare de malnutriție, infecții, mizerie, ceea ce s-ar putea circumscrie „morbidității răului trai", sărăciei.

În Nord se suferă mai puțin și se moare mai târziu, în condiții de mai bune îngrijiri, în Sud, în lumea a treia, de fapt, se suferă mai mult și se moare mai precoce, în condiții de îngrijiri insuficiente, și chiar, pentru unele zone, inexistente.

În țările industrializate moartea unui copil devine un scandal, numai cea a unui bătrân apare ca „acceptabilă". În lumea a treia, ambele morți devin acceptabile, o natalitate crescută încercând să compenseze pierderile, ceea ce menține numeric populaţia, dar îi reduce speranţa de viaţă spre durate medii foarte coborâte, cum s-a putut vedea mai înainte.

Pentru populaţiile ţărilor în care se consacră 8-10% din produsul intern brut cheltuielilor de sănătate, moartea este greu de suportat, fiindcă, atât finanţatorii, cât şi beneficiarii serviciilor de sănătate consideră că nivelul de creştere a cheltuielilor pentru sănătate trebuie să se coreleze cu o scădere corespunzătoare a nivelelor de morbiditate şi mortalitate şi o creştere a speranţei de viaţă. Dintre aceste efecte, numai cel de-al treilea evoluează conform aşteptărilor.

Astăzi, „clubul ţărilor în care speranţa de viaţa depăşeşte 75-80 de ani" include numai 40 de ţări, în principal, ţări industrializate.

Morbiditatea cu cifre de mortalitate înalte – bolile infecţioase, bolile cardio-vasculare, cancerul, malnutriţia condiţionează nivelul mortalităţii şi durata vieţii.

În ţările cu speranţă de viaţă mare, mortalitatea infantilă înregistrează valori în jur de, sau chiar sub 7%, iar mortalitatea prin boli infecţioase sau malnutriţie este aproape inexistentă, alte două grupe acoperind circa două cincimi din mortalitate – bolile cardio-vasculare şi cancerul. Dacă prin anii '50 bolile cardio-vasculare reprezentau dublul mortalităţii prin cancer, astăzi, (în ţările industrializate), concomitent cu o creştere a mortalităţii prin cancer, se înregistrează o plină de speranţe regresie, uşoară, a mortalităţii cardio-vasculare. Aceasta scade între 1950-1980 cu ⅓ la bărbaţi şi ½ la femei. Cel mai masiv recul se produce în Japonia, scăderi importante înregistrându-se şi în S. U. A., Canada, Italia, Finlanda, şi de mai mică amploare în Germania şi Anglia.

Mortalitatea prin cancer în ţările industrializate este însă stabilă. Această stabilitate se realizează prin creşteri ale unor localizări – luând un exemplu, pentru Franţa: localizarea pulmonară, la cavitatea bucală şi la sân şi scăderi ale altora – pentru aceeaşi ţară: prostată, esofag, stomac.

Mortalitatea prin cauze violente – accidente, suicid, homicid – este în creştere şi afectează vârstele tinere (peste 80% din decesele între 15-25 de ani), ceea ce încetineşte ritmul creşterii speranţei de viaţă.

Diareile sunt o altă cauză de deces, mai ales în Africa; 80% din patologia lumii este patologia generată de apă, ceea ce pune în cauză factori economici şi sociali.

Malnutriţia, foamea, temperaturile ridicate, insectele şi paraziţii care afectează starea de sănătate a populaţiilor din lumea sudului cresc rata mortalităţii timpurii şi menţin o durată medie a vieţii scăzută. La acestea se adaugă (de subliniat la acest punct mutilarea sexuală a milioane de fetiţe, circumcizia ritualică, urmată uneori de septicemii grave, privilegierea de către părinţi a băieţilor, inclusiv în repartiţia de hrană şi apă) care adâncesc inegalitatea socială, şi consecutiv, inegalitatea în faţa morţii.

Încheind aceste puncte de vedere privind inegalitatea în faţa morţii se poate afirma că, mai mult decât variaţiile climatice sau naturale, inegalitatea gradului de dezvoltare economică şi socială a fiecărei populaţii este sursa inegalităţii majore în faţa morţii. O mare parte a acestei inegalităţi este generată de societate, atât pe verticală, cât şi pe orizontală.

S-a sperat că progresele tehnicii medicale vor permite umanităţii să se elibereze cu uşurinţă de această inegalitate. Se pare că răul este mai profund. Reducerea inegalităţilor sociale în faţa morţii presupune mutaţii economice, politice, sociale, culturale, ţinând cont de diferenţele dintre ţările industrializate şi cele subdezvoltate. Un ajutor strict medical acordat acestora din urmă este paliativ, câtă vreme structurile de bază care generează această inegalitate rămân aceleaşi.

Dar, cu toate acestea, viitorul va atenua şi aceste inegalităţi şi durata vieţii va creşte şi în această lume a treia, chiar dacă ritmul va fi ceva mai lent.

Să nu se înţeleagă însă că obţinerea de ani suplimentari de viaţă, într-o accepţie strict cronologică, va legitima dorita victorie asupra morţii. Faimoasa prelungire a speranţei de viaţă ar putea avea drept consecinţă, în acest fel, generarea unei populaţii excluse, foarte numeroasă, care ar constitui o grea povară pentru populaţia activă, o piedică în calea dezvoltării, şi, în final, ar încheia un cerc vicios, generând în continuare inegalitate socială în faţa morţii, şi consecutiv, un recul în creşterea speranţei de viaţă.

Concomitent, eforturile societăţii, pe toate planurile, vor urmări o longevitate activă, cu păstrarea performanţelor fizice şi intelectuale, cu o cât mai bună stare de sănătate, cu prezervarea unui anumit grad de integrare socială şi independenţă. Astfel, la ce bun prelungirea unei vieţi care ar putea deveni o povară atât pentru purtătorii ei, cât şi pentru societate. Iar cheile unei îmbătrâniri reuşite („bien vieillir", „vieillessement reussi", „successful ageing", „bătrâneţe verde", „eugerie" sau „ortogerie") sunt la îndemâna societăţii; depinde doar cum va şti să folosească instrumentele politice, economice, sociale, culturale, şi nu în ultimul rând, resursele rezultate din cercetările ştiinţifice bio-medicale, psiho-sociologice, ecologice. O societate modernă trebuie să-şi înscrie în programul său şi „dreptul la supravieţuire" demnă, în condiţii de securitate socială şi de calitate a vieţii.

SFÂNTUL LUCA PATRONUL PRIMORDIAL AL MEDICILOR SCRIITORI ȘI MEDICILOR PICTORI

Doar o viață trăită pentru alții este o
viață care merită a fi trăită.

A. Einstein

Personalitate multivalentă, creativă, de dimensiuni universale a antichității creștine, medic, scriitor, filosof, pictor, apostol, evanghelist, istoric și predicator, Luca, numit în textele latine și Lucanus, era originar din Antiohia Siriei, oraș vestit al antichității romane prin cultura și școlile sale înalte. Această metropolă celebră a lumii greco-romane avea școlile cele mai renumite din Asia, cu profesori iluștri, preocupați de filosofie și literatură.

Încă din tinerețe dovedește preocupări susținute pentru studiu și își desăvârșește cunoștințele prin mai multe călătorii; în Africa (Egipt), Asia și Europa (Grecia), unde are prilejul unor contacte cu vestite școli de cultură.

Studiul medicinii l-a interesat de timpuriu; acestei profesii i-a rămas credincios tot restul vieții. Sfântul Pavel îl numește pe Luca „medicul" (Coloseni IV, 14).

Deși medicina în acele timpuri, după cum afirma Grotius, era adesea practicată de sclavi speciali instruiți pentru această profesie, tot el ne spune că Luca a fost medicul unei familii nobiliare, și când a devenit liber a rămas fidel profesiei de medic, pentru că el a îmbrățișat această îndeletnicire datorită vocaţiei, fiind o opţiune de suflet, pentru că era dedicat în modul cel mai direct oamenilor.

Cei mai mari autori care i-au studiat biografia şi opera susţin că era păgân din naştere (Eusebiu, Ieronim). Se presupune că profesiunea de medic şi dragostea de oameni ar fi jucat un rol esenţial în convertirea lui la creştinism, ca şi hotărârea de a se dedica meditaţiei, scrisului şi artei.

Se poate considera că Luca este precursorul şi patronul acelei importante părţi a breslei medicilor care are pasiunea culturii, a artelor, şi care, de-a lungul timpului, a dat culturii universale creatori de primă dimensiune (Rabelais, Cehov, Albert Schweitzer, Voiculescu şi mulţi alţii).

Scriitor, a lăsat lumii scrieri importante, între acestea, opera cea mai importantă fiind Evanghelia. După o tradiţie foarte veche, comună ambelor biserici, ortodoxă şi romano-catolică, Luca a pictat pentru prima dată portretul Mariei, Sfânta Fecioară, pe când aceasta era încă în viaţă, pe care i-l-a şi prezentat.

Ca o recunoaştere a personalităţii sale de medic, numele său este cel mai folosit patronim pentru instituţii medicale – spitale, organizaţii confesionale creştine, dintre cei 12 medici sanctificaţi, în calendarul ortodox, potrivit hagiografiei; la noi, după ce, în 1990, a fost posibilă reintroducerea religiei în spitale, apariţia preotului de spital, mai multe aşezăminte bisericeşti şi socio-medicale (în Bucureşti există Spitalul de Boli Cronice „Sfântul Luca", denumire propusă de subsemnatul, Centrul medico-social „Sfântul Luca"), dar şi Asociaţia Medicilor Pensionari „Sfântul Luca", şi, din câte sunt informat, alte câteva instituţii în ţară. De asemenea, spitale din multe ţări creştine îi poartă numele.

Luca a fost un discipol sincer, dezinteresat şi credincios al lui Pavel, un trăitor al perceptelor creştine, posesor al unor virtuţi de excepţie, la care, probabil, a contribuit şi morala formaţiei sale de medic. Aceste calităţi explică şi probitatea științifică a operei sale, sinceritatea absolută, garanția exactității istorice.

Dincolo de dimensiunea sacră, Luca rămâne o personalitate fascinantă a culturii universale, prestigiul său răsfrângându-se și asupra urmașilor săi în ale medicinii. În calendarul creștin, ortodocșii îl prăznuiesc pe „Sfântul Luca" la 18 octombrie.

GLOSAR

Afazo-apraxo-agnozic = complex de simptome în demență
Afazie = tulburări de limbaj
Apraxie = afectarea abilității de a executa activități motorii
  coordonate
Agnozie = incapacitatea de a recunoaște sau a identifica
  obiecte
Aferentație = transmitere a excitației de la neuronii receptori
  periferici la neuronii centrali (referitor la organele senzo-
  riale).
Ageism = discriminare pe motiv de vârstă înaintată
Alergodermie = alergie la nivelul pielii
Amuzie = pierdere a capacității de înțelegere, elaborare și
  exprimare muzicală
Anxiolitic = împotriva anxietății (cu referire la medicamente)
Artroză = îmbolnăvire a unei articulații
Autopatografie = descriere a propriei (propriilor) boli

Bipolaritate = afecțiune psihică constând din alternanța
  stărilor de dispoziție: manie (hiperactivitate) – depresie
Blefarită = inflamație a pleoapei

Carer = îngrijitor (engl.)
Cefalalgie = durere de cap
Cenotaf = monument ridicat în memoria unei persoane
  decedate, dar înmormântată în alt loc
Ciclotimie = dispoziție afectivă alternantă: bună dispoziție-
  depresie

Clinician = medic care examinează direct bolnavii și prescrie tratamentele

Conteur (franc.) = povestitor

Cystostomie = intervenție chirurgicală asupra vezicii urinare

Depresogen = generator de depresie

Diacronic = evolutiv, istoric (în timp)

Disforie = tulburare a dispoziției

Dishomeostazie = *dis* – tulburare; *homeostazie* – echilibru (cu referire la fiziologie)

Ectoplasmă = zonă periferică a citoplasmei, componentă a celulei

Eleatic = aparținând de școala filosofică din Eleea (colonie grecească)

Edem cerebral = afecțiune a creierului care-și mărește volumul prin reținerea de lichid

Ergoterapie = metodă terapeutică care utilizează munca, activitatea

Etiologie = referitor la cauze

Eugerie = îmbătrânire normală, armonioasă

Exitus = moarte, deces (în vocabularul medical)

Foniatru = specialist în studiul și terapia tulburărilor vocii

Fov (de la franțuzescul *fauve*) = roșietic, arămiu; culori vii, sălbatice (figurat); **fovism** – curent în pictură

Gerodepresiv = cu privire la depresia persoanei vârstnice

Gerontosof = filozof ce abordează problema îmbătrânirii

Gerontosofie = filozofia îmbătrânirii

Hebefrenie = boală psihică ce apare la pubertate

Hiperuricemie = creștere a nivelului acidului uric în boli renale și metabolice

Iatrofobie = teamă, rezervă față de medici
Ihtioză = boală de piele

Lordoză = deformare a coloanei vertebrale, segmentul lombar
Maieutică = arta de a scoate la iveală adevărul prin întrebări
    meşteşugite
Miologie = disciplină care se ocupă cu studiul muşchilor
Misofilic = adept al sentimentelor de ură
Misoiatrie = aversiune față de medici, de medicină
Misoneism = aversiune față de nou, de schimbare

Neuroleptice = medicamente folosite în psihiatrie
Nozofobie = teamă de boli
Nozologic = referitor la boli
Nursing = tehnici de îngrijire a bolnavilor

Orgelet = afecțiune oculară (a conjunctivei)
Ortobiotic = mod de viață cumpătat
Ortogerie = îmbătrânire fiziologică, armonioasă
Ortotimie = dispoziție afectivă normală

Paleativ (paliativ), *cu referire la îngrijire* = îngrijirea bolna-
    vilor fără şansa de a se mai vindeca
Patografie = referitor la istoricul şi antecedente patologice ale
    unei persoane
Presbimnezie = scăderea memoriei în procesul de îmbătrâ-
    nire
Progerie = îmbătrânire precoce (boală genetică rară)
Psihopatografie = referitor la bolile psihice ale unei persoane
Psihopatologie = referitor la bolile psihice

Somatic = *soma* – corp fizic, organic
Spleen = stare de melancolie trecătoare
Suicid altruist = sinucidere motivată de a folosi altora,
    anturajului

Tahicardie = bătăi rapide ale inimii (peste 80 pe minut)

Toxidermie = afecțiune a pielii provocată de diferiți agenți toxici

Triconfinium = loc de întâlnire a trei direcții, puncte de graniță etc.